"十二五"职业教育国家规划教材
经全国职业教育教材审定委员会审定
国家卫生和计划生育委员会"十二五"规划教材
全国高等医药教材建设研究会"十二五"规划教材
全国高职高专学校教材

供口腔医学、口腔医学技术专业用

口腔修复学

第 3 版

主　编　姚江武　麻健丰
副主编　丁存善　任　旭　杜英慧

编　者（以姓氏笔画为序）

丁存善（泰州职业技术学院）　　　　张　怡（厦门医学高等专科学校）
王艳华（赤峰学院医学院口腔系）　　钟林涛（厦门市鑫达兴义齿制作有限公司）
朱　晔（苏州卫生职业技术学院）　　姚江武（厦门医学高等专科学校）
任　旭（黑龙江护理高等专科学校）　贺春艳（辽宁医学院）
刘呈胜（荆楚理工学院）　　　　　　高志强（唐山市协和医院）
刘劲松（温州医科大学）　　　　　　唐成芳（西安医学院）
杜英慧（辽宁医药职业学院）　　　　麻健丰（温州医科大学）

编写秘书　陶　娴（厦门医学高等专科学校）

U0321430

人民卫生出版社

图书在版编目（CIP）数据

口腔修复学/姚江武,麻健丰主编. —3 版. —北京：
人民卫生出版社,2014

"十二五"全国高职高专口腔医学和口腔医学技术专
业规划教材

ISBN 978-7-117-20021-9

Ⅰ.①口… Ⅱ.①姚…②麻… Ⅲ.①口腔矫形学-
高等职业教育-教材 Ⅳ.①R783

中国版本图书馆 CIP 数据核字（2014）第 274859 号

人卫社官网	www. pmph. com	出版物查询，在线购书
人卫医学网	www. ipmph. com	医学考试辅导，医学数据库服务，医学教育资源，大众健康资讯

口腔修复学
（第 3 版）

主　　编：姚江武　麻健丰
出版发行：人民卫生出版社（中继线 010-59780011）
地　　址：北京市朝阳区潘家园南里 19 号
邮　　编：100021
E - mail：pmph @ pmph. com
购书热线：010-59787592　010-59787584　010-65264830
印　　刷：人卫印务（北京）有限公司
经　　销：新华书店
开　　本：787×1092　1/16　印张：22
字　　数：535 千字
版　　次：2003 年 10 月第 1 版　　2015 年 1 月第 3 版
　　　　　　2021 年 4 月第 3 版第 16 次印刷（总第 37 次印刷）
标准书号：ISBN 978-7-117-20021-9/R·20022
定　　价：69.00 元

打击盗版举报电话：010-59787491　E -mail：WQ @ pmph. com
（凡属印装质量问题请与本社市场营销中心联系退换）

出 版 说 明

　　全国高职高专口腔医学和口腔医学技术专业卫生部规划教材第一轮于 2003 年 8 月出版,第二轮教材于 2009 年 5 月出版,均为教育部、卫生部国家级规划教材。目前,第二轮教材使用已逾 5 年。按照《医药卫生中长期人才发展规划(2011—2020 年)》《教育部关于"十二五"职业教育教材建设的若干意见》等文件精神,随着我国医药卫生事业和卫生职业教育事业的快速发展,高职高专医学生的培养目标、方法和内容有了新的变化,教材编写也需要不断改革、创新,健全课程体系、完善课程结构、优化教材门类,从而进一步提高教材的思想性、科学性、先进性、启发性、适用性。为此,在国家卫生和计划生育委员会领导下,在高等医药教材建设研究会指导下,人民卫生出版社经过全国范围的调研,组织 200 余位编委编写了第三轮全国高职高专口腔医学、口腔医学技术专业规划教材。

　　第三轮教材修订紧紧围绕高职高专口腔医学和口腔医学技术专业培养目标,突出专业特色,注重整体优化,以"三基"为基础强调技能培养,以"五性"为重点突出适用性,以岗位为导向、以就业为目标、以技能为核心、以服务为宗旨,力图充分体现职业教育特色,进一步打造我国高职高专口腔医学和口腔医学技术专业精品教材,推动专业教育的发展。本轮教材修订坚持传承与创新的统一,坚持教材立体化建设发展方向,突出实用性,力求体现高职高专教育特色。在坚持教育部职业教育"五个对接"基础上,教材编写进一步突出口腔医学和口腔医学技术专业教育和医学教育的"五个对接":和人对接,体现以人为本;和社会对接;和临床过程对接,实现"早临床、多临床、反复临床";和先进技术和手段对接;和行业准入对接。注重提高学生的职业素养和实际工作能力,使学生毕业后能独立、正确处理与专业相关的临床常见实际问题。

　　本轮修订的全国高职高专口腔医学、口腔医学技术专业规划教材共 14 种,其中新增《口腔设备学》,同时将《口腔工艺技术概论》修改为《口腔工艺管理》。

　　主编和编者为来自全国 26 个省市自治区的高职高专口腔医学、口腔医学技术专业教学一线的专家学者。在全国高等医药教材建设研究会和全国高职高专口腔医学和口腔医学技术专业教育教材建设评审委员会的组织和指导下,对第三轮教材内容反复修改,对体例形式也进行了统一规范。针对口腔医学、口腔医学技术两个专业不同的学习要求,多本教材在各章章首分别列出两个专业的学习目标,并设置了小结、思考题等模块,同时鼓励各教材结合自身内容特点在正文中以插入文本框的形式增设一定篇幅的拓展内容,如"知识拓展"、"课堂互动"、"案例分析"等,以便于教师开展形式多样的教学活动,拓宽学生视野,提升教学效果。此外,根据学科特点及教学需要,本套教材中《口腔解剖生理学》、《口腔组织病理学》、

《口腔修复学》、《口腔医学美学》改为全彩印刷，以便教学与理解。

本轮教材还配套有网络增值服务内容，经过编委们的讨论与制作，围绕纸质教材，将大量难以在纸质教材中表现出来的内容，以视频、动画、彩色图片的形式展现，在人卫医学网教育频道(edu. ipmph. com)平台上形成便捷的在线数字化资源教学包，为教师提供教学素材支撑，为学生提供学习资源服务，以利于帮助学生有效掌握课本知识，熟练操作技能，增强学习效果，适应各级各类考试。

教 材 目 录

序号	教材名称	版次	主编	主审
1	口腔工艺管理(含网络增值)	1	吕广辉　岳　莉	
2	口腔解剖生理学(含网络增值)*	3	马　莉　原双斌	
3	口腔组织病理学(含网络增值)	3	宋晓陵　杨丽芳	
4	口腔内科学(含网络增值)	3	顾长明　杨家瑞	
5	口腔颌面外科学(含网络增值)	3	胡砚平　万前程	
6	口腔预防医学(含网络增值)*	3	李　月　吕俊峰	
7	口腔修复学(含网络增值)*	3	姚江武　麻健丰	
8	口腔正畸学(含网络增值)	3	左艳萍　杜礼安	
9	口腔材料学(含网络增值)	3	王　荃　马惠萍	赵信义
10	口腔医学美学(含网络增值)	3	于海洋　胡荣党	
11	口腔固定修复工艺技术(含网络增值)*	3	李长义　李水根	
12	可摘局部义齿修复工艺技术(含网络增值)*	3	林雪峰　潘　灏	
13	全口义齿工艺技术(含网络增值)*	3	王跃进　景先明	
14	口腔设备学(含网络增值)	1	李新春	

注：* 为教育部"十二五"职业教育国家规划立项教材

第二届全国高职高专口腔医学和口腔医学技术专业
教材评审委员会名单

主任委员：

    马　莉　唐山职业技术学院

副主任委员：

    姚江武　厦门医学高等专科学校

    杨家瑞　广州医科大学

委员（以姓氏笔画为序）：

丁存善	泰州职业技术学院	李新春	开封大学
于海洋	四川大学	宋晓陵	南京医科大学
王　荃	昆明医科大学	陈凤贞	上海医学高等专科学校
王跃进	佛山科学技术学院	林雪峰	中山大学
左艳萍	河北医科大学	赵信义	第四军医大学
吕广辉	赤峰学院	胡荣党	温州医科大学
吕俊峰	苏州医学高等专科学校	胡砚平	厦门医学高等专科学校
纪　晴	厦门医学高等专科学校	原双斌	山西齿科医院
李　月	深圳职业技术学院	顾长明	唐山职业技术学院
李长义	天津医科大学		

秘书长：

    刘红霞　人民卫生出版社

秘书：

    蒋　菁　唐山职业技术学院

    王　璐　人民卫生出版社

网络增值服务编者名单

主　编　姚江武

编　者（以姓氏笔画为序）
朱建宇（厦门医学高等专科学校）
许志强（厦门医学高等专科学校）
孙　莹（厦门市昊麦文化传播有限公司）
张　怡（厦门医学高等专科学校）
金　地（厦门医学高等专科学校）
姚江武（厦门医学高等专科学校）
骆碧珠（厦门医学高等专科学校）
陶　娴（厦门医学高等专科学校）

前　言

　　《口腔修复学》是全国高等职业教育口腔医学专业和口腔医学技术专业国家"十二五"规划教材之一,是依据卫生教育教学指导委员会编制的《高等职业教育医药卫生类教学计划和教学大纲》,依据教育部、国家卫生计生委"十二五"全国高职高专口腔医学专业和口腔医学技术专业规划教材主编人会议精神组织编写的。

　　根据"高等医学专科学校专业目录"中口腔医学、口腔修复工艺技术专业教学计划和教学大纲要求,从社会发展对高素质的高、中级技术专门人才需要出发,全书注重对学生创新能力和实践能力的培养,坚持体现基础理论、基本知识、基本技能,以及思想性、科学性、先进性、启发性、适用性。

　　本教材共分为 24 章,约 50 余万字,高清彩图 570 余幅。全书重点介绍了口腔修复医师必须牢固掌握的专业基础知识及临床和工艺技术操作技能。为了兼顾口腔医学和口腔医学技术两个专业特点,对铸造技术、磨光抛光技术和计算机辅助设计制作义齿三章内容作了特别介绍。本教材的增值内容是以学生最迫切需要掌握的基本临床操作技能和难点为出发点,并运用了高清摄像和显微高清摄像技术拍摄并编制了视频,希望对学习过程有所裨益。

　　本教材虽是专门为全国高等职业教育口腔医学和口腔医学技术专业所编写,但由于其实用性和系统性,亦可作为口腔修复学教学人员和口腔技师的教学参考书和操作手册。

　　本教材编写过程中,得到了各编写单位的大力支持,特此致谢。其次,还要特别感谢我的学生团队,发挥了丰富的想象力和勇于创新的思维,为教材的编写提供了新的思路与巨大帮助。

　　为提高教材质量,恳请同行不吝赐教,不胜感激。

姚江武

2014 年 9 月

目　录

第一章　绪　　论

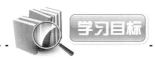

口腔医学专业：
1. 掌握：口腔修复学的概念。
2. 熟悉：基本治疗过程，口腔修复学的概念及主要内容。
3. 了解：口腔修复学其起源与发展。

口腔医学技术专业：
1. 掌握：口腔修复学的概念。
2. 熟悉：基本治疗过程，口腔修复学的概念及主要内容。
3. 了解：口腔修复学其起源与发展。

第一节　口腔修复学概论

一、口腔修复学的定义

口腔修复学（prosthodontics）是研究和采用符合人体生理的方法修复口腔牙列缺损和牙列缺失及颌面部各种缺损的一门学科。它是口腔医学的一个重要组成部分，是医学与现代科学技术相结合而产生的，属生物医学工程的范畴。

二、口腔修复学的任务

其任务是从口腔及颌面各种缺损的病因、机制、症状、诊断、预防为出发点，利用人工材料制作各种修复体，即"人工器官"，以恢复、重建由各类缺损或异常的口腔颌面系统疾病所造成的形态和功能缺陷，以促进患者的健康。

三、口腔修复学的基础理论

它是以医学基础、口腔医学基础、口腔临床医学及应用材料学、材料力学、工艺学、生物力学、工程技术学以及美学等为基础的应用科学。口腔修复工作者必须牢固地掌握本专业基础知识和相关学科知识,并具有娴熟的工艺技术操作技能,才能合理地设计并作出正确的诊断,为患者提供优质服务和质量检验合格的产品。

四、口腔修复学的临床内容

临床内容包括:牙体缺损或畸形的修复治疗;牙列缺损的修复治疗;牙列缺失的修复治疗;颌面缺损的修复治疗;牙周疾患、颞下颌关节疾患及殆异常等的预防和修复治疗。

五、口腔修复的基本治疗过程

详细收集患者的病史,仔细检查口腔颌面部系统的情况,作出初步诊断;复制口腔、颌面部组织的模型,根据模型并结合检查结果作出诊断和设计;用人工材料制作修复体,在口腔内试戴,调整,使之正常行使生理功能,并恢复人体器官丧失后造成的外形改变。

六、口腔修复的基本技术

基本技术包括:牙体制备、印模、牙体雕刻、排牙、铸造、焊接、磨光和抛光、CAD/CAM 等。

第二节　口腔修复学的起源与发展

一、古代义齿修复的起源

我国的义齿修复术始于宋代,陆游及楼钥的诗文中均有论述。楼钥所著《攻媿集》的《赠种牙陈安上文》中写到:"陈生术妙天下,凡齿之有疾者,易之一新,才一举手,便使人保编贝之美"。由此看来,当时的义齿修复已经比较常见了。18 世纪欧洲才有了将人牙、河马牙、象牙、牛骨等制成的义齿修复体,大致比宋代晚 700 多年。明代陆容在《菽园杂记》中说:"吏部门前粘壁有修补门牙法",可见当时的补牙广告,已到处可见。

乾隆时代(1736～1795 年)梁玉绳著《白士集》说:"今市肆有补牙铺,悬牌云:'镶牙如生',盖宋以来有之"。上述义齿修复术中所用的材料与方法,目下虽不可考,但总可以知道用的是我国固有的传统方法。因为西方的义齿修复术,当时还没有流传到中国来。那么西方的义齿修复术,是什么时候传入我国来的呢?据光绪年间金武祥著《粟香二笔》(卷7)说:"放翁诗云:染须种齿笑人痴"。自注云:近闻有医以补堕齿为业者,盖镶牙之法,宋已有之。今之西洋法(西法镶牙)最盛行,且有装假鼻及假眼者。《粟香二笔》是从清光绪辛巳年(公元 1881 年)开始写起,到光绪辛卯年(公元 1891 年)止,以 10 年的时间完成的。由此可见西式镶牙法进入中国大致也在这 10 年之间。据外国学者 Rerr 和 Rogers1877 年的报道中介绍:中国人用象牙、兽骨雕刻成牙,然后用铜丝、肠线结扎在天然牙上以修复缺牙,此种方法比欧洲早几个世纪。

世界上关于义齿修复的记载,据考古学家们在世界各地的古墓中发掘出的颌骨上发现,有用兽骨、象牙、木质、竹质雕刻成的假牙(义齿),并采用金属丝结扎在真牙上的,也有用天然牙结扎在牙列缺损区域的。在巴黎罗浮宫博物馆中摆放着公元前 400～公元前 300 年腓尼基人的下颌骨标本,在这块下颌骨上有两个下中切牙缺失,取而代之是两个用金丝结扎在双侧邻牙上的天然牙的牙冠,这可能是最原始的假牙修复体。

镶牙当然离不开机器,据文献记载,牙科用脚踏机是1864年(清同治三年)由英国的哈林顿所发明,1870年(清同治九年)由莫利森加以改良,1876年(清光绪二年)始由美国的S.S.怀特公司开始出售的。这时,西方安装假牙用的基托材料是硬化橡胶,使该橡胶硬化的方法是橡胶加硫蒸和法,即以铜制高压密封煮牙锅加热到320℃,使基托硬化之后,再取出来磨光。这一方法是美国的内尔森·古德伊尔在1851年(清咸丰元年)发明的。从《粟香二笔》的成书年代算起,我国以西法用硬化橡胶制作义齿可以上溯到1910年左右。以丙烯酸酯塑胶制作义齿基托,在我国大致是在1944~1945年之后。

二、近代口腔修复学的产生与发展

口腔医学是由牙医学与现代医学有关学科相结合发展而来的。近百年来,西方医学在我国广泛传播。西医学的传入,在客观上为我国带来了新的医学科学知识和技术,对我国人民的保健事业起了重要的作用。

(一) 我国现代口腔修复工艺技术的起源

1907年春,在加拿大多伦多大学牙医院学习的林则获得牙医学博士学位后,于同年11月,在加拿大卫理公会理事会的支持下来到了中国,成为第一位来中国的牙科传教士。林则到达成都后,与四圣祠的教会医院合作,于1908年建起了牙科诊所。1911年,牙科诊所扩大为牙症医院,由林则任院长。值得注意的是1912年,牙症医院开办了中国有史以来的第一个牙科工艺技术培训班,招收中国青年邓贞明、刘仲儒等学习牙科修复工艺技术。

(二) 我国口腔修复学的建立

1952年,国家高校院系调整后,采用了前苏联的牙科院系学科体系,成立了口腔矫形科学,内容包括:嵌体、冠桥学;牙列缺损、缺失修复学;赝复学和正牙学等内容。40多年后,原属口腔矫形学的正牙学、口腔材料学独立成了口腔正畸学和口腔材料学,而口腔矫形学改名为口腔修复学。

(三) 口腔修复学的发展

新中国成立以来,我国的口腔修复工作者进行了卓有成效的工作,口腔修复学得到迅速发展,在基础科学、临床应用和其他相关学科的带动下,作为口腔医学重要部分的口腔修复学逐步走向成熟化、科学化。

1. 基础研究

(1) 基础研究的起始:20世纪50~70年代,我国口腔修复学研究多集中在理论、新材料、新工艺、临床基础性研究和调查性研究方面。如中国人牙体测量;焊接、铸造技术;牙列缺损的分类;牙周膜面积测量等。

(2) 实验室研究的启动:20世纪80年代实验研究起步,采用了电子显微镜、机械力学、光学、电学等研究手段进行了固定桥、半固定桥基牙应力分布研究。𬌗支托凹合理的倾斜度,游离端活动义齿修复的电测法力学分析,显微激光应力分析研究覆盖义齿及高温包埋料。

(3) 口腔生物力学研究:用光弹应力分析法和有限元应力分析法分析可摘局部义齿各

3

部及支持组织受力、种植体界面应力场及固定种植义齿结构应力分布的研究。20世纪80年代后期,三维光弹应力分析法、三维有限元分析法用于口腔生物力学研究。同期,进行了全口义齿折裂原因的有限单元应力分析。20世纪90年代以后,又采用无限单元应力分析法探讨了复杂界面应力分布规律。

（4）美学与色度学研究:近10年间对国人牙色度学调查,比色板的改进,比色的方法及信息传递,比色与环境及与比色者的关系,计算机对色彩的识别、量化、技工室色彩再现、变色牙漂白等影响因素进行了研究。与此同时,人工牙的色彩质量也有较大改进。从20世纪70年代单色树脂牙到80年代的复色树脂牙及90年代的多层色树脂牙、系列化的复合树脂材料,为牙齿美容修复提供了许多便利,增进了美观。

2. 临床研究与应用

（1）口腔修复工艺技术的发展:过去20年来,引入了可摘代型技术、新的印模材料、模型材料、激光焊接技术、真空压铸技术、激光焊接及电解抛光等新工艺、新设备后,大大提高了修复工艺制作质量。

（2）𬌗学理论的应用:𬌗学理论应用于修复临床后,促进了对"咬合病"的重视及其诊断、治疗,𬌗关系的重建,咬合接触点标准的建立,蜡型制作的精细化,精密𬌗架在全口义齿制作过程的应用等,使我国口腔修复学逐步接近世界先进水平。

（3）研磨仪的应用:20世纪90年代中后期,研磨仪在模型设计、蜡型制作中的应用,以及对基牙合理的设计,对附着体式可摘局部义齿就位道的确定等均起到不可缺少的作用,为"精品修复"创造了必要条件。

（4）可摘局部义齿修复

1）铸造支架的应用:20世纪50~80年代,可摘局部义齿主要是以弯制支架为主,随着高熔非贵金属普及之后,才使铸造支架得以推广应用,最初以铸造𬌗支托、舌腭杆代替弯制𬌗支托、舌腭杆。20世纪80年代后期随着高频铸造机设备的推广应用,铸造Co-Cr合金的加强网,舌腭杆才得以逐步普及,20世纪90年代国人研制了铸钛机,国外同类产品也进入中国,开始在可摘义齿修复领域应用铸钛支架。

2）附着体式可摘局部义齿的应用:20世纪80年代末至90年代初进行附着体的研究,国人研制了种植体的杆式附着体、按扣式附着体、螺钉式附着体、磁性附着体等9种种植体的上部结构。

（5）全口义齿修复:基托材料方面,20世纪50年代初,我国完成了义齿基托材料由硬化橡胶向丙烯酸树脂的转化。20世纪80年代末,出现带红色细毛线纤维的仿生基托材料,20世纪90年代我国开始推广应用,树脂材料的固化也由单一热固化发展到注塑热压或激光固化等方式。

（6）计算机辅助设计和计算机辅助制作:简称CAD/CAM,是20世纪70年代开始广泛应用于工业自动化和航空航天领域的高科技技术,它的出现极大地提高了生产效率。它出现于我国则是在近几年,明显的优势在于避免了传统义齿制作的繁琐过程,有的患者仅一次就诊就能完成义齿制作的全过程。该系统可以制作嵌体、贴面、全冠、瓷基底冠、陶瓷桥、金属支架、个性化基台和种植导板等,预计在不久将来可制作可摘局部义齿、全口义齿、附着体等修复体。

小 结

口腔修复学是研究和采用符合人体生理的方法修复口腔牙列缺损和牙列缺失及颌面部各种缺损的一门学科,其任务是从口腔及颌面各种缺损的病因、机制、症状、诊断、预防为出发点,利用人工材料制作各种修复体,达到恢复、重建由各类口腔颌面系统疾病所造成的缺损。

（姚江武）

思 考 题

1. 口腔修复学的概念是什么?

第二章　口腔修复生物力学基础

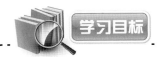

学习目标

口腔医学专业：
1. 掌握：口腔修复生物力学概念、应力分析。
2. 熟悉：口腔修复生物力学的原理。
3. 了解：基本研究方法。

口腔医学技术专业：
1. 熟悉：口腔修复生物力学概念、应力分析。口腔修复生物力学的原理。
2. 了解：基本研究方法。

第一节　口腔修复生物力学

一、口腔修复生物力学的定义

口腔修复生物力学就是利用力学的方法和理论,研究口腔组织和修复体的力学性质、力学行为,分析口腔功能过程中,修复体产生各种力学现象,以达到进一步揭示修复体的功能活动时的力学特点和本质,解决口腔医学中的临床实际问题。

二、口腔修复生物力学的基本研究方法

(一) 弹性理论计算法

弹性理论是一种经典力学理论,用于分析计算弹性体的应力、应变问题。该方法需要分析构件的具体情况,推导运算公式后再进行计算,过程费工费时,且得出的结果精度也有一定的限度。因此,其适用范围也受到限制。

(二) 光测力学分析法

利用光学仪器设备对口腔组织结构、修复体和对模型进行测试,获取其应力、应变、位移状态或测试其生物力学基本特性的数值。目前光测力学研究常使用以下方法:光弹性法、全

息光弹性法、光弹贴片法、散斑干涉法、全息干涉法、云纹法、光咬合法。

（三） 显微激光应力分析方法

该方法以激光为光源,基于透射法进行双折射测定,具有精度高、分辨率高、透光性强等特点,因而可对透光性差的复合材料进行材料内应力实际测量。

（四） 电测力学分析法

采用电阻应变原理,再根据应力、应变的关系式确定构件表面的应力状态。该方法常用于义齿的局部基托受力分析,还可测量牙本质、牙槽骨等的力学性质。

（五） 有限元和无限元法

有限元法属于力学分析中的数值法。它是把一个连续的介质或构件看成是由有限数目的单元组成的集合体,在各单元内假定具有一定的理想化的位移和应力分布模式,各单元通过节点相互连接,并借以实现应力的传递,通过力的平衡条件,建立一套线性方程组,求解这些方程组,便可得到各单元和节点的位移、应力。无限元法即把一个连续的介质或构件看成是由无限数目的单元组成的集合体,并求解无穷多个单元。

第二节 固定义齿生物力学

本节主要对固定义齿各组成结构进行机械力学及表面应力分析、并对基牙牙体组织及牙周支持组织应力情况进行介绍。

一、简单支持梁的机械力学原理

（一） 简单支持梁的受力反应

图 2-1 所示一直梁,静置于 R_1 和 R_2 两支点上,构成简单支持梁(简支梁)。当简支梁受到压力 P 时,R_1 和 R_2 产生负重反应,其和等于压力值 P。如果 P 作用于简支梁的中点,两支点的负重相等,均为 P 值的一半。当 P 未作用于简支梁的中点,两支点的负重反应也不相等,可用力矩反应公式来计算。

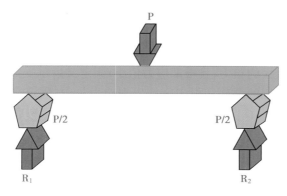

图 2-1 简支梁的受力反应

简支梁承受压力时,梁内部的分子产生反应(图 2-2),即为应力反应。当在梁的某一点施力 P 时,在中性平面以上的内部分子向受力点压缩,称为压缩区,产生内压力。中性平面以下的内部分子向受力点两端伸展,称为伸展区,产生外张力。内压力与外张力都自中性平面开始,越到表面越明显。在梁内部形成的两种方向完全相反的内压力和外张力,统称为屈应力。内压力和外张力处于相互平衡状态,此时梁不出现弯曲变形。如压力继续加大,发生挠曲变形。当挠曲变形增加到一定程度时,可能发生梁的断裂。

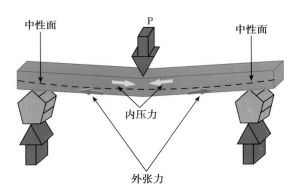

图 2-2 简支梁内部的应力反应

（二）简单固定梁的受力反应

简单固定梁是将简支梁的两端或一端完全固定在桥基内。简单固定梁有三种形式:

1. 梁的两端都固定在桥基内。
2. 梁的一端固定在桥基内,另一端支持于桥基上。
3. 梁的一端固定在桥基内,另一端无固定和支持。

二、固定义齿的生物力学分析

固定义齿表面应力分布规律:固定义齿的应力大小和载荷的部位、载荷的大小、方向有关,即表面应变随载荷的加大而增加,距加载点越远,应变越小;固定义齿的应力区随多点载荷的变化而变化。

（一）固定义齿基牙牙体组织的生物力学分析

固定义齿基牙牙体组织的应力分析是指桥基牙牙体承受压力时的应力分布状况。固定义齿的类型不同,基牙牙体组织应力的大小及分布也不同。从力学观点看三基牙双端桥优于两基牙双端桥及半固定桥;桥基牙牙体组织应力大小及分布与基牙牙根的数目、形态有密切关系,多根牙可承受较大的𬌗力,且根部应力值小;固定义齿承受载荷时,不管是垂直向力还是斜向力,基牙牙体组织的颈部和根尖区均出现应力集中;固定义齿受的载荷大,则桥基牙牙体组织的应力也大,接近载荷着力点的基牙其牙体组织的应力也较大;固定义齿基牙有邻牙时,则固定义齿上的外力通过接触点可传至邻牙上,使桥基牙的应力减小。

（二）固定义齿基牙牙周组织的生物力学分析

固定义齿基牙牙周组织的应力分析是指固定义齿承受压力时,桥基牙的牙周膜、牙槽骨的应力分布状况。固定义齿的𬌗力由基牙传递到牙槽骨和颌骨。固定义齿基牙牙周支持组织的应力分布状况与载荷大小、方向、载荷点的位置及基牙的位置及牙周组织健康状况等因素有密切的关系。固定义齿受垂直载荷时,基牙牙周组织的应力以压应力为主,应力在基牙颈部和根尖区最大。固定桥受水平载荷时,基牙牙周组织为较大的拉应力和压应力,约为垂直载荷的 4 倍,应力集中于牙齿颈部。因此,在固定义齿设计中注意减小侧向外力;前磨牙基牙的牙周组织应力大于磨牙基牙的应力,约为其 2～3 倍,说明磨牙是理想的桥基牙;从基牙牙周组织应力分布看,固定连接体的桥基牙比活动连接体的基牙应力值低。

第三节　可摘义齿生物力学

可摘义齿主要包括可摘局部义齿及全口义齿,随着生物医学工程和生物力学的发展,近几年来可摘义齿生物力学的研究也得到迅速发展。

一、可摘义齿机械力学原理

根据支点的部位,杠杆分为三类。第一类杠杆:支点位于作用力和反作用力之间;第二类杠杆:支点位于作用力和反作用力的一端,反作用力在支点与作用力之间;第三类杠杆:支点位于作用力和反作用力的一端,作用力在支点与反作用力之间(图 2-3)。可摘义齿受力时,大多属于第一类杠杆作用。

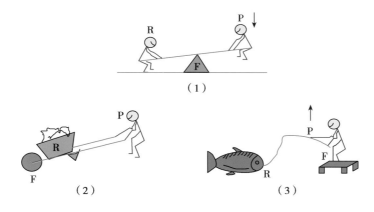

图 2-3　杠杆作用类型
(1)第一类杠杆　(2)第二类杠杆　(3)第三类杠杆　F:支点;
P:作用力;R:反作用力

二、可摘局部义齿生物力学

可摘局部义齿的结构和制作工艺比较复杂,设计类型呈现多样化。多数义齿由基牙与黏膜两部分共同支持。但义齿怎样设计和制作才能发挥更好的功能,更好地保护基牙,保护缺牙区的牙槽组织,这些皆与力学有着密切的关系。义齿基托折断是何原因造成的,应如何在制作中加以防范,都需要研究义齿的力学问题。可摘局部义齿力学的设计中,如何控制可摘局部义齿在功能性负荷作用下的运动,合理设计其各组成部件,是义齿设计的关键。从力学的观点出发,应考虑修复体的支持方式、固位方式及连接方式等因素。

1. 义齿设计的力学原则

(1) 义齿具有良好的固位和稳定作用:当义齿戴入患者口腔内稳固不松动时,义齿才能发挥良好的咀嚼功能,这种可摘局部义齿才是较为理想的。

（2）基牙的数量适当：一般可摘局部义齿的基牙可有 2～4 个，不少于 2 个，基牙的数量主要根据基牙的形态、牙周情况、缺失牙数量及部位而定。

（3）基牙在牙弓上的分布合理：基牙在牙弓上应分散，不宜集中，要求义齿基牙上的直接固位体的连线（支点线）位于义齿中部，或支点线形成三角形或四边形，义齿才可能有良好的稳定作用。

（4）保护口腔组织的健康：广泛而均匀的分布𬌗力、建立平衡𬌗、调节卡环的固位力。

2. 𬌗支托设计的力学原则　传统的𬌗支托底面的制备应与基牙长轴成 90°或小于 90°。随着生物力学的发展，合理的𬌗支托凹底应制备成与基牙长轴作的垂线呈正交 20°左右的夹角。这样义齿上传来的垂直𬌗力，才能通过𬌗支托和基牙，沿长轴方向均匀地传递到牙周支持组织。

3. 远中游离端义齿设计的力学原则　由于游离端义齿远中无基牙支持，承受𬌗力时义齿发生三维方向移动（图 2-4），应力的分布较复杂，常使基牙产生损伤、松动、鞍基下沉，缺牙区牙槽骨吸收较多，义齿功能受到影响，且义齿戴用后常产生压痛。在设计游离端义齿时，必须从力学的观点对𬌗支托的位置、数量、底面斜度、导平面位置、固位体、连接体、基托、人工牙的数量和形态等加以认真考虑，才能设计出较为理想的，符合患者口腔情况的游离端可摘局部义齿。

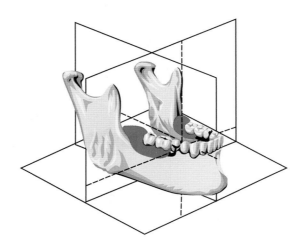

图 2-4　远中游离端义齿受力时发生三维方向移动

（一）义齿功能的恢复

牙列缺损因缺牙的部位、数目不同，丧失的功能大小也不相同。关于咀嚼功能的丧失和恢复的大小，目前常用咀嚼效率和𬌗力测定的方法来判断。

1. 咀嚼效率　指一个人在单位时间内将一定量的食物嚼碎的程度，以百分率表示。

2. 𬌗力测定　系用𬌗力仪测定单个牙齿承受的最大𬌗力值。

义齿修复后恢复咀嚼效率是较明显的，而且随着戴用义齿时间的延长，患者习惯使用义齿后，咀嚼效率可不断提高，戴用 3 个月后咀嚼效率可恢复达到 94%，说明义齿可发挥较大的咀嚼功能。牙支持式可摘局部义齿，由于𬌗力主要由基牙承担，且固位及稳定均较好，因而这类义齿的咀嚼功能恢复较好；混合支持式可摘局部义齿，因稳定性差，支持力不足往往采用降低殆力的措施而影响了咀嚼功能;黏膜支持式可摘局部义齿咀嚼效能低于前两类义齿。

（二）义齿基托折断的力学分析

临床上常见有些义齿戴用数年后,发生义齿基托折断的情况,其原因甚多,与力学有密切关系。诸多原因归结为义齿受力不平衡,出现使义齿不稳定的支点,即殆支托形成的支点和义齿基托下组织形成的支点。

1. 支托形成的支点　混合支持式义齿的基托由黏膜支持,黏膜是软组织,具有一定的韧性,而殆支托是由坚硬的基牙支持的,两者相比,缓冲作用相差非常悬殊。当基托与黏膜不贴合,咀嚼时殆支托就形成了支点,支点附近的基托也容易折断。

2. 义齿基托下组织形成的支点　黏膜下组织形成的骨突、上颌腭部的硬区及前牙缺失的牙槽嵴顶部均可形成支点,甚至牙槽骨的不均匀吸收等也可形成支点,使义齿不平衡、不稳定。支点的部位形成应力集中区域,作用时间较长,此区域的基托产生应力疲劳,出现裂纹,而裂纹可逐渐扩展并延伸,使基托断裂。

三、全口义齿生物力学

（一）全口义齿功能状态下的应力分布

1. 上颌全口义齿功能状态下的应力分布　上颌牙槽骨的吸收是由牙槽嵴顶和其唇侧开始的,并涉及腭部。着力点向唇侧移位时,吸收则增加,着力点在腭部时,衬垫后不再发生吸收。上颌全口义齿所受的垂直向殆力,主要是以压应力方式传递至上颌骨的表面,最大压应力集中在牙槽嵴上,特别是前牙区和前磨牙区的牙槽嵴上。牙槽嵴周围及腭后部所受压力较小。这说明了戴用全口义齿后牙槽嵴发生持续性吸收的生物力学机制。

2. 下颌全口义齿功能状态下的应力分布　下颌骨下缘在垂直殆力的作用下,出现弯曲变形,其下缘、颏部向下位移。最大压应力分布在后牙的牙槽嵴顶及其颊侧区,前牙区舌侧中线处。当下颌全口义齿在殆力作用下,主要以压应力传递至牙槽嵴上,前牙区舌侧受到明显的压应力,其唇侧主要受的是拉应力。

3. 全口义齿磨光面的应力分布　在前牙舌侧基托的中部和人工前牙处较明显,前牙切缘的拉应力最大,后牙及前牙唇、舌侧基托边缘为压应力区。

4. 全口义齿组织面的应力分布　后牙的牙槽嵴顶为压应力区,舌侧基托边缘也为压应力区,最大压应力集中在下前牙唇侧基托的中线处。

（二）全口义齿咀嚼功能的恢复

全口义齿咀嚼效率测定方法有筛分称重法和吸光度法。全口义齿的咀嚼功能随戴用时间的增长而逐渐提高,但低于正常者;咀嚼肌的肌电积分均值也随戴用时间的增长而增加。全口义齿基托折断的力学分析如下:

据统计,上颌全口义齿折断者多于下颌全口义齿。随着生物力学的发展,研究全口义齿基托折断的原因和机制的先进手段愈来愈多,结论也愈来愈科学。

1. 上颌全口义齿基托折断的力学分析

（1）义齿基托唇系带处的形状为尖锐 V 形切迹,加上硬腭前部高应力区,易造成基托纵裂。切迹为圆钝的 U 形者,该处应力较小。

（2）全口义齿基托的中线区受交变应力的作用,易产生材料疲劳现象。

（3）义齿制作不符合工艺要求,从而降低基托材料强度,使基托纵裂。

2. 下颌全口义齿基托折断的力学分析

（1）下颌全口义齿为马蹄形,其近远中向的距离较长,唇舌向、颊舌向较窄,均为薄弱环节。在𬌗力的作用下,义齿组织面的前牙区牙槽嵴顶偏舌侧区,切牙的切缘区以及后牙的颊侧翼缘区拉应力集中。故临床上常见下颌全口义齿前牙区基托折断。

（2）塑料基托弯曲变形最大,易断裂。如果在塑料基托内加入金属基托则变形小,不易折裂。

小　　结

口腔修复生物力学就是利用力学的方法和理论,研究口腔组织和修复体的力学性质、力学行为,分析口腔功能过程中,修复体产生各种力学现象,以达到进一步揭示修复体的功能活动时的力学特点和本质,解决口腔医学中的临床实际问题。

本章从口腔生物力学的概念出发,介绍了生物力学的基本研究方法,如弹性理论计算法、光测力学分析法、显微激光应力分析方法、电测力学分析法及有限元和无限元法等。这部分内容仅做一般了解。

本章对口腔生物力学基本原理也有阐述,并对其在固定义齿、可摘局部义齿和全口义齿的应用详尽解释,更好地揭示了生物力学与临床应用的紧密关系。对于这部分内容,口腔医学专业需要熟悉、掌握;口腔医学技术专业熟悉即可。

（贺春艳）

思　考　题

1. 口腔生物力学的概念是什么?
2. 固定义齿基牙牙周组织的生物力学分析有哪些?
3. 下颌全口义齿功能状态下的应力分布是什么?

第三章　口腔检查与修复前准备

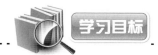学习目标

口腔医学专业：

　　1. 掌握：口腔专科病历的书写要求及临床一般检查、X 线检查、模型检查的方法。

　　2. 熟悉：功能检查、治疗计划的制订，咬合调整与选磨原则。

　　3. 了解：修复前外科处理。

口腔医学技术专业：

　　1. 掌握：常用的牙位记录方法。

　　2. 熟悉：咬合调整与选磨原则。

　　3. 了解：口腔专科历的记录，修复前准备。

第一节　病史采集

一、主诉

主诉是患者就诊的主要原因和迫切要求解决的主要问题。

主诉的主要内容常常是：患者的感受，如疼痛、过敏、肿胀、出血等；功能障碍，如缺牙引起的咀嚼或发音障碍；影响面容美观和社交活动，如前牙缺失、牙折、形态异常、牙变色、口臭等。了解患者的主诉，医师就可以针对性地作出修复治疗计划，更好地满足患者的要求。

二、系统病史

系统病史主要是指与修复治疗安全性有关的系统疾病史。

1. 与修复相关的系统疾病史　如心血管疾患、免疫系统疾病，有无药物过敏或口腔用材料过敏史；是否需用抗生素预防感染，是否需用类固醇或抗凝剂等；是否做过放射治

疗等。为了防止发生意外,任何与患者治疗有关的药物过敏和治疗情况都应详细地记录在病历上。

2. 系统疾病的影响　某些系统性疾病可导致支持组织对修复体的支持能力降低,如牙周炎可受糖尿病、绝经期、妊娠或抗惊厥药的影响等,会影响修复体的设计及预后。

3. 了解患者传染性疾病史　如乙肝、梅毒、艾滋病等传染病的患者或携带者,可能成为交叉感染源,应采取适当的预防措施,保护医务人员和其他患者的健康。

4. 心理疾病及精神病史　患者的心理和精神卫生状况会直接影响义齿的修复效果和预后,应事先进行评估判断。

三、口腔专科病史

口腔专科病史一般包括开始发病时间、原因、疾病的发展进程以及曾经接受过的检查和治疗情况,同时也应包括牙缺失的原因和时间。主要包括以下内容:

1. 牙体牙髓病史　对没有完整病历记录的患者,应仔细询问患牙牙体牙髓的治疗情况。

2. 牙周病史　是否有牙周病,曾做何种治疗,效果如何等情况。

3. 修复治疗史　就诊前是否做过修复治疗以及修复体的使用情况,仔细了解以利于确定修复治疗方案。

4. 正畸治疗史　戴用矫治器的类型及治疗情况,是否出现牙齿松动。

5. 口腔颌面外科治疗病史　应了解相关的颌面外科治疗情况,尤其是正颌外科治疗情况,并与修复治疗计划进行综合考虑。

6. X线图像资料　参照既往X线图像资料,结合当前的X线片,进一步了解患者的病情。必要时可以拍CT或MRI以辅助诊断。

7. 颞下颌关节病史　有无颞下颌关节病的症状以及相关的治疗情况。

第二节　临床检查

一、临床一般检查

通过详细的病史采集,医师对患者的病情有了大体的了解之后,再通过临床检查,即能基本掌握患者病情。

（一）口腔外部检查

1. 颌面部检查

（1）面部皮肤的营养状态及其颜色。

（2）颌面部的对称性、完整性。

（3）颌面各部分之间比例关系是否协调对称,有无面部畸形等。

（4）口唇的外形、上下前牙的位置关系与口唇关系以及笑线的位置。

（5）侧面轮廓类型是直面型、凸面型还是凹面型,颅、面、颌、牙各部分的前后位置和大小比例是否正常,有无颌骨前突或后缩等情况。

2. 颞下颌关节区检查

（1）双侧颞下颌关节活动度的检查:医师用手指触摸患者颞下颌关节区,检查双侧髁突的大小及对称性,触诊时注意患者有无疼痛反应、疼痛的部位、疼痛的性质、触发区等（图3-1）。

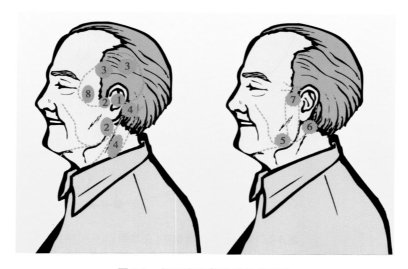

图3-1　颌面和颈部肌扪诊的部位
1. 关节囊　2. 咬肌　3. 颞肌　4. 胸锁乳头肌　5. 翼内肌　6. 二腹肌后腹　7. 翼外肌　8. 颞肌腱

（2）双侧颞下颌关节弹响的检查:检查活动时有无弹响,弹响的性质,出现在下颌运动的哪一阶段,是否伴有疼痛等。

（3）外耳道前壁的检查:用小拇指触摸外耳道前壁,让患者做开闭口正中咬合,检查下颌运动过程中,双侧髁突对外耳道前壁的冲击强度是否一致。

3. 下颌运动的检查

（1）张口度检查:张口度是指患者大张口时,上下中切牙切缘之间的距离。可以用圆规或游标卡尺测量。正常人的开口度约为3.7～4.5cm,若小于这个范围则表明张口受限。

（2）开口型检查:开口型是指下颌自闭口到张大的整个过程中下颌运动的轨迹。正常的开口型侧面观是下颌向下后方,正面观是垂直向下,左右无偏斜。

如果发现张口受限或开口型异常,可考虑作下颌运动轨迹图以便进一步检查（图3-2）。下颌侧方运动的最大范围约为12mm。

4. 咀嚼肌的检查　通常是对咬肌、颞肌进行扪诊,检查有无压痛及压痛点的部位;同时让患者紧咬,检查咀嚼肌收缩的强度及左右两侧的对称性,判断有无因𬌗干扰而引起的咀嚼肌功能紊乱。必要时,可对翼内肌、翼外肌及颈部诸肌扪诊,以作进一步检查。

（二）口内检查

1. 口腔一般情况　包括牙列的完整性,牙列缺损的类型与范围,口腔卫生情况,有无修复体存在,修复体的质量如何,舌、口底、前庭沟、颊、唇、系带、软硬腭等有无异常。

2. 缺牙区情况　检查缺牙间隙的位置和大小,有无邻牙倾斜、对𬌗牙伸长的情况,若有

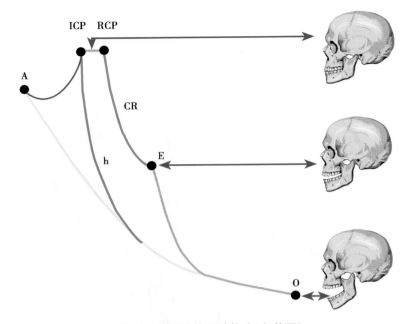

图 3-2　下颌边缘运动轨迹（矢状面）
ICP:牙尖交错位　RCP:后退接触位　CR:正中关系　h:自然闭合道　A:最
大前伸位　O:最大开口位　E:最大铰链开口位

则需作进一步处理。注意检查牙槽嵴有无妨碍修复治疗的骨尖、倒凹、骨隆突等。一般拔牙
3～6个月后,伤口愈合较好,牙槽嵴吸收趋于稳定,可以开始进行修复。过渡性全口义齿和
可摘局部义齿可提前到拔牙后1～2周进行修复,待牙槽嵴吸收稳定后都必须进行义齿重衬
或重新制作。

3. 牙周检查　牙周检查能提供口腔卫生状况(观察菌斑、软垢、牙结石等)、牙龈状况
(观察牙龈的色、形、质的变化和探诊是否出血等)、牙周探诊(了解有无牙周袋及其深度)
(图3-3),这些资料对于选择基牙以及推断修复体的预后有重要的意义。修复前应对牙周病
进行有效地治疗和控制。

临床上常用的检测牙齿松动度和记录的方法有两种:

(1) 以牙齿松动幅度计算

Ⅰ度松动:松动幅度小于1mm。

Ⅱ度松动:松动幅度为1～2mm。

Ⅲ度松动:松动幅度大于2mm。

(2) 以牙齿松动方向计算

Ⅰ度松动:仅有唇舌向或颊舌向松动。

Ⅱ度松动:唇(颊)舌向及近远中向均有松动。

Ⅲ度松动:唇(颊)舌向及近远中向松动,并伴有垂直向松动。

4. 牙列检查　详细的天然牙检查资料有助于治疗计划的制订,完整的牙列检查记录表
应包括:

(1) 牙体牙髓疾病:有无龋病,牙髓有无活力,是否做过牙髓病治疗及其他治疗,牙体有

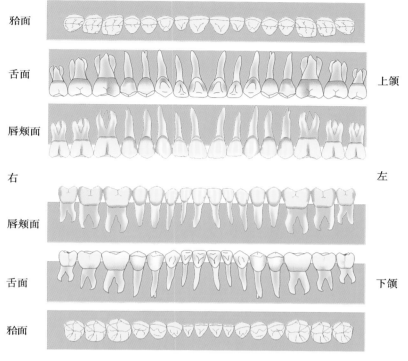

图3-3　牙周袋深度记录

无叩痛,是否存在瘘管。

(2) 牙体缺损:牙颈部有无楔状缺损,有无牙折或隐裂,有无过度磨耗等。

(3) 邻面接触点的情况:邻面接触点是否正常,有无食物嵌塞现象。

(4) 牙列情况:牙列的大小、形状,有无错位牙,基牙有无移位、倾倒、伸长现象(表 3-1)。

5. 殆关系检查

(1) 正中殆位的检查:上下牙列是否有广泛而又均匀的殆接触关系;上下颌牙列中线是否一致;上下第一磨牙是否为中性殆关系;前牙覆殆、覆盖关系是否在正常范围内;双侧殆平面是否匀称。

(2) 息止颌位的检查:比较息止颌位与正中殆位时,应观察下牙列中线有无偏斜;殆间隙的大小有无异常。

(3) 殆干扰检查:仔细检查正中、前伸、侧向咬合移动时,有无牙尖殆干扰。

6. 口腔黏膜及软组织检查

(1) 检查无牙颌上下颌弓、上下牙槽嵴的大小形态和位置。

(2) 缺牙区牙槽嵴的吸收情况。

(3) 口腔黏膜色泽是否正常,有无炎症、溃疡及瘢痕存在。

(4) 检查唇、舌、颊系带的形状、附着情况。

(5) 舌体的检查,包括舌的大小、形状、静止状态时位置以及功能活动的情况。

(6) 唾液分泌量及黏稠度的检查。

表 3-1　口腔检查记录表

姓名		性别		年龄		电话		住址		编号	

	牙位	说明

日期1：　　　　　　　　日期2：　　　　　　　　日期3：

牙位	说明
11	
12	
13	
14	
15	
16	
17	
18	
21	
22	
23	
24	
25	
26	
27	
28	
31	
32	
33	
34	
35	
36	
37	
38	
41	
42	
43	
44	
45	
46	
47	
48	

上颌（唇颊侧 / 𬌗面 / 舌腭面）牙位：18 17 16 15 14 13 12 11 21 22 23 24 25 26 27 28

下颌（舌腭面 / 𬌗面 / 唇颊侧）牙位：48 47 46 45 44 43 42 41 31 32 33 34 35 36 37 38

覆𬌗		开口度	
覆盖		磨耗情况	
安氏分类		咬合情况	

牙周诊断：

牙龈出血指数：

菌斑指数：

图例：

银汞充填　　树脂充填　　全冠修复　　牙缺失

医师签名：_____

7. 原有修复体的检查　检查其与口腔组织密合情况,咬合关系是否正确,形态是否合适,对牙龈、黏膜有无刺激以及行使功能的情况。同时了解患者要求重做的原因,并分析评价原有修复体,以便作为重新制作修复体的参考。

8. 全身健康情况　对年老体弱者,其疼痛耐受性差,对义齿的适应能力也差。对于此类患者的检查,动作要轻柔,尽量缩短就诊的时间。

二、X 线检查

X 线检查作为一种常规手段,在诊断口腔颌面部疾病中起着重要的作用,能为临床检查提供帮助。

临床上常用的 X 线检查方法主要有以下几种:

1. X 线牙片　了解龋病的部位,尤其是发现牙邻面、颈部、根部等较为隐蔽的龋损;了解牙根的数目、形态及长度,有无根折、根管充填及根尖周组织的健康情况;了解牙周膜情况及牙槽骨吸收破坏程度;了解阻生牙、额外牙、先天缺牙及龈下残根等情况。

2. X 线曲面体层片　可以了解颌骨及牙列、牙周的情况。由于 X 线曲面体层片将图像放大较多,变形较严重,因此其准确度较差。

3. 颞下颌关节 X 线侧位片　可了解关节凹、髁突的外形以及髁突与关节凹的位置关系。

4. 头颅定位片　用以分析颅、面、颌、牙的形态、位置及其相互间的变化关系。

5. 颞下颌关节系列体层摄影　能为关节诊断提供更为详细和准确的信息。

6. CT 扫描　能准确了解软硬组织的三维结构,分辨率高、空间定位准确。

三、模型检查

模型检查可以更仔细地观察牙的位置、形态、牙体组织磨耗印迹以及详细的𬌗关系等,以弥补口腔内一般检查的不足。必要时还可将上下模型固定在𬌗架上进行研究,制订修复治疗方案和修复体设计等。

四、功能检查

牙列缺损或缺失,口腔咀嚼功能都会不同程度地受到影响。因此在进行口腔修复前,有必要对咀嚼功能进行检查,以明确咀嚼功能受到影响的程度,从而进一步明确牙缺失与口颌系统紊乱的关系,有助于制订正确的治疗计划和修复设计方案。临床上口腔修复较常用的咀嚼功能检查方法有:

（一）𬌗力检测

𬌗力是评价口腔生理功能的指标之一,是反映牙在咬合时所发挥的力量,利用𬌗力测量仪检测个别牙的咬合力。检测仪器主要有电阻应变式、声传感式、压电薄膜式等𬌗力测量仪,其中光咬合仪使用的技术较为先进,它的特点是不仅可测得全牙列各个𬌗接触点的𬌗力大小,同时还可以分析𬌗接触情况、𬌗协调的程度、𬌗接触的力学特性等,可判断𬌗是否有早接触,𬌗创伤的具体部位,以指导临床治疗。

（二）咀嚼效能的检测

咀嚼效能是指在一定时间内将一定量食物嚼碎的程度。咀嚼效能的高低直接反映咀嚼能力的大小。在口腔修复前后进行咀嚼效能的检测,可以了解缺牙后咀嚼功能受影响的程度并对修复治疗效果进行评价。

(三) 下颌运动轨迹检查

下颌运动轨迹反映𬌗、颞下颌关节、咀嚼肌三者之间的动态功能关系。个体的下颌运动,包括开闭口运动、前伸运动、侧向运动或咀嚼运动,都有其一定的特征。此特征取决于牙列𬌗面形态和颞下颌关节的解剖形态,在进行口腔修复前有必要检查患者下颌运动的特征。

(四) 肌电图检查

咀嚼肌肌电图在研究口颌系统的功能中已成为有价值的检查诊断手段之一。如对健康人咀嚼肌肌电图的研究,在下颌运动时同步记录数块肌肉的肌电图,可分析下颌运动时各个肌(颞肌、咬肌、翼内肌、翼外肌、降下颌肌等)的功能状态及协同作用情况。

五、诊断与预后

根据采集到的详细病史以及临床各种检查所获得的资料,医师需加以综合分析,明确病因,并作出正确合理的诊断,为制订完善的修复治疗计划提供帮助。

预后是对疾病可能发展的一种估计,往往受到全身和局部因素的影响。全身因素包括患者的年龄、性别以及口腔的抗病和耐受能力差异。局部因素包括个别牙的受力大小、口腔清洁能力和卫生习惯等。在有些情况下,判断患者的预后有一定的困难。因此在修复治疗计划中应充分考虑各种影响因素。

第三节　治疗计划

经过临床各种检查作出明确的诊断之后,医师必须制订出详尽的修复治疗计划。针对检查中发现的问题,需要做相应的治疗。在确定治疗计划时,应充分了解患者就诊的目的和要求,同时应让患者了解自身的口腔患病情况、修复条件、可能采取的修复方法、所需时间及费用等。为了达到理想的修复效果,应让患者知道必要的家庭配合和按时就诊或随访的重要性。由于修复术的一些操作如牙体预备是不可逆性的,术前必须征得患者的同意方可进行。

虽然应用于口腔修复的新材料、新技术越来越多,但迄今为止还没有一种材料完全符合天然牙的结构特性要求。医师必须了解各种应用材料的特性,在制订治疗计划的过程中应明确不同材料与修复方法的局限,从而作出合理的选择。

每一种修复方法都有其相应的适应证,合理选择适应证是修复治疗能否成功的关键之一。临床上常见的牙列缺损病例中,较多选择固定义齿或可摘局部义齿修复,固定义齿无论在恢复功能还是从保持口腔组织健康角度均优于可摘局部义齿。所以只要条件允许,应首选固定义齿修复;但固定义齿要求的条件较高,应根据患者的口腔情况作出合理选择。如果适应证选择不当,很容易造成修复治疗的失败,甚至引起口颌系统的严重破坏。

第四节　修复前准备与处理

修复前准备与处理是指经过全面的检查和作出正确的诊断之后,按照拟定的口腔修复治疗计划和设计,对口腔组织的病理情况或影响修复效果的情况进行适当的处理,以保证预期效果。

一、修复前口腔的一般处理

（一）处理急性症状

对由牙折、急性牙髓炎、慢性牙髓炎急性发作、牙槽脓肿、急性冠周炎或龈炎以及颞下颌关节功能紊乱引起的不适,应及时处理。

（二）保持良好的口腔卫生

为了确保牙龈、牙周组织的健康,必须保持良好的口腔卫生习惯,良好的口腔卫生状态可以提高修复效果并延长使用寿命。另外,牙结石、软垢会影响印模的准确性,在修复前应对牙结石和软垢彻底洁治清除。

（三）龋病的治疗

在检查中所发现的龋齿,不论是否被选作基牙,均应进行充填治疗。如果龋坏累及牙髓,则应进行根管治疗。

（四）牙周病的治疗

牙周病患者常伴有不可逆性、持续性骨丧失,应尽早予以控制和治疗。必要时进行系统的牙周病治疗。

（五）拆除不良修复体

如有设计不当、制作粗糙、质量低劣、危害健康组织的修复体,或修复体已丧失功能,并刺激周围组织而又无法修改时,应予以拆除。

二、余留牙的保留与拔除

（一）松动牙

对于松动牙的处理,应视具体情况而定。有些松动牙是由于不良修复体或𬌗创伤引起的,去除病因后,可逐渐恢复稳固。一般来说,对于牙槽骨吸收达牙根 2/3 以上,牙松动Ⅲ°者应拔除;如果牙槽骨吸收达牙根 1/2 以下,牙松动Ⅱ°左右时,则可尽量保留,但需做必要的治疗。

（二）残根

确定残根的拔除或保留应根据牙根的缺损破坏范围、根尖周组织的健康情况,并结合治疗效果与修复的关系综合考虑。如果残根破坏较大,缺损达龈下,根尖周组织病变较广泛,治疗效果不佳者,可考虑予以拔除;如果残根稳固,根尖周组织无明显病变或病变范围较小,同时对义齿的支持和固位有帮助者,则应进行根管治疗并给予保留。

（三）根分叉病变

无论是牙体病、牙髓病还是牙周病,都可能引起多根牙根分叉处病变。根分叉病变较轻时,可通过龈上洁治术、龈下刮治术、牙龈切除术或牙龈成形术以及保持良好的口腔卫生等措施,能够有效地控制病变并改善预后。如果根分叉病变严重,则需采取牙-骨成形术、牙根切断术或牙根切除术,去除病变而尽可能保留患牙。

三、正畸治疗

修复前的正畸治疗,通常是指只限于牙齿微量移动的矫正治疗。修复治疗前,用微量移动技术将相关的牙齿通过正畸的方法矫正到正常位置后进行修复,可以扩大修复治疗的范围,尽可能保存牙体组织,明显改善修复预后。与其他正畸技术一样,微量移动技术也必须遵循保证有足够支抗的原则,以免引起其他牙出现不应有的移动。

完善的正畸治疗计划的确定,常需借助于模型观察来完成。制取模型后将其固定在𬌗架上,观察并分析牙错位情况;有时需将模型锯开,按设想的方案将需正畸治疗的牙调整到位并予以固定,以此作为关闭间隙、矫正倾斜牙、𬌗向牵引低位牙等矫正治疗的参照对象和评价指标。

四、咬合调整

咬合调整即调𬌗。其目的是通过对牙的选择性调磨,消除早接触或𬌗干扰,从而达到上、下颌牙咬合时牙均匀广泛接触,𬌗力分布均匀,𬌗关系协调。

咬合调整的常见方法有以下几种:

(一) 咬合夹板的应用

咬合夹板即𬌗垫。一般由丙烯酸树脂制成;咬合夹板能降低肌组织的张力,可按照预定的𬌗关系重复调整,对调𬌗选磨、牙修复或正畸的最终方案的确定有重要指导作用。咬合夹板既是一种保守性的治疗方法,又是一种诊断性的治疗方法。

(二) 诊断性调𬌗

调𬌗对牙的磨改是不可逆性的,必须慎重。

在进行诊断性调𬌗时,应准备两副研究模型并上好𬌗架:一副作为参照模型;另一副根据咬合夹板提供的信息作为诊断用的调𬌗模型。调𬌗前在调𬌗模型𬌗面上涂一层颜色涂料,用来帮助分析牙体组织磨除的范围。此外,把每次调𬌗后固定杆的位置数据记录下来,以了解牙体组织的磨除量。

(三) 临床调𬌗

对创伤性咬合,在正中𬌗和非正中𬌗咬合过程中的早接触点或𬌗干扰部分,应做调𬌗处理。

(四) 重度伸长牙

重度伸长牙的形成,是由于缺牙时间过长未及时修复,造成对颌牙明显伸长,妨碍了修复治疗和下颌运动,应对伸长牙进行调磨。若调磨不能解决问题,应对其进行根管治疗,然后将牙冠截短并做冠修复,以恢复正常的咬合关系。

(五) 不均匀磨耗部分的选磨

当牙齿𬌗面出现磨耗不均匀现象时,在上颌后牙的颊尖和下颌后牙的舌尖,常出现有尖锐的边缘。这些尖锐的边缘常引起食物嵌塞或牙周组织创伤,同时也经常使舌及颊部软组织受到激惹,因此有必要将尖锐边缘磨低,磨圆钝。

五、口腔黏膜病的治疗

如果口腔黏膜出现溃疡、白色损害等黏膜病症,则必须先做相应治疗,以免修复操作和修复体对黏膜产生刺激作用而使病情加剧。

六、修复前外科处理

口腔修复的成功与否依赖于口腔软硬组织的结构形态是否正常。

理想的口腔修复条件应具备:足够的骨组织支持,无尖锐的骨突、骨嵴;无妨碍义齿就位的倒凹或悬突;无影响义齿固位稳定的瘢痕结构或增生的软组织和系带;上下牙槽嵴关系良好和足够的唇颊沟深度。对有些条件不太理想的患者,则可以通过修复前的外科手术进行修整。

(一) 唇、颊系带矫正术

唇、颊系带接近牙槽嵴顶,或者舌系带过短,影响义齿的固位和软组织功能活动时,必须进行外科系带矫正术。

(二) 瘢痕或松动软组织的切除修整术

口腔内的瘢痕组织若对义齿的固位和稳定有影响,可通过手术切除。

有些患者由于戴用不良修复体时间过长,导致骨质大量吸收,表面为一层松软可移动的软组织所覆盖。这些松软组织不但不能有效地支持义齿,还会因受压产生炎症或疼痛,可在修复前予以切除。

(三) 牙槽嵴修整术

由于拔牙时创伤太大或牙槽嵴的不均匀吸收,常可形成骨尖或骨突。这些骨尖或骨突的表面黏膜较薄,易产生压痛;同时可能形成倒凹而影响义齿的摘戴,因而必须在修复前进行牙槽嵴修整术,以去除骨尖、骨突。手术时间一般在拔牙后 1 个月左右较为合适。

(四) 骨性隆突修整术

骨性隆突又称为骨隆突,是正常骨骼上的骨性隆起。戴用义齿时,过大的骨隆突表面的黏膜容易出现破溃疼痛,故修复前应对过大的骨隆突进行修整。常见的骨隆突有下颌隆突、腭隆突、上颌结节等。

(五) 前庭沟加深术

由于牙槽嵴的过度吸收而呈现前庭沟变浅,影响义齿的固位和稳定。修复前可通过前庭沟加深术改变黏膜及肌肉的附着位置,增加牙槽嵴的相对高度,从而扩大义齿支持面积,增大义齿基托的伸展范围,以增强义齿的固位和稳定。

(六) 牙槽嵴重建术

如果无牙颌患者的牙槽嵴严重吸收、萎缩,则会严重影响义齿的固位和稳定。对于这类患者,可施行牙槽嵴重建术,以增高牙槽嵴的高度。常用的有自体骨或羟基磷灰石等人工材料。

第五节　病 历 记 录

病历是疾病检查、诊断、治疗过程的记录和总结,又是科学研究、分析和发现疾病规律的资料,同时也是法律依据,医师必须完整地、忠实地记录病历。病历的书写可以是表格的形式,也可以是文字或文字与表格、图形相结合的形式。完整的病历应包括下列内容:

1. 一般项目　包括姓名、性别、年龄、民族、籍贯、职业、婚姻、住址、门诊号及就诊日期等。

2. 主诉　患者主要症状和持续时间以及就诊的主要目的和要求,应简明扼要。

3. 现病史　与主诉有关的疾病发生发展情况,包括自觉症状、治疗过程及疗效等。

4. 既往史　包括过去健康情况,曾患疾病,治疗情况及生活习惯等。

5. 家族史　与患者疾病有关的家族情况。

6. 检查　按前述检查方法及检查内容,根据患者疾病的具体情况,全面而有重点地将检查结果记录在病历上。

7. 诊断　根据检查所得的信息,经过综合分析和判断,对疾病作出合乎客观实际的结论,即为诊断。如对疾病不能确诊时,可用初步诊断或印象诊断等名称代替。

8. 治疗计划和修复设计　根据患者病情,结合患者的主诉,制订出治疗计划和修复体的具体设计,可以采用绘图、表格及文字等形式表示。此外,还应认真填写修复设计单或义齿加工单,将临床有关的信息详细、准确地传递给义齿加工单位。

9. 治疗过程记录　记录患者在修复治疗过程中,每次就诊医师所做的具体工作以及治疗效果、患者的反应、下次就诊预计进行的工作。记载要简明扼要,每次复诊必须写明日期,医师必须签名。

为了便于病历记录、资料总结和交流,在病历记录时,对牙位的记载必须采用统一符号表示。常用的牙位记录方法有以下3种:

(1) 国际牙医学会(FDI)记录法:FDI提出以两位数字系统来记录牙位。第一位数字表示象限,恒牙以1~4分别表示左右上下四个象限,即1(右上)、2(左上)、3(左下)、4(右下)。乳牙则按同样顺序以5~8分别表示象限;第二个数字则表示该牙在象限内的位置,恒牙以1~8表示,乳牙以1~5表示。

恒牙记录方式:

右上														左上
18	17	16	15	14	13	12	11	21	22	23	24	25	26	27	28
48	47	46	45	44	43	42	41	31	32	33	34	35	36	37	38
右下														左下

乳牙记录方式:

右上										左上
55	54	53	52	51	61	62	63	64	65
85	84	83	82	81	71	72	73	74	75
右下									左下

例如:右上第一磨牙记录为16;左下第一乳磨牙记录为74。

(2) 通用编号系统:是由美国牙科协会(ADA)提出并在美国广泛使用的一种牙位记录方法。恒牙列从1到32进行编号,从右上第三磨牙起向左方至左上第三磨牙,从左下第三磨牙向右方到右下第三磨牙的每一个牙。对乳牙则以A~T表示。

恒牙记录方式：

1	2	3	4	5	6	7	8	上	9	10	11	12	13	14	15	16
32	31	30	29	28	27	26	25	下	24	23	22	21	20	19	18	17

乳牙记录方式：

A	B	C	D	E		F	G	H	I	J
T	S	R	Q	P		O	N	M	L	K

例如：右上第一恒磨牙记录为3，左下第二乳磨牙记录为K。

该法适于计算机使用，不需标出坐标象限+格，但较易混淆。

（3）部位记录法：目前国内普遍将恒牙用阿拉伯数字表示，乳牙用罗马数字或大写英文字母 ABCDE 表示，同时将右上、左上、右下、左下四个区以 A、B、C、D 表示。

恒牙记录方式：

			A					B							
8	7	6	5	4	3	2	1	1	2	3	4	5	6	7	8
8	7	6	5	4	3	2	1	1	2	3	4	5	6	7	8
			C					D							

乳牙记录方式：

		A					B		
Ⅴ	Ⅳ	Ⅲ	Ⅱ	Ⅰ	Ⅰ	Ⅱ	Ⅲ	Ⅳ	Ⅴ
Ⅴ	Ⅳ	Ⅲ	Ⅱ	Ⅰ	Ⅰ	Ⅱ	Ⅲ	Ⅳ	Ⅴ
		C					D		

或者

		A					B		
E	D	C	B	A	A	B	C	D	E
E	D	C	B	A	A	B	C	D	E
		C					D		

例如：右下颌第一前磨牙记录为4|，右上颌第一乳磨牙记录为Ⅳ| 或D|。

小　　结

口腔检查是口腔临床治疗前必须完成的重要内容。由于患者所患的口腔疾病类别不同，检查的侧重点也应有所差异，口腔修复治疗前应侧重检查与修复有关的内容。通过详尽的口腔检查，临床医师可以较准确地掌握患者的病情，为修复治疗做好充分的心理准备。同时，为了作出正确的诊断，还必须详细了解患者的全身疾病及口腔疾病史。综合采集到的病史、临床各项检查以及实验室检查的结果，作出准确的分析，获得正确的诊断，并结合患者的诉求拟定出合适的修复治疗计划。在制订出初步的治疗计划之后,医师应将病情告诉患者,耐心解释,消除其顾虑,并将修复方案和步骤以及可能出现的问题向患者详细说明,以期获得患者的合作,取得满意的修复效果。

(麻健丰)

思 考 题

1. 口腔病史采集的主要步骤有哪些?
2. 修复前的外科处理有哪些?
3. 试写一份口腔病历。

第四章　牙体预备和软组织处理

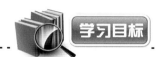

口腔医学专业：

1. 掌握：牙体预备的原则、方法和软组织处理。

口腔医学技术专业：

1. 掌握：牙体预备的原则、方法和软组织处理。

第一节　牙体预备的原则

良好的牙体预备是取得精确印模、模型、代型乃至蜡型及修复体的根本保证。牙体预备应符合生物学、机械力学和美学原则，将三者完美结合则是牙体预备和理想的修复体成功的前提。

一、生物学原则

（一）防止意外损伤的发生

邻牙及软组织需要在牙体预备过程中得到保护。物理化学的刺激可能导致牙髓的变性、坏死。因此，预备时要采用间歇、短时、轻压的磨切方法，同时采用水雾冷却系统，严防意外穿髓的发生（图4-1）。

（二）尽可能保存和保护牙体组织

能设计成部分冠类型的修复就不用设计成全冠类型的修复体。𬌗面的预备应按其解剖形态均匀磨切，𬌗面形态要保持其解剖外形，轴面磨除时应避免不必要的延伸。

（三）修复体应保证组织健康

1. 轴面的预备　牙龈炎症与冠桥的

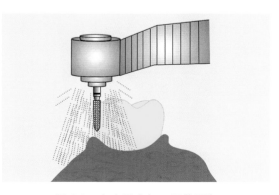

图4-1　在水雾冷却下牙体预备

27

轴面形态有关。修复体轴面突度过大时,缺少食物正常排溢及食物流对于牙龈的生理刺激作用,难以控制龈缘周围菌斑,易导致牙龈萎缩;突度过小时,食物则直接冲压在龈隙内,引起过强刺激,造成牙龈附着的丧失。

2. 修复体颈缘的位置 修复体颈缘的位置关系到固位与牙龈的健康。修复体颈缘关系有三种情况:修复体的颈缘位于牙龈缘之上、与龈缘平齐、位于龈沟内。

3. 修复体颈缘的密合性 修复体的颈缘与患牙衔接处应形成一个连续、光滑一致的面。修复体颈缘预备原则:

（1） 易于预备,不能过分延伸,不能存在无基釉。

（2） 在印模和代型上易于辨认。

（3） 在蜡型制作时能提供清楚的边界。

（4） 要使蜡型的边缘不变形,制作后修复体的边缘要有足够的厚度和强度。

（5） 在能保证其他标准达到要求的前提下,尽量保存牙体组织。

4. 修复体颈缘的牙体预备形式 修复体颈缘的牙体预备形式涉及修复体边缘的强度、封闭性和密合性,这对修复预后和修复体耐久性有重要影响。总的来说,颈缘的牙体预备分为有肩台和无肩台两大类。所谓肩台是指牙体预备时,在基牙颈部形成的台阶状结构,为了获得清晰肩台,可采用手术放大镜进行牙体预备。颈缘的预备形式有以下几种:

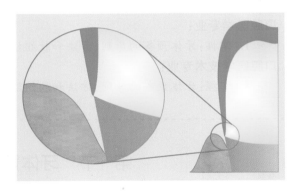

图 4-2 修复体颈缘呈羽状

（1） 修复体颈缘呈羽状:特点是牙体切割量小,无清晰的颈缘形成,因此修复体边缘无足够的厚度,容易变形,应尽量少使用。该形式仅用于下颌后牙的舌侧,轴面突度很大的牙和倾斜牙(图 4-2)。

（2） 修复体颈缘呈刀状:特点与羽状类似,只是修复体颈缘略增厚一些(图 4-3)。

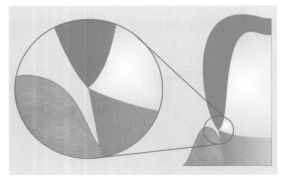

图 4-3 修复体颈缘呈刀状

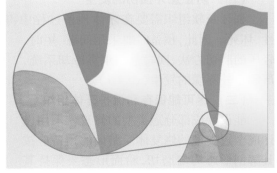

图 4-4 修复体颈缘呈凹形

（3） 基牙颈部呈凹形:牙体切割量较小,颈部没有无基釉形成,颈缘清晰,易于辨认,提供修复体足够的颈缘厚度。适用于金属全冠和金瓷冠的舌侧颈缘(图 4-4)。

（4）基牙颈部呈斜面形：颈部没有无基釉形成,颈缘位于龈下,颈缘清晰,在模型上易于辨认适用于上颌部分冠的唇面、嵌体、高嵌体的边缘(图4-5)。

（5）基牙颈部呈90°肩台形：牙体切割量大,适用于金瓷冠或全瓷冠的唇面颈缘,此种形式可保证修复体在颈部有足够的瓷层厚度(图4-6)。

（6）基牙颈部呈斜坡肩台形：作为金瓷冠唇颊面颈缘的另一种选择。这种形式既去除了无基釉,又有足够的颈缘厚度,美观上也可接受(图4-7)。

（7）基牙颈部呈斜面肩台形：此形式去除了颈缘的无基釉,适用于金瓷冠的唇颊面金属颈圈(即颈缘用金属,而其他部分用瓷,有助于提高颈缘的密合度)。肩台斜面的角度常备成30°或45°(图4-8)。在全冠中不应常规使用,因为这种预备会导致对牙体的过多磨除。

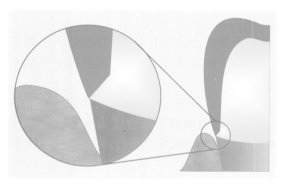
图4-5　修复体颈缘呈斜面形

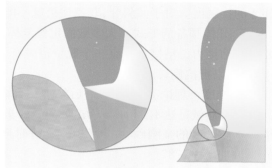
图4-6　修复体颈缘呈90°肩台形

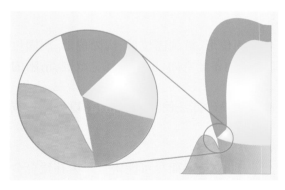
图4-7　修复体颈缘呈斜坡肩台形

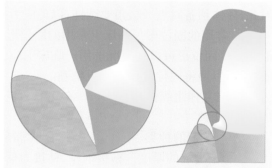
图4-8　修复体颈缘呈斜面肩台形

二、机械力学原则

在修复治疗中,一个良好的修复体不但要有正确的解剖外形,还要能长时间受力而不发生破裂、脱位或变形,患牙或基牙也不发生折断,即修复体和患(基)牙都应有合理的抗力形、固位形及抗变形能力。抗力形和固位形是修复体相互联系、密不可分的两个性质。

（一）固位形

固位力是指修复体在行使功能时,能抵御各种作用力而不发生移位或脱落的能力。要获得这种固位力,常根据患者牙体缺损情况和口颌系统情况,在患牙上制备成一定的面、洞、

沟等形状,这种具有增强修复体固位力的几何形状称为固位形。固位力与以下因素有关:

1. 脱位力　在咀嚼黏性食物时产生,其大小取决于食物的黏性、修复体的结构和表面积。

2. 就位道　是修复体沿着牙体戴入或脱出的假想线。牙体预备前,医师应做到心中有数,在预备过程中遵循此线磨切牙体。基牙之间必须形成共同就位道,在固定义齿的基牙预备中尤其重要。在模型上可用单眼在距预备牙体中心30cm处目测,如果用双眼,倒凹就会被忽略。在口腔内观测,可将口镜置于预备牙中心上方约1.25cm处,用单眼从口镜中的影像估计就位道,对于固定桥,可将口镜放在同一角度移动来观测共同就位道。

就位道应从两个方向考虑:颊舌向就位道和近远中向就位道。颊舌向就位道影响金瓷冠和部分冠的美观。金瓷冠的就位道应大致平行于牙体长轴。就位道的近远中向应平行于邻牙的接触区。对于倾斜牙,其就位道就不能是牙体的长轴。

3. 牙体预备的形式　大多数固定修复体的固位力取决于预备良好的固位形,而不是主要依靠粘接力。粘接在仅有一个脱位道时有效。如采用沟、箱状固位形,要求其侧壁要垂直于髓壁,以抵抗旋转。

4. 锥度　理论上,如果预备后的牙体各轴壁平行,可以获得最大固位力。但是,以目前的技术和器械是达不到的。为方便就位,一般要求从龈方向𬌗方的聚合度为6°~8°。采用锥度为3°~4°的金刚砂车针,若牙体预备时金刚砂车针长轴与就位道平行,则相对的两个壁的锥度即为6°~8°。

5. 表面积　如果修复体只有一个脱位道,其固位力取决于轴面的表面积。所以,如果锥度相同,𬌗龈距离越大,表面积越大,固位就越好。磨牙比前磨牙固位力大。

6. 应力集中　修复体脱落的根本原因是粘接材料内部的点、线、角处发生了应力集中,因此,牙体预备时点、线、角要圆钝,以免应力集中。

7. 常用的固位形　临床上常用的固位形有环抱固位形、钉洞固位形、沟固位形、洞固位形。这些固位形可以视情况选用。临床上应创造开阔的备牙空间、良好的视觉范围、清晰的能见度,以便将固位形预备得更精确。

8. 修复体组织面的粗糙度　在修复体组织面可用喷砂方法使其适当粗糙,以加强机械的嵌合、扣锁

9. 粘接剂的种类　总的来说,复合树脂的粘接力最强。

10. 粘接剂的厚度　粘接剂厚,粘接力反而小,因此两粘接面尽可能密合。为补偿合金的凝固收缩,保证修复体的顺利就位,可用专门的间隙涂料或指甲油在代型表面涂布一薄层,使修复体稍大一点,也有利于在修复体粘固时使粘接剂顺利溢出。

(二) 抗力形

1. 脱位力的大小及方向　在正常𬌗情况下,咬合力多数沿着牙长轴传递。但是在口腔内咬合力很复杂,预备后的牙和修复体也要能抵抗斜向力。

2. 牙体预备的形状　预备后牙体的高度及直径和抵抗脱位的能力成正比。部分冠的抗力比全冠差,因为没有颊侧阻挡区。牙体直径小,脱位的旋转半径小,其抗脱位力大。因此,如果𬌗龈距离一样,前磨牙的抗力比磨牙大;锥度大,牙体圆,其抗力也较差,这些情况可通过预备沟及钉洞来增加抗力。

3. 粘接剂的物理性能　粘接剂的物理性能,如抗压强度、弹性模量,均影响抗变形、抗

脱位的能力。

（三）修复体的变形

修复体要具备足够的强度才能抵抗在负载时的变形。修复体的抗变形能力与以下因素有关：

1. 合金的选择　Ⅲ型、Ⅳ型金合金强度和硬度较大。虽然镍铬合金有许多缺点，但是它的硬度更大些，更适合制作长桥。

2. 牙体预备应充足　在尽可能保存和保护牙体组织原则下，制备出足够的修复体空间。

3. 边缘设计　边缘要有足够的厚度，应避免太薄的斜面，以防修复体边缘变形。同时修复体边缘应避开咬合接触区。

三、美学原则

患者就诊时，应对其口腔状况进行评估，将现状和修复后的美观效果告诉患者，以取得其良好的配合。

目前金瓷修复体最常用，造成金瓷冠外观不佳的主要原因是瓷层厚度不足，致使修复体颜色呆板。为了获得形态自然的外观和保护牙周健康，牙体预备必须遵循以下美学原则：

1. 唇颊面预备　必须备出两个平面和 1.5mm 的间隙，以便保证堆筑颈 1/3、中 1/3 和切 1/3 瓷粉的厚度达到色调的要求。但必须注意预备下切牙时由于其牙壁薄，牙体磨切不可过多。

2. 切端预备　前牙切缘应有 2mm 磨除，以保证切端瓷的半透明效果。

3. 邻面预备　单冠修复，邻面瓷可让光线通过而显得自然。固定桥的连接体处则达不到该效果。

4. 唇侧颈缘位置　一般置于龈下。在笑线较低情况下，如果患者同意，可采用龈上颈缘。颈缘形状应与游离龈轮廓一致，颈缘位置不能过深，否则容易引起牙龈炎，甚至骨质吸收。

牙体预备是个不可逆过程，技术复杂，因此需要医师认真对待。在备牙前，可在模型上进行诊断性预备，在此基础上制作诊断性蜡型。在牙体预备过程中，调整好医师和患者的体位，每一步都要在直视或在口镜辅助观察下仔细检查，也可使用涡轮手机来估计牙体预备的方向，复杂的牙体预备可在模型上用观测仪检查其轴倾度。

第二节　软组织处理

软组织处理包括：牙齿周围液体的控制和暴露颈缘。如在口腔内操作时，为了患者的舒适和安全以及医师有清晰的视野，需要及时抽吸口腔唾液和机头喷出的水。当修复体的边缘设计为龈下时，为了预备好颈缘部分，并且获得清晰的颈缘印模效果，需要使用排龈技术。

一、牙齿周围液体的控制

临床上可根据不同的操作步骤采用不同的控制液体的方法。在备牙阶段，应及时抽吸机头喷出的水，控制舌头的运动，以防切割器械对舌头的意外损伤；在印模阶段和粘接阶段，要保持牙齿周围环境的干燥。临床常用的有以下几种方法：

1. 橡皮隔障　橡皮隔障是最有效的隔湿工具。适用于去除龋坏,磨除旧充填物,钉固位的银汞合金或复合树脂核的形成,桩核的预备、制作、粘固。在嵌体、高嵌体的预备、印模、粘固中也可应用。如果采用硅橡胶印模时,不可用橡皮隔障。在预备部分冠及全冠,使用橡皮隔障有时会影响操作。

2. 真空吸引器　真空吸引器效率高,在预备下颌后牙时,医师用口镜保护舌头,助手可用真空吸引器头隔开颊侧软组织。

3. 吸唾器　吸唾器吸唾效率较低,且不适合用来控制舌头。在预备一侧上颌牙时,患者的头倾向对侧,吸唾器置于对侧口角吸唾。在上颌牙的印模或粘接时,可在颊侧前庭沟置一棉卷,吸唾器置于下颌吸唾。而下颌则要在牙的颊舌侧各放一棉卷,并辅以吸唾。

4. 使用抑制唾液分泌的药物　在唾液分泌特别多,采用其他方法无法解决这一问题时,可考虑使用抑制唾液分泌药物,如阿托品。阿托品为阻断 M 胆碱受体的抗胆碱药,能解除平滑肌的痉挛(包括解除血管痉挛,改善微血管循环);抑制腺体分泌;解除迷走神经对心脏的抑制,使心跳加快;散大瞳孔,使眼压升高;兴奋呼吸中枢。可在口腔操作前口服一片,每片的剂量为 0.3mg。服用后常有口干、眩晕的副作用。青光眼及前列腺肥大患者禁用。

二、暴露颈缘

在行固定修复之前,牙龈组织应健康无炎症。为防止继发龋的产生和修复体对牙龈的刺激,要求修复体的边缘密合,印模时要能准确地复制颈缘,因此要暂时暴露龈沟内的颈缘,且龈沟内应干燥无液体。有下列方法可达到此目的:机械式排龈技术、机械化学式排龈技术、化学式排龈技术、旋转刮除术和高频电刀切龈术等。

(一) 机械式排龈技术

是在不损害牙周组织健康的前提下,通过机械的方法扩大龈沟,暴露龈沟内的颈缘。最常使用的是利用排龈线在龈沟内的压力可扩大龈沟。机械式排龈技术分双线排龈和单线排龈技术两种。

采用硅橡胶材料取模时,应使用排龈线将牙龈沟排开至少 0.5mm。较浅的牙龈沟,可使用单线排龈技术。较深的牙龈沟,可使用双线排龈技术。双线排龈技术是用一条较细的 000# 排龈线,放置在牙龈沟底,上面再加上一条较粗的 00# 或 0# 排龈线,将游离龈排开。在牙体预备修形时,通常将排龈线留在牙龈沟底部不取出来。如果使用的是双线排龈技术,牙体预备完成取模前,先取出较粗的 00# 排龈线,而将较细的 000# 排龈线留在牙龈沟底部不取出来。龈沟深度超过 3mm 的病例,使用双线排龈技术很有效。双线排龈技术的缺点是有时排龈线沾到印模材料上,造成印模材料的撕裂或变形。通常,具有 2mm 牙龈沟深度的健康牙龈,使用单线排龈技术且不要过度施力,即可获得很好的排龈效果。

(二) 机械化学式排龈技术

牙体制备时,如遇到牙龈一直流血,可采取含有肾上腺素的排龈线,达到止血和排龈的目的。含有肾上腺素的排龈线最常用。肾上腺素只能用在未经磨伤的组织,否则会增加药物的吸收,造成相关的全身性后遗症。如果在一个牙位上使用含肾上腺素的牙线,机体吸收的药量是很少的;但是如果多个牙位同时使用,就应该引起医师的重视,有时需要监测脉搏和血压。患者如果不适合用肾上腺素,可选择其他药物来浸湿牙线,如 $AlCl_3$, $Alk(SO_4)_2$、

$Al_2(SO_4)_3$、$Fe_2(SO_4)_3$。

排龈步骤如下：

1. 用棉球隔湿预备好的牙齿，吸唾器吸唾，吹干。牙齿不可过分干燥，否则容易导致术后过敏。

2. 剪一段排龈线约 5cm 长。

3. 将排龈线浸在血管收缩剂里，挤出多余的液体。

4. 将排龈线拧紧（图 4-9），以便于放置，注意戴橡胶手套的手只能接触线的两端，两端以后要剪除。如果接触其他部分，可能影响硅橡胶的聚合。

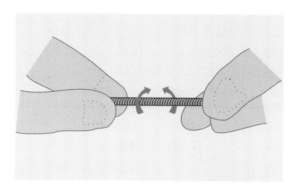

图 4-9　拧紧排龈线

5. 将排龈线形成 U 形，绕于预备好的牙颈部（图 4-10），适当往根方有些张力，用排龈器将排龈线轻柔地挤进龈沟内（图 4-11）。

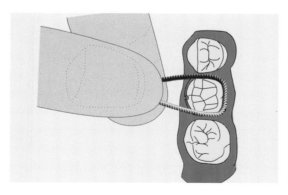

图 4-10　将排龈线绕于预备好的牙颈部

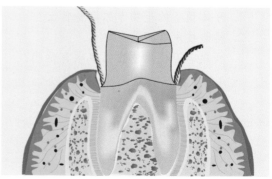

图 4-11　用排龈器将排龈线轻柔地挤进龈沟内

6. 10 分钟后慢慢取出排龈线，防止出血。如果有血凝块，可轻轻冲洗，轻轻吹干；如果有活动出血，可用电凝方法止血。

（三）化学式排龈技术

若有多颗牙齿需同时排龈和止血，可采用化学式排龈技术。该技术使用材料的主要成分为含硫酸铝钾的矽胶，具有收敛剂和止血剂的作用。

首先将单一剂量包装的油膏取出，放置在调拌纸上铺平，加入 8 滴催化剂液体，用手用力揉捏 30~45 秒,直到蓝色催化剂液体均匀分布到油膏里。将材料放入托盘里,放入患者口腔 2~2.5 分钟后,待油膏硬化后再取出。清洗干净,吹干。矽胶材料与技术只适用于排龈和止血,不能当作取模材料。

知识拓展

高频电刀切龈术

　　高频电刀切龈术适用于牙龈有慢性炎症的患者,目的是去除颈缘的炎性肉芽组织,扩大龈沟,以利于颈缘的预备和获取精确的印模。高频电刀切龈术不能用在置有心脏起搏器的患者。高频电刀的切龈刀头具有各种形态:电凝头、棱形头、圆形头、小直头、小圈形头。在使用时应注意选择。手术前先局部麻醉后再行手术。使用高频电刀前确认刀头要在手柄上完全就位,调好合适的功率,使用的力度要合适,要有一定的移动速度,如果刀头有血凝块,可用纱布擦拭去除。

小　　结

　　牙体预备的三大原则包括生物学原则、机械力学原则和美学原则;一个理想的修复体要同时满足以上三原则,三原则贯穿于牙体缺损修复的每一个治疗过程。此部分对于口腔医学专业和口腔医学技术专业均属于掌握内容。

(贺春艳)

思　考　题

1. 牙体预备的生物学原则是什么?
2. 排龈技术有哪些?
3. 高频电刀使用的注意事项有哪些?

第五章　印模与模型

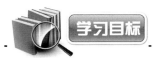 学习目标

口腔医学专业：
1. 掌握：印模技术的定义、分类、操作步骤及注意事项。
2. 熟悉：模型技术的分类、操作步骤及注意事项。
口腔医学技术专业：
1. 掌握：模型技术的分类、操作步骤及注意事项。
2. 熟悉：模型技术的分类、操作步骤及注意事项。

第一节　印　　模

一、印模的定义

印模（impression）是用印模材料制取口腔有关软硬组织的阴模的操作过程。

二、印模材料

用于制取印模的材料称作印模材料。常用的印模材料包括：印模膏、藻酸盐水胶体、琼脂水胶体和弹性橡胶类印模材料。

三、托盘

临床上取印模时多采用成品托盘，术者需将成品托盘的大小、型号、类型准备齐全，并熟悉成品托盘的种类和选择原则。

（一）托盘的种类

1. 金属托盘　可高温消毒，反复使用，有铝合金托盘和不锈钢托盘两种。
2. 塑料托盘　普遍作为一次性托盘使用，防止交叉感染。
3. 金属-塑料联合托盘　价格较高，消毒较困难。

（二）托盘的选择

1. 托盘选择的要求　托盘的印模范围应包括所有基牙、邻牙、对颌牙、缺牙区牙槽嵴及相关软组织。

2. 在固定修复中,使用个别托盘可提高印模的精确性,减少印模材料的用量。一般个别托盘用自凝塑料制作。

四、印模的分类

（一）根据印模次数分类

1. 一次印模　用合适的成品托盘及藻酸盐印模材料或其他印模材料一次完成工作印模的方法。优点是节省时间,操作简单。如果托盘合适,且用蜡或印模膏作适当的托盘边缘修整,操作者技术熟练,可一次完成工作模型的制取(图5-1)。

2. 二次印模　又称联合印模,由初印模和终印模组成。先用印模膏或海藻酸盐等印模材料制取初印模,用该印模灌注石膏模型,在其上制作个别托盘,然后再用终印模材料取得精确度高的终印模。也可先用硅橡胶重体制取初印模,再用轻体取终印模(图5-2)。

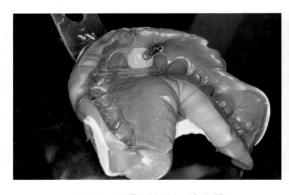 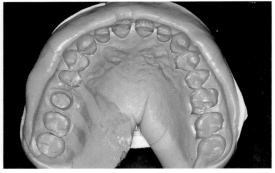

图5-1　用聚醚材料一次印模　　　　　　图5-2　硅橡胶二次印模

（二）根据患者张口或闭口分类

1. 张口式印模　患者在开口状态下取印模,需要肌功能整塑,临床常采用此法。

2. 闭口式印模　患者在闭口状态下取印模,需要肌功能整塑,临床常用旧义齿制作的个别托盘印模和全口义齿重衬。

（三）根据是否进行肌功能整塑分类

1. 解剖式印模　印模时不进行肌功能整塑,这种印模多用于取工作印模的对颌印模。

2. 功能性印模　印模时进行肌功能整塑,制作修复体的工作印模都要进行肌功能整塑。

（四）根据是否对黏膜造成压力分类

1. 压力式印模　在取印模时对组织施加一定压力,使印模能反映出咬合状态下组织受压的状况。

2. 非压力印模　在取印模时不施加特别压力,使印模能反映出软组织无压力变形状态下的情况。

3. 选择性压力印模　取印模时在印模的部分区域施压,在另一部分区域没有施压,在义齿主要承托区施加一定压力,而非支持区和缓冲区不施加压力。该法多用于游离端缺失的可摘局部义齿修复。

（五）分层印模法

先用某一种印模材取缺损侧印模,再用另一种印模材取全颌终印模,使两次印模可以对合在一起,完成最终印模。主要用于颌骨缺损修复时印模。

（六）分区印模法

先用半侧托盘取一侧印模,并保留于口腔中,再用另半侧托盘取另一侧印模,分别从口内取出后拼对成整体印模后灌注模型。适用于张口受限、小口畸形或唇部组织弹性差者。

（七）根据印模材料黏度分类

1. 单黏度技术　单黏度技术通常使用中等黏度的印模材料,如加成型硅橡胶和聚醚印模材料。当中等黏度印模材料从注射器内压出时,其黏度减小,而托盘内残余的同样材料黏度不受影响,这些材料可用于注射和托盘。

2. 双黏度技术　同时进行的双黏度技术是指将低黏度材料注射到工作区,如制备后的牙颈部,同时将高黏度材料调和后盛入托盘再移入口腔。通过这种印模方式,黏度大的托盘印模材料挤压低黏度的印模材料流入到工作区的细微处。因为印模过程中,高黏度和低黏度印模材料同时被混合,所以两者紧紧结合在一起。

3. 外层接合技术　用高黏度的外层印模材料置于普通托盘内,制取初印模,用刀把外层印模组织面均匀削去一薄层,盛入低黏度终印模材料,然后把托盘放入口内制取终印模,当低黏度材料固化后取出印模,这种方法也称为"二次印模"。

五、印模的操作步骤

（一）藻酸盐水胶体印模特点

藻酸盐水胶体为不可逆水胶体,常用于局部可摘义齿、全口义齿和非工作侧印模的制取。

1. 按照厂家提供的粉液调和比例混合藻酸盐水胶体印模材料,以便获得理想的稠度。

2. 采用注射型或机械混合藻酸盐水胶体印模材料,可减少阴模表面的气泡生成。

3. 常规型藻酸盐水胶体印模材料的调和时间为 1 分钟,快凝固型藻酸盐水胶体印模材料的调和时间为 45 秒。

4. 藻酸盐水胶体印模材料的工作时间为 2.0~3.5 分钟,凝固时间为 1~5 分钟。

5. 变色藻酸盐水胶体印模材料工作时间内的指示颜色为粉红色,凝固时间内的指示颜色白色。变色机制与色素的 pH 有关。

6. 为了获得较小的永久性变形,从口腔中取出印模时应迅速,灌注石膏模型前,应使印模恢复 8 分钟。

7. 印模必须用冷水冲洗,以便去除表面的唾液和血液。

8. 灌注石膏模型前,应去除印模表面的水分,因为水分易使石膏模型产生软和粉化的表面。当印模表面由反光变为不反光时,表明印模表面的水分已去除。

9. 为了获得良好的精确性,应尽快灌制石膏模型,否则应将印模保存在 100% 相对湿度的塑料薄膜袋或用湿毛巾包裹。

（二）琼脂水胶体印模

琼脂水胶体为可逆水胶体，常与藻酸盐水胶体联合印模，用于嵌体、冠及桥修复。

1. 托盘型琼脂水胶体　印模前，先将托盘浸入(46±1)℃的水中2分钟。将托盘型琼脂水胶体浸入沸水中8~10分钟。将材料从水浴箱中取出，并盛入加温的托盘中，然后在(46±1)℃的下调拌2分钟后，置入口腔中印模。

2. 注射型琼脂水胶体　印模前，先将小管包装材料装在注射器上，然后放置于沸水中保持10分钟，再贮存于63℃水浴中备用。使用前从水浴中取出注射器，直接将材料注射到预备好的基牙处，琼脂水胶体凝固前，迅速将盛有藻酸盐水胶体印模材料的托盘置入口腔中。

（三）橡胶类印模

具有弹性体性质的印模材料有聚硫橡胶、缩合型硅橡胶、加成型硅橡胶和聚醚橡胶。混合弹性体材料印模的技术有：单混技术、自混技术和机混技术。单混技术指只有一种混合物装入注射器并注射到托盘上，大多数的单混材料具有更粘的结合力和相对短的工作时间。自混技术是将预先包装好的管筒插入枪式注射装置中，橡胶基质和催化剂被挤压入注射头，之后发生混合并输送到管口。这种均匀混合的材料可直接置于预备好的基牙或托盘上。由于不需要在调拌垫上进行手动混合，从而消除了在印模材料调拌过程中产生气泡的可能。自混技术不宜用于聚硫橡胶，因为材料太黏而不能很好地结合。机混技术是用机动混合器来混合印模材料，从而产生便利而无气泡的印模材料。

1. 冠、桥印模

（1）双黏度技术：①在托盘内表面涂布托盘粘接剂，充分干燥。②置排龈线于龈沟内；③分开放置等量的轻体双组分（橡胶基质和催化剂），在调拌垫上调拌轻体。④将材料装入注射器。⑤混合重体材料后，置于托盘上。⑥移除排龈线，干燥。⑦将注射器的注射头抵于预备牙的冠边缘，缓慢推注，防止材料流到预备区表面形成气泡；注意应该材料先溢出后再移动注射头，目的也是为了防止形成气泡。⑧将盛有重体材料的托盘放入口中，托盘保持稳定，聚合时间约6~12分钟。

（2）外层接合技术：①牙体预备前，取等体积或重量的基质糊剂和催化剂糊剂，混合两者并揉捏至少30秒，直至混合物的颜色成均一颜色，将盛有重体材料的托盘放入口中印模；②活髓牙的牙体预备结束后，排龈，涂布防过敏剂；③在重体材料阴模的基牙的两侧各制备一条浅而窄的排溢沟，以便轻体和气泡排溢；④调拌暂时冠材料，并置于阴模的基牙处，将重体材料阴模置入口腔中复位，待暂时冠材料凝固后，从口中取出托盘和暂时冠；⑤挤出等量的轻体基质和催化剂于调拌垫上，用调拌刀仔细混匀，注意挤压以排除气泡。在30秒内将两组份混合物的颜色调成均一的颜色。用调拌刀或弹性印模材料专用注射器将调好的轻体材料置于阴模的基牙处，将托盘置入口腔中复位，待材料凝固后，从口中取出托盘。

双黏度技术和外层接合技术多采用缩合型硅橡胶和加成型硅橡胶。使用缩合型硅橡胶时，应注意操作过程中避免催化剂接触衣物、皮肤和眼睛。使用加成型硅橡胶时，注意不要使用天然乳胶手套，建议使用一次性聚乙烯塑料手套；使用后立即盖紧盖子，置于阴凉处，夏季需冷藏；严格按照基质和催化剂的比例混合，不等量将导致延迟或加速固化；印模从口腔取出 30 分钟后方可灌模,否则模型容易产生小气泡。

(3) 单黏度技术:①牙体预备后,排龈,涂布防过敏剂;②采用自混技术或机混技术将弹性印模材料注射到预备好的牙体部和托盘中,并将托盘置入口腔中印模,待材料凝固后,从口中取出托盘。单黏度技术大多采用聚醚橡胶。其亲水性使得取印模肩台时不受龈沟液和唾液的影响。同时具有尺寸稳定性,凝固体积变化小,性能稳定。灌注模型时能够吸收少量水分,稍微膨胀,能够补偿印模材本身的收缩,使得灌注模型的体积变化很小,几乎没有变化。聚醚橡胶的抗撕裂强度不高,操作和固化的时间较短。

2. 根管印模 在基本印模技术之上作一些改良,以适应根管、钉、洞等固位形的印模制取。步骤如下:①用分离剂涂布小孔,隔离周围组织;②混合轻体印模材料,取少许置入小孔中;③为了避免产生气泡,必须用螺旋输送器沿着孔的侧壁缓慢螺旋移动,将轻体印模材料导入小孔内;④确保连接螺旋输送器的慢速机头是顺时针旋转的;⑤当输送器要退出小孔时,为防止材料被带出来,应提高转速;⑥最后将盛有重体的托盘置入口腔中印模。

3. 局部可摘义齿印模

(1) 解剖式印模:解剖式印模用弹性印模材一次取得。用其灌制的模型,不能重现口中各种支持组织在压力下的功能关系,仅能反映软、硬组织在休息状态下的情况。

(2) 选择性压力印模(图 5-3 ~ 图 5-12)。

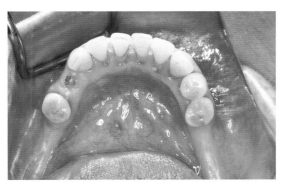

图 5-3 游离端缺失拟采用可摘局部义齿修复

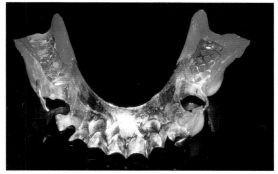

图 5-4 设计支架并排牙

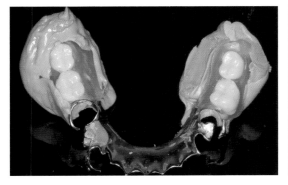

图 5-5 支架组织面放置硅橡胶,置入口内,嘱患者咬合

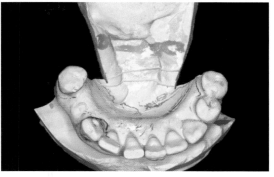

图 5-6 去除模型游离端部分

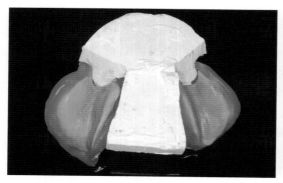

图5-7　将支架在模型上复位

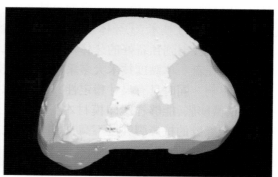

图5-8　灌注石膏模型

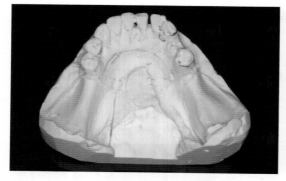

图5-9　从模型上取下支架,清除支架组织面放置的硅橡胶

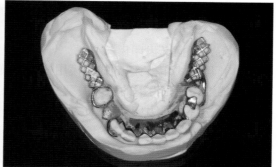

图5-10　支架重新在模型上就位

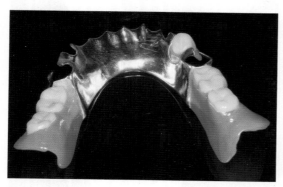

图5-11　制作完成的可摘局部义齿

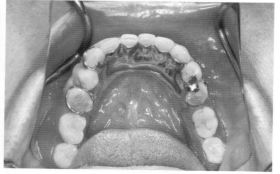

图5-12　戴入口内的可摘局部义齿

4. 全口义齿印模　印模膏和藻酸盐水胶体联合印模:①选择托盘:根据患者的颌弓形状,牙槽嵴的宽度,高度及腭盖高度来选择托盘。上颌托盘的宽度应比上颌牙槽嵴宽2~3mm,其周围边缘高度应离开黏膜皱襞2~3mm,唇颊系带处应呈切迹,托盘长度覆盖过两侧翼上颌切迹,后缘应超过颤动线3~4mm;下颌托盘的高度和宽度与上颌托盘相同,其长度应盖过磨牙后垫。②取初印模:取适量藻酸盐水胶体粉剂,放置在橡皮碗内,加适量水,用调拌刀快速搅拌均匀后,放入托盘内。制取上颌初印模时,右手持盛好材料的托盘,左手手指或

持口镜牵引患者左侧口角,用旋转方式将托盘放入口内,保持托盘稳定不动,并做主动或被动的肌功能修整。下颌印模肌功能修整时,牵引下唇向前外上,并嘱咐患者舌尖向前上,左右作轻微活动,以达到肌功能修整的目的。均匀将舌尖抬高,以确保舌侧口底部印模边缘准确。③制作个别托盘:灌注石膏模型,在模型上用软铅笔画出边缘线,边缘比预选取的功能边缘短 1~2mm,唇、颊、舌系带处要留出足够的空间,以不妨碍边缘整塑时的自由活动。后堤区要放在软腭处超过颤动线 2~3mm,下颌个别托盘应包括磨牙后垫及下颌舌骨线。在模型上敷一层薄蜡片,将量好的自凝树脂的粉和液放入专用的橡皮碗中,进行调拌。将调拌好的自凝树脂放在预先涂布凡士林的木板上,用滚棒压成约 2~3mm 均匀厚度,将已压成均匀厚度的自凝树脂片压在模型上,其范围应超过托盘外形线,厚度均匀,不形成皱褶。自凝树脂尚未固化前,用雕刻刀切除超过托盘外形线的树脂。托盘成形后,制作柄部,把切下来的边角料迅速收在一起并揉制成托盘柄。然后在安放托盘柄的地方用单体浸湿,把托盘柄按上去并捏成所需的形状。手柄的安放要垂直于牙槽嵴,其大小以手持平稳,不妨碍上下唇运动为准。也可采用印模膏制作个别托盘。取一块大小合适的红色印模膏,放入盛有 70℃ 左右水的容器中,待其充分软化后,用手捏均匀,做成片状放入上颌托盘内,向四周按压扩展,充满托盘,将托盘旋转入口腔,轻轻加压使其就位,在印模膏未硬固前做肌功能修塑,取出托盘,将需要修塑的部位,在热水中烫软,或在酒精灯上烤软,再放回口腔内做功能性修塑,直到合适后取出,用冷水冲洗后备用。用雕刻刀修去印模外围过多的印模膏,在印模的组织面和边缘均匀刮除 2mm 左右厚的印模膏,并消除倒凹,制成个别托盘。④取终印模:用个别托盘经过添加终印模材料,再次进行口内的边缘修整后获得终印模。⑤印模清洗:印模内唾液、碎屑要冲洗干净,然后轻轻甩干或用棉花吸干。⑥检查印模:印模必须清晰,光滑,完整,不与托盘分离,边缘应圆钝,有一定的厚度(2~3mm),上颌后缘的伸展与后颤动线一致。下颌后缘盖过磨牙后垫,远中舌侧边缘向远中伸展到下颌舌骨肌后窝,下缘应跨过下颌舌骨嵴。

六、印模的消毒

阴模自患者口腔取出后,要立即用水冲洗并用气枪吹干,应用合适的化学试剂消毒。表5-1 列举了常用的消毒剂和配方技术。

表 5-1 印模材料的消毒方法

消 毒 液	藻酸盐水胶体	琼脂水胶体	聚硫橡胶	缩合型和加成型硅橡胶	聚醚橡胶
2%戊二醛(浸泡时间10分钟)	不推荐	不推荐	推荐	推荐	不推荐
碘剂(1:213稀释)	推荐	推荐	推荐	推荐	不推荐
含氯复合物(商业漂白剂1:10稀释浓度)	推荐	推荐	推荐	推荐	推荐
复合酚类化合物	不推荐	有限的资料推荐	推荐	推荐	不推荐
戊二醛酚	不推荐	推荐	推荐	推荐	不推荐

第二节 模　　型

　　用模型材料灌注于阴模内,得到的阳模称为模型。用于修复体制作的模型称为工作模型,用于研究、制订治疗方案和记录口腔情况的模型称为研究模型或记录模型。义齿制作就是以模型为模板制作的。在义齿制作过程中,模型的任何破损和磨损都可能影响修复体的精确性。

一、模型的基本要求

　　1. 能准确反映口腔组织解剖结构,尺寸稳定,精确度高,模型清晰,无表面缺陷等。
　　2. 要有一定的形状和厚度。
　　3. 模型表面应光滑,硬度高,能经受修复体制作时的磨损。

二、模型材料的选择和应用

　　模型材料主要包括普通石膏、硬石膏和超硬石膏。
　　1. 超硬石膏　超硬石膏特点是纯度高,凝固时模型体积变化小,尺寸稳定,硬度和强度最大。一般应用于精密铸造的义齿制作,如较大型的固定桥,较复杂的固定修复体如嵌体、全瓷冠、部分冠、烤瓷熔附金属全冠、附着体义齿修复、金属支架可摘局部义齿修复等。
　　2. 硬石膏　硬石膏性能介于普通石膏和超硬石膏之间。其杂质较少,结晶致密,强度较高,混合时水粉比较普通石膏小,可用于金属支架可摘局部义齿和某些固定修复如金属全冠。
　　3. 普通石膏　普通石膏调拌时水粉比最大,材料结构疏松,结晶体间相互交结现象少,材料强度也低。普通石膏主要用于制作树脂基托的可摘局部义齿制作的模型。

三、模型的灌注方法及操作要求

（一）灌注方法

　　1. 一般灌注法　指预备印模后不做处理直接灌注模型。调拌模型材料必须掌握好水粉比例,一般石膏粉 100g 加水 45 ~ 50ml;人造石粉 100g 加水 30 ~ 50ml;超硬人造石粉 100g 加水 20 ~ 25ml。调拌时先在橡皮碗内注入所需要的水,然后按比例加入石膏或人造石粉,随即用石膏调拌刀迅速而均匀地调拌。调拌的过程中橡皮碗内壁常黏附较干的模型材料,可用调拌刀紧贴橡皮碗内壁环刮一周,将较干的模型材料刮到橡皮碗中间,使之调拌均匀。调拌的时间过长或中途加水再调拌,都将影响模型材料的结固而降低其抗压强度。选择印模上高而开阔处,放入少量调拌均匀的人造石或石膏,将印模置于振荡器上抖动。若无振荡器,则手持托盘柄在橡皮碗的碗边上轻轻敲击进行抖动。边抖动边灌注,使人造石或石膏由一处而流至全部。不要将大量的人造石或石膏直接倾注在印模的低凹部分,以免空气排不出而形成气泡。模型灌注后 1 ~ 2 小时内脱模比较适宜。脱模前在模型底面刻上印模号,以免搞错,先用工作刀修去托盘四周的石膏,使托盘和印模边缘不被石膏包埋。脱模时一手握住模型底座,一手持托盘,顺着牙槽嵴的方向,轻轻用力,使印模和模型分离。印模膏脱模时,先去掉托盘,放入 55~60℃ 的热水中浸泡,待印模膏受热软化后再脱模。

2. 围模灌注法　首先在预备印模围缘下约 2mm 处,用直径 5mm 的软性粘接蜡条将印模包绕,如果是下颌印模则需在下颌舌侧口底部用蜡片封闭空隙。然后用蜡片沿蜡条外缘围绕一周,并使蜡片高于印模最高点以上 10mm。用蜡封闭蜡片与软性蜡条间的间隙后灌注模型材料。

3. 分层灌注法　牙槽嵴部分采用人造石灌注,而模型的底座部分则用石膏形成。人造石灌注后,随即调拌石膏,加在人造石上,用石膏拌刀由下向上把四周的石膏刮平,边刮边加。模型的远中部分石膏量一定要加够。下牙槽嵴模型的舌侧要刮平,以便于基托蜡型的制作。加底座的石膏不要太稠,添加时不要产生空隙。印模翻放在橡皮布或玻璃上时压力要轻,以免印模受压变形。

（二）模型的检查与要求

1. 检查模型　模型应完整无缺,表面清晰,充分反映出牙颌组织面的细微纹路,尤其是黏膜反折线和系带处,模型边缘上显露出肌功能修整的痕迹。模型边缘宽度以 3~5mm 为宜,模型最薄处也不能少于 10mm。模型后缘应在腭小凹后不少于 2mm,并在上颌模型腭侧标出后缘线,用蜡刀沿此线刻入模型深 1.0~1.5mm,再从此线向前延伸 3~5mm,逐渐变浅;沟的宽度在腭中缝处约 2mm,在两侧翼上颌切迹处约 1mm,在中间区域可达 4~5mm。下颌模型在磨牙后垫自其前缘不少于 10mm。

2. 修整模型　工作模型刚脱出时,模型材料未达到最大结固强度,比较松软,便于修整。脱模后应及时利用模型修整机磨去模型周边多余的部分,用工作刀修去咬合障碍和黏膜反折处的边缘。下颌模型的舌侧也要修平,使模型整齐,美观,便于义齿的制作。模型修整后底面要平,底座部分高度应为工作部分的 1/2。

3. 画基托边缘线　用蓝铅笔沿模型的唇颊侧黏膜反折线画出基托边缘线,上颌后界在腭小凹后 2mm 处,下颌在磨牙后垫的前 1/3 处。

4. 倒凹区与缓冲区的处理　填倒凹的部位是唇颊舌侧倒凹区、上颌结节和上颌硬区。填倒凹的材料为人造石,其颜色要与模型材料有所区别,以便于识别。先将模型放水中浸泡 5 分钟。取少量人造石加水在橡皮碗内调拌成糊状,用调拌刀将其置于上述部位,再用扁头毛笔蘸水刷去多余的部分并修整糊剂表面形态。根据倒凹的范围和深度掌握糊剂的用量,上颌结节和上颌硬区的表面保持 1mm 的厚度。

小　结

口腔印模反映了与修复相关的口腔软、硬组织的情况,将模型材料灌注到印模内即得到与口腔内面形态一致的模型,印模与模型质量好坏是制作优良修复体的首要前提。

（张　怡）

思　考　题

1. 什么是印模?印模的种类有哪些?
2. 弹性橡胶印模材料使用的注意事项有哪些?
3. 合格的模型有哪些要求?

第六章 暂时性修复

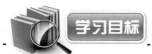

口腔医学专业：
1. 掌握：暂时性修复的作用；暂时冠桥直接制作方法。
2. 熟悉：暂时冠桥的间接制作方法；暂时性可摘局部义齿；暂时性全口义齿。
3. 了解：暂时性夹板、𬌗垫等其他类型的暂时性修复。

口腔医学技术专业：
1. 掌握：暂时性修复的作用；暂时冠间接制作方法。
2. 熟悉：暂时冠桥的直接制作方法；暂时性可摘局部义齿；暂时性全口义齿。
3. 了解：暂时性夹板、𬌗垫等其他类型的暂时性修复。

暂时性修复(provisional restoration)是指牙体预备后到修复体完成期间的临时过渡性修复。包括：暂时性冠桥修复、暂时性可摘局部义齿修复、暂时性咬合夹板等。

第一节 暂时性修复的作用

一、生物学作用

1. 保护牙髓　活髓牙在牙体预备后处于激惹状态，暂时性冠桥可以隔离口腔环境对牙髓的刺激。
2. 保护牙周组织健康　戴用合适的暂时性冠桥，利于菌斑控制，可保持牙龈的健康。

二、力学作用

1. 保持𬌗稳定，防止因患牙或基牙丧失咬合关系或𬌗力过大引起牙移位，而造成最终修复体就位困难；防止基牙因牙体预备后𬌗向伸长而丧失𬌗面修复间隙，造成修复体戴入后进行大量调𬌗。

2. 正确恢复暂时冠桥的外形、邻接关系,防止患牙或基牙移位。

3. 保持牙弓外形,以维持唇颊组织正常的丰满度。

4. 恢复合理的咀嚼功能,使患者感到舒适,预防颞下颌关节及神经肌肉功能紊乱的发生。

三、美学作用

恢复患者美观的作用。选择前牙暂时性修复体的颜色及形态时,应尽可能征求患者意见,提高患者的满意度,有助于患者克服发音及心理上的障碍,提高永久性修复的成功率。

四、诊断信息

暂时性修复体可提供一系列信息,有利于最终修复体达到最佳的牙冠形态和排列位置,也可观察到基牙对𬌗力产生的反应,帮助医师估计基牙牙周组织的预后。暂时性修复可评估𬌗重建患者一个新的下颌位置以及正中咬合时垂直距离是否准确,同时也为患者提供认识和适应修复体的机会,使其更好地配合医生治疗。

第二节 暂时性冠桥修复

暂时性冠桥是在固定修复牙体预备后至最终修复体前包括部分冠、全冠、固定桥等在内的临时性过渡修复体。

一、暂时性冠桥的要求

1. 暂时性冠桥应覆盖整个预备后的临床牙冠,并恢复缺失牙形态,与设计的最终固定修复体所处位置基本一致。前牙的形态和色泽与邻牙协调。

2. 暂时性冠桥应具备一定强度,在最终固定修复体制作期间,在患者口内应能承受咬合力而不发生破损、折裂且固位好,能起到保护患牙和保持修复空间的作用。

3. 暂时性冠桥的制作应方便和快速。

二、暂时性冠桥的制作

(一) 间接法

将患者口腔内的解剖形态转移到模型上,在模型上制作暂时性冠桥修复的方法。

1. 牙体预备前的印模 牙体预备前制取口腔内的印模,灌注诊断模型。如果牙体有缺损,应在诊断模型上先用蜡充填后,将诊断模型浸于冷水中约 5 分钟,然后用弹性体印模材料制取印模。脱模后检查印模是否完整,修除拟预备牙体的颈缘部分,然后将印模浸在冷水中或用湿纸巾包裹。

2. 牙体预备后的印模 比色和牙体预备后,选择合适托盘,用藻酸盐印模材料再次取印模。如果需暴露颈缘,则要先排龈,再取模。

3. 灌注工作模型 灌注人造石或普通石膏模型,模型尽可能包括患牙的两侧邻牙及复制周围软组织。

4. 检查工作模型与印模的匹配 脱模后修整工作模型,检查𬌗面及龈沟,然后将其置于牙体预备前的印模内,检查是否精确就位。

5. 制作暂时性冠 在模型上涂布分离剂,待其干燥。调拌白色自凝塑料注入牙体预备前的阴模内制作暂时性冠的部位,塑料要从一侧到另外一侧注入,以防产生气泡。模型就位的力量应适当、均匀,使冠壁厚薄均匀。若斜向就位,则会造成一侧冠壁过薄;若就位不全,则会造成冠的𬌗面壁过厚。去除多余的树脂,用橡皮筋扎紧,直立放置。可在温水中浸泡约 5 分钟,待其聚合完全后,拆除模型,去净暂时性修复体内的石膏,注意颈缘要作修整。

6. 完成暂时性冠 多余的树脂边缘用砂片切除,打磨、抛光后消毒。

7. 暂时性冠的粘接 将暂时性修复体在口腔内的患牙上就位,用咬合纸检查咬合,调磨早接触点,最后用布轮抛光。如果患牙是可摘局部义齿的基牙,要保证暂时冠不与任何卡环和支托接触。暂时冠的粘接剂应使用临时性、硬度较小的材料,一般使用氧化锌水门汀粘固。如果牙体的固位形较好,可在调拌氧化锌水门汀时加入液状石蜡,以减小其硬度,便于下次复诊时容易脱位。粘接前也可在暂时冠的外表面涂一薄层液状石蜡,这样有助于去除多余的粘接剂。

(二)直接法

在患者口腔内直接制作暂时性冠桥的方法。适合于单个或少数牙的暂时性修复体制作,具有方便、快捷,减少患者就诊次数的优点。以下简述暂时性冠的制作方法:

1. 牙体预备前制取印模(图 6-1)。

2. 常规牙体预备(图 6-2)。

3. 修整印模,制备排气道后,口内复位,确认无误,取出备用。

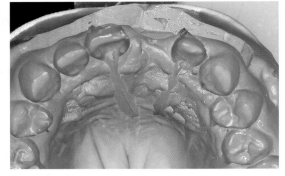

图 6-1 牙体预备前制取硅橡胶印模

4. 调拌暂时性冠材料(图 6-3),将化学固化复合树脂调拌后,装在注射器内,注入印模内预备牙体的部位。

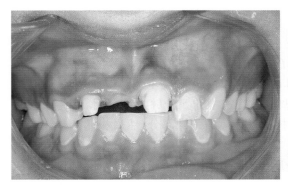

图 6-2 完成牙体预备

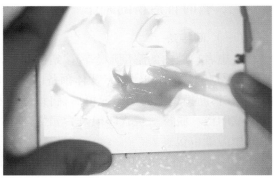

图 6-3 调拌暂时性冠材料

5. 印模口内就位,让树脂在口腔内固化约 2 分钟。当树脂呈弹性状态时,将暂时性修复体从口内取出(图 6-4),用剪刀去除多余的树脂,重新放回口内(图 6-5)。如果暂时性修复体有缺损,可用同种树脂修补,也可用光固化复合树脂修补。

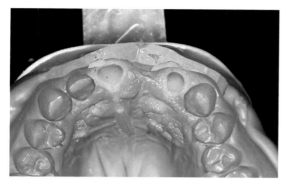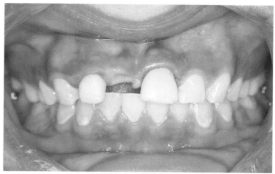

图 6-4　带有暂时性修复体的硅橡胶印模　　　　图 6-5　置入口内的暂时性冠

6. 调整暂时性修复体的边缘,调𬌗,打磨,抛光。

7. 暂时性冠桥的粘接。

该病例如果行暂时性桥修复,则可于口内先用光固化树脂修复缺失牙,然后采用上述方法制作暂时性桥。

第三节　暂时性可摘局部义齿修复

1. 保证美观　暂时性可摘局部义齿可以修复缺失的前牙或前后牙,以保持美观。此种义齿通常采用自凝或热凝丙烯酸树脂,通过蜡型、装盒和热处理的方法来完成制作。

2. 保持间隙　近期内拔牙或外伤性缺牙所导致的缺隙,通常在组织愈合期间应予保持。对于年轻的患者,应保持间隙至邻牙足够成熟,以便用作固定修复的基牙或者采用种植修复。对于成年患者,保持间隙可以防止邻牙和对𬌗牙在永久修复完成前发生移位和伸长。

3. 重建咬合关系　暂时性可摘局部义齿可以建立新的咬合关系或咬合垂直距离为以后正式的局部义齿提供过渡或最佳的支持作用;还可作为𬌗垫使用,减轻颞下颌关节病的症状。

4. 调整基牙和牙槽嵴　牙槽嵴的功能性调整有助于游离端局部义齿获得稳定的支持作用。这种调整可以通过让患者在正式修复以前戴用一段时间的暂时性义齿来完成。经过功能性锻炼的牙槽嵴组织会增强对游离端局部义齿的支持能力。此外,采用暂时性可摘局部义齿时,𬌗力通过𬌗支托作用于基牙,对基牙也同样有益。基牙在义齿𬌗力的作用下可以变得比较稳定,在制取正式修复体的印模之前已经下沉。基牙和牙槽嵴事先经过戴用暂时性修复体的适应期,可为义齿提供更稳定的支持作用。

5. 增强患者对修复体的适应　当牙列缺失不可避免时,暂时性可摘局部义齿可以帮助患者向全口义齿过渡。这样的暂时义齿同时还有另外一个目的,就是让患者适应戴用可摘式修复体。这种义齿可以戴用较长的时间,在此期间内可以进行修改,必要时可以加补缺失牙和重衬。

第四节　暂时性全口义齿

一般情况下患牙在拔除 3 个月后,伤口愈合、颌骨吸收稳定才能制作全口义齿修复。但是,为了减短患者的无牙期,可考虑先做一副暂时性全口义齿过渡,以便加快适应全口义齿,提高修复效果。另外有些无牙颌患者伴有颞下颌关节症状,可能是在有牙颌时迁延而来,也可能是因牙列缺失后久不修复或戴用不良修复体所导致。为此做一副暂时性全口义齿,确定合适的正中关系及垂直距离,调整咬合关系,不仅能恢复患者的功能和外观,也对颞下颌关节及咀嚼肌起到调节作用,从而有利于缓解或治愈颞下颌关节的症状。为改善无牙颌患者生存质量,减少或缩短无牙期,近年来,也有人主张在患者拔牙后 1 周应尽快戴一副暂时性全口义齿过渡。其修复方法见第十三章全口义齿。

第五节　其他暂时性修复

一、暂时性夹板

暂时性夹板是利用结扎或其他比较简单的修复方法将松动的牙暂时固定的装置。它使用时间短,制作简便,价格低廉,适用于以下情况:①固定急性牙周炎患牙;②因外伤造成的松动牙;③为了解修复治疗效果和在制作永久夹板前为防止牙周组织继续受损害;④牙、牙槽骨损伤或颌骨线性骨折固定;⑤正畸后的保持固定等情况。临床上可根据固定时间的长短、患牙的位置、牙松动度、患牙数量,患者口腔卫生情况以及美观要求等选择过渡性夹板的种类和方法。暂时性夹板的修复方法见第二十章牙周病的修复治疗。

二、暂时性𬌗垫

暂时性𬌗垫,用于恢复上下颌间正确咬合关系的装置(图 6-6,图 6-7)。其适用于:①部分或全牙列重度磨损的患者,其临床牙冠短,咬合紧,不易获得义齿所需空间位置;②因牙缺失未及时修复,致使后牙区咬合关系异常修复间隙丧失者;③前牙的深覆𬌗,甚至下前牙咬至上前牙腭侧牙龈上者;④夜磨牙症患者;⑤长期单侧咀嚼致𬌗接触不良,或先天性牙列不齐,错𬌗等没有正常咬合接触者又无条件正畸治疗;⑥遗传性乳光牙患者以及颞下颌关节紊乱病者等。

应用𬌗垫的目的是确定每个患者合适的垂直距离,去除咬合干扰,达到咀嚼肌解痉止痛,缓解症状,同时恢复正确的水平位置关系,纠正下颌偏位,使患者颌位调整到最舒适的位置,为永久性修复提供治疗方案。𬌗垫初戴时应注意:就位情况;消除早接触干扰点;当𬌗垫治疗无效或效果不明显时,要及时改变治疗方案;有些患者颌间隙较大,可考虑上下颌同时制作𬌗垫。暂时性𬌗垫的修复方法见第二十一章颞下颌关节紊乱病的修复治疗。

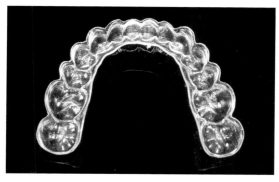

图 6-6　暂时性𬌗垫

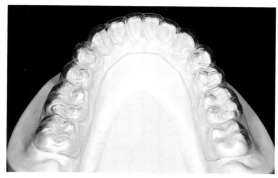

图 6-7　模型上就位的暂时性𬌗垫

小　结

　　暂时性修复是牙体预备后到修复体完成期间的临时过渡性修复,对保护牙髓、牙周健康、维持𬌗稳定及恢复美观均具有重要意义。本章对暂时性修复的作用、暂时性冠桥的间接和直接制作方法、暂时性可摘局部义齿及全口义齿等内容进行了介绍。本章基本为熟悉了解内容。

(唐成芳)

思　考　题

1. 在暂时性冠的制作中,如何保护牙龈组织和牙周组织的健康?
2. 简述暂时性修复体的作用及意义。
3. 暂时性冠桥的制作要求,试述常用的制作暂时性冠桥的方法。
4. 试述暂时性可摘局部义齿的作用。

第七章　嵌体与高嵌体

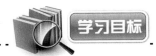 学习目标

口腔医学专业：
1. 掌握：嵌体和高嵌体的牙体预备步骤和要求。
2. 熟悉：嵌体和高嵌体的技工室工艺流程。

口腔医学技术专业：
1. 掌握：嵌体和高嵌体的牙体预备步骤和要求。
2. 熟悉：嵌体和高嵌体的技工室工艺流程。

第一节　嵌　　体

嵌体（inlay）是一种嵌入牙体内部，用以恢复牙体缺损的形态和功能的修复体。与充填体相比，嵌体的优点是机械性能优良，能重建牙体的𬌗面形态，可恢复邻接关系和轴面凸度，表面光滑、容易清洁，瓷、树脂嵌体具有美观的外形。嵌体的缺点是边缘线较长，易产生继发龋。在修复牙体缺损的诸多方法中，是选择嵌体修复还是选择冠修复，需要结合牙体缺损的大小、原因、位置等因素加以综合考虑。

一、嵌体的种类

1. 根据嵌体所覆盖的牙面可分为单面嵌体、双面嵌体和多面嵌体。
2. 根据嵌体的部位可分为𬌗面嵌体、颊面嵌体、近中-𬌗嵌体（MO）、远中-𬌗嵌体（DO）、颊-𬌗嵌体（BO）、舌-𬌗嵌体（LO）、近中-𬌗-远中嵌体（MOD）等。
3. 覆盖𬌗面的嵌体称为高嵌体；采用钉固位的嵌体或高嵌体称为钉嵌体或钉高嵌体。
4. 根据制作嵌体材料不同可分为金属嵌体、陶瓷嵌体、树脂嵌体等类型。

二、嵌体的适应证与禁忌证

一般来说，能用充填法修复的牙体缺损都是嵌体的适应证。牙体预备后，剩余牙体组织

能否提供足够的固位形和抗力形是判断能否选择嵌体进行修复的主要依据。此外,还需考虑患者年龄、口腔卫生情况、咬合关系、殆力大小与磨耗程度等因素。例如,嵌体是边缘线最长的修复体,只能在龋坏率低、口腔卫生维护良好的患者中应用;与全冠修复体相比,嵌体固位力差。当殆力大、磨耗严重或有磨牙症时不适合选择嵌体;青少年的恒牙和儿童的乳牙,因其髓角位置高,也不宜做嵌体。

三、嵌体的洞形预备步骤与要求

嵌体修复前需检查患牙的牙体缺损情况,了解缺损对邻牙、对殆牙有无影响,做好嵌体修复设计后,方可进行牙体预备。

牙体预备步骤

1. 拍 X 线片　判断缺损部位的大小、位置、牙髓情况和髓角位置。

2. 去净腐质　将感染坏死的牙体组织彻底去除,但对于部分深龋,可适量保留脱矿层。

3. 预备固位形和抗力形的洞形　去除无基釉,颊舌向的扩展应尽量保证颊舌壁的抗力形。殆面洞形最深处近髓,应垫底成平面。对于邻殆嵌体的邻面洞形预备,需注意不要伤及邻牙。

4. 消除倒凹　通常嵌体洞形外展2°～5°为宜,既方便制作又可保持较好的固位形(图7-1)。

5. 洞缘斜面　金属嵌体的洞缘轴壁处应预备45°洞缘斜面。洞缘斜面有三个主要优点:可去除洞缘无基釉防止牙体折裂;边缘位置可选择性地避开殆接触点;洞缘斜面可获得良好边缘密合性。陶瓷嵌体不必预备洞缘斜面,但洞形内缘要圆钝。

6. 选择性制备辅助固位形　常见的辅助固位形有:箱状固位形、鸠尾固位形、轴沟固位形、针道固位形等。

7. 底平、壁直、点线角清楚　这是传统的牙体预备要求。但对于洞底处的点线角,由于直角会造成应力集中而导致余留牙体折裂,故近年来多采用圆弧角设计。

8. 邻面的洞缘　应位于自洁区(图7-2)。

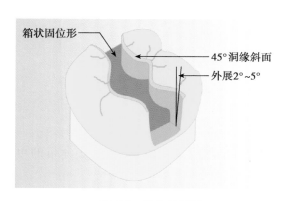

图7-1　嵌体的洞形

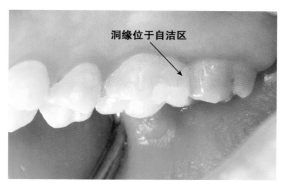

图7-2　邻面的洞缘

四、嵌体的制作、试戴与粘固

牙体预备完成后,取印模、灌注模型,利用模型和代型制作熔模的方法称为间接法。而直接法是指牙体预备完成后直接在患者口腔内完成熔模制作的方法。直接法一般只适用于单面嵌体。间接法适用于各种嵌体,其优点是节省医生的椅旁时间,减少患者的就诊时间,易于建立正确的邻接关系和粭关系,便于建立准确的边缘,现在应用越来越广泛。但是间接法要求模型和代型必须十分精确。工艺流程参见《口腔固定修复工艺技术》一书的相关章节。

相对于其他种类的修复体而言,嵌体体积小,试戴时不容易操作,尤其避免患者误吞或落入气管。试戴步骤如下:

1. 去除洞形内的暂封物,清洗洞形并消毒。
2. 检查嵌体组织面有无金属瘤及附着物。
3. 试戴不能用力过大,以免引起牙体折裂,逐步磨除标记出的阻碍就位之处,直至完全就位。
4. 检查有无翘动、固位如何、边缘是否密合。
5. 金属和二氧化锆嵌体可以粘接前调粭,玻璃陶瓷嵌体可在粘接后调粭。
6. 检查嵌体邻接关系。
7. 用牙线、探针仔细去除多余的粘固剂。
8. 完成嵌体抛光。

第二节　高　嵌　体

覆盖整个粭面或部分粭面并恢复患牙咬合关系的嵌体称为高嵌体(onlay),它是嵌体的一种类型,由 MOD 嵌体演变而来。利用嵌体修复 MOD 病损时,粭力作用于嵌体后在嵌体的轴面及底面上产生应力,相当于嵌体直接推压其周围的牙体组织,这种力量可以使牙体劈裂,所以将嵌体扩展到部分或全部咬合面,将粭力均匀分布,因此高嵌体设计在临床上得到了广泛的应用。

一、高嵌体的适应证

1. 粭面缺损范围较大,牙尖不完整需要修复者。
2. 后牙的多面嵌体。
3. 洞形粭面部分宽度较大者。

二、高嵌体的优缺点

1. 优点　高嵌体可以保护基牙,避免嵌体修复后出现应力集中,从而减小牙折的可能性。
2. 缺点　牙体洞形预备有一定难度,固位力较差,修复体边缘线较长。

三、高嵌体的牙体预备

与嵌体预备的要求相同,其特殊性在于:根据对颌牙的情况,粭面预备出适当的间隙。功能尖应磨除 1.5mm 间隙,非功能尖需磨除 1.0mm 间隙。所有的预备面都是斜面,斜面相交处应圆钝。原则上要求将高嵌体的边缘远离殆接触区 1.0mm。金属高嵌体要在洞缘做洞缘斜面，陶瓷高嵌体则不必，所用洞缘斜面要求连续光滑。

四、高嵌体的制作、试戴和粘固

取印模、制作、试戴、粘固与嵌体相同。数字化印模和 CAD/CAM 制作右下颌第二磨牙陶瓷高嵌体过程见图 7-3 ~ 图 7-10。

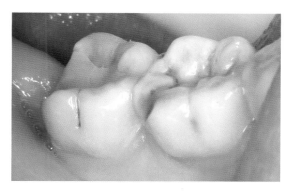

图 7-3　右下颌第二磨牙树脂充填

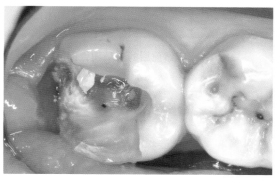

图 7-4　洞形预备

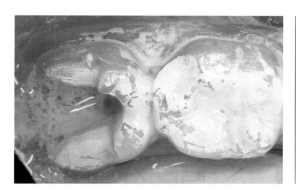

图 7-5　口内扫描前喷粉

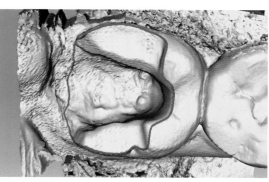

图 7-6　形成数字化模型

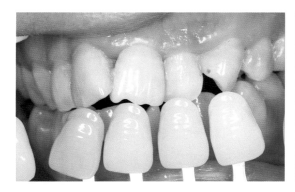

图 7-7　比色

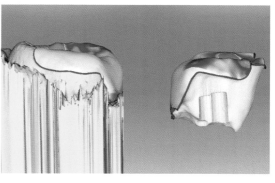

图 7-8　计算机设计高嵌体

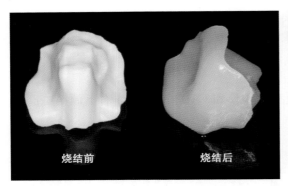

烧结前　　　　　　　　　烧结后

图 7-9　烧结前后的玻璃陶瓷高嵌体

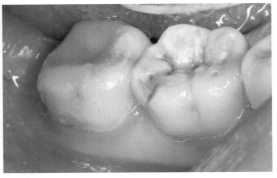

图 7-10　粘接后的玻璃陶瓷高嵌体

知识拓展

钉嵌体和钉高嵌体

（一）钉嵌体和钉高嵌体的适应证

为增加嵌体的固位力,采用钉洞固位的嵌体是钉嵌体(pin inlay)。当采用钉洞固位的是高嵌体时,则称为钉高嵌体(pin onlay)。钉嵌体和钉高嵌体均遵循嵌体和高嵌体的适应证,且需要完善的根管治疗。

（二）钉嵌体和钉高嵌体的优缺点

钉嵌体和钉高嵌体除了具有嵌体和高嵌体的优点之外,还具有优于嵌体和高嵌体的固位形和抗力形。缺点是制备钉道比较费时且难取得共同就位道。

（三）钉嵌体和钉高嵌体的牙体预备步骤

与嵌体预备的要求相同,其特殊性操作在预备钉道:

1. 钉道预备前,察看 X 线或 CT 片,确认根管治疗完善并了解根管数量和走向。

2. 使用慢速手机和根管钻由细到粗扩根管。

3. 扩管方向与嵌体和高嵌体就位道方向保持一致。

4. 扩根管深度为 3~5mm,视根管数量和走向而定。

（四）钉嵌体和钉高嵌体的制作、试戴和粘固

数字化印模和 CAD/CAM 制作左下颌第一、第二磨牙陶瓷钉高嵌体和左下颌第三磨牙高嵌体过程见图 7-11 ~图 7-19。

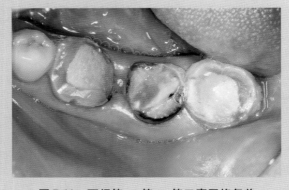

图 7-11　下颌第一、第二、第三磨牙修复前

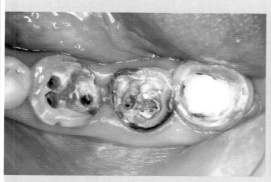

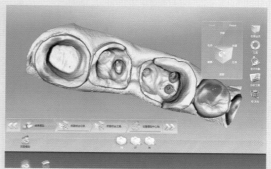

图 7-12 下颌第一、第二磨牙预备钉道和下颌第三磨牙预备洞形

图 7-13 扫描后形成数字化模型

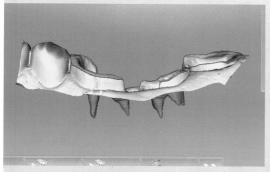

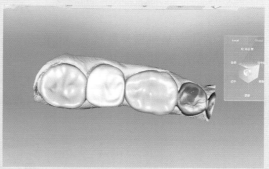

图 7-14 设计下颌第一、第二磨牙钉高嵌体和下颌第三磨牙高嵌体

图 7-15 钉高嵌体和高嵌体的咬合面设计

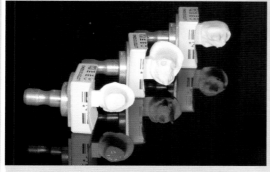

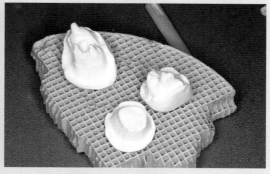

图 7-16 切削完成的钉高嵌体和高嵌体

图 7-17 染色后和烧结前的钉高嵌体和高嵌体

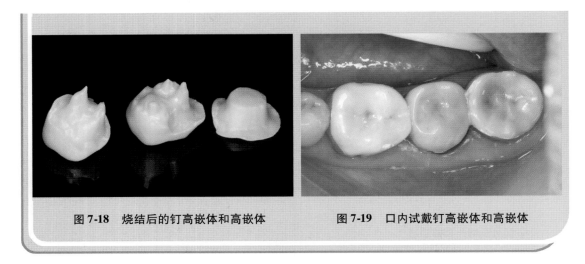

图 7-18　烧结后的钉高嵌体和高嵌体　　　图 7-19　口内试戴钉高嵌体和高嵌体

小　结

　　嵌体的优点是机械性能优良,能重建牙体的殆面形态,可恢复邻接关系和轴面凸度,表面光滑、容易清洁,缺点是边缘线较长,易产生继发龋。在修复牙体缺损的诸多方法中,是选择嵌体修复还是选择冠修复,需要结合牙体缺损的大小、原因、位置等因素加以综合考虑。本章节详细介绍了嵌体及高嵌体的定义、种类、适应证和洞形预备要点,并介绍了数字化印模下制作高嵌体的流程。

（姚江武）

思　考　题

1. 嵌体的适应证有哪些?
2. 嵌体的洞形预备要求有哪些?
3. 高嵌体的优缺点有哪些?

第八章　桩核冠

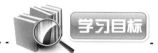

口腔医学专业：

　　1. 掌握：桩核冠的定义；桩核冠的种类；桩核冠的适应证；桩核冠修复对牙体组织的固位形与抗力形要求；桩核冠修复的牙体制备及桩核冠的试戴与粘接。

　　2. 熟悉：常用桩核冠修复类型及其特点。

　　3. 了解：桩核冠相对于桩冠的优点。

口腔医学技术专业：

　　1. 掌握：桩核冠的定义；桩核冠的种类；桩核冠的适应证；桩核冠修复的牙体制备及桩核冠的试戴与粘接。

　　2. 熟悉：常用桩核冠修复类型及其特点。

　　3. 了解：桩核冠相对于桩冠的优点。

　　桩核冠(post-and-core crown)是当剩余的可利用牙体组织量不足，无法满足全冠修复所需固位形和抗力形时，增加桩核来为全冠提供支持和固位，在此基础上再行全冠修复的修复方式。

　　牙体缺损的患牙用桩核冠来修复，应该是最后的选择，按照牙体缺损程度由小到大，逻辑上选择修复方法应遵循如下顺序：嵌体—高嵌体—部分冠—全冠—桩核冠。桩核冠修复是在牙体缺损程度最大时的选择。

　　我国口腔修复学一度沿用桩冠(post crown)这一名称，即利用固位桩插入根管内以获得固位的一种冠修复体，桩和冠为一整体。随着根管治疗技术水平不断成熟和提高，大量不同程度缺损的患牙得以保存，加之各类粘接材料、桩核材料及制作工艺的进步，桩核冠的概念逐渐完善和丰富，已逐渐代替桩冠。

　　相对于桩冠，桩核冠是一种更加合理、更为方便的设计，先做桩核再做冠，有以下几个好处：

　　1. 如果冠有变色、磨耗、缺损等情况需要重做，可以换冠而不用换桩核，这样减小了损伤牙根的可能性。

2. 作为基牙,即使牙体长轴与其他基牙不一致,可将核的方向进行调整使其与其他基牙的就位道一致。单个牙轻度错位也可以用改变核的方向的办法使冠恢复到正常位置。

3. 桩核与冠是分别完成的,可很好的解决多根后牙牙冠大面积缺损以全冠修复的问题。

4. 桩核与冠分别戴入,冠的就位与边缘位置不受根管方向的影响,便于处理边缘密合问题。

第一节　桩核冠种类和适应证

一、桩核冠的种类

（一）按修复体结构分类

1. 桩、核、冠三体结构　桩、核、冠为不同材料的分体结构。这一类主要是成品桩修复,如纤维桩-树脂核-全瓷冠(图8-1)。

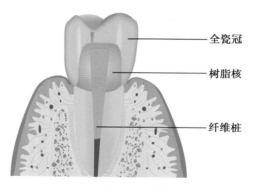

全瓷冠

树脂核

纤维桩

图 8-1　桩核冠

2. 桩核、冠二体结构　桩核为同种材质制作的一体结构,与冠分体。最常见的是铸造金属桩核-金属烤瓷冠(图8-2,图8-3)和陶瓷桩核-全瓷冠等(图8-4,图8-5)。

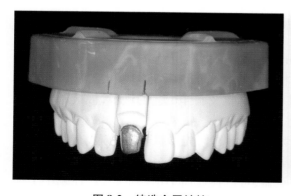

图 8-2　铸造金属桩核

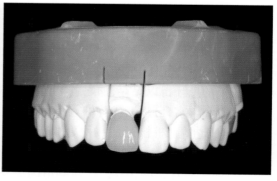

图 8-3　金瓷冠

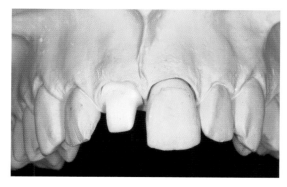
图 8-4 陶瓷桩核

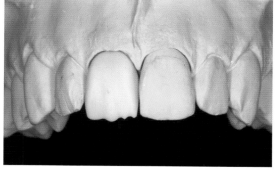
图 8-5 全瓷冠（二矽酸锂烧结前）

3. 桩核冠一体结构 桩核冠为整体结构，即传统的桩冠形式。如金属核烤瓷桩冠、金属桩冠等。

（二）按修复材料分类

1. 桩 金属桩和非金属桩。金属桩包括：铸造金属桩、成品金属桩；非金属桩包括：纤维桩、陶瓷桩。

2. 核 金属核和非金属核。金属核包括：铸造金属核、银汞合金核；非金属核包括：复合树脂核、陶瓷核。

3. 冠 金属冠、陶瓷冠、复合树脂冠。

二、桩核冠的适应证

1. 临床牙冠大部缺损（2~4 壁缺损），无法充填治疗或做全冠修复固位不良者。

2. 临床牙冠完全缺损，断面达龈下，但根长和根径满足要求，经冠延长术或牵引术后可暴露断面以下根面高度超过 1.5mm，磨牙以不暴露根分叉为限。

3. 错位牙、扭转牙没有条件做正畸治疗者或非正畸治疗适应证者。

4. 畸形牙直接预备固位形不良者。

5. 此外，制作桩核冠患牙均需经过完善的根管治疗。

第二节 桩核冠的固位形与抗力形

桩核冠修复的患牙，其余留的牙体组织不足以为修复体提供足够的固位，因此在桩核冠的设计中，对桩核的设计有其独特的固位形与抗力形要求。

（一）桩的长度

桩核冠的固位力主要取决于桩与根管壁之间的摩擦力和粘接剂产生的粘接力。因此，桩的长度是影响桩核冠固位的主要因素，桩越长，摩擦力与粘接面积越大，固位力越强，但桩长度受根管解剖条件的限制。

1. 为确保牙髓治疗效果和预防根折，一般要求根尖部保留 3~5mm 的充填材料。若余留根充材料过少,会破坏根尖孔牙胶的封闭,容易引起根尖周感染。若桩接近根尖部,此处根管细小、壁薄,抗力形差,容易出现根折。

2. 要求桩的长度不短于临床冠的高度。

3. 桩在牙槽骨内的长度大于根在牙槽骨内总长度的1/2。

（二）桩的直径

桩的直径与桩核冠固位和牙根的抗力形有关。增大桩的直径,可增加桩与根管内壁的接触面积,从而增加了桩的固位力和抗力。但桩直径大小受根径的限制,直径过大的桩需磨除过多根管壁的牙体组织,造成根管壁强度下降,桩核冠侧向受力后容易发生根折;相反,若桩过细,也会影响其固位力和自身抗折能力。结合力学特点和牙齿的发育特点,桩的直径在1/4～1/3根径范围内对根来说是安全的。此外,还要考虑桩所用材料的强度,使之满足功能要求。当然,在临床处理具体病例时,应考虑到变异情况,根据患牙的解剖条件和X线片具体确定冠桩直径。

（三）桩的形态

桩的形态取决于根的形态。让桩的形态和根的形态完全一致不是一件容易的事情,尤其是各个横切面的形态,理想状态为在桩直径达根径1/4～1/3时保证横切面360°各个位置均有足够的根管壁厚度。因此,根管预备时应结合相应牙根的解剖学特点和实际情况仔细判断处理。对于弯曲根,要注意根是弯曲的,但桩无法做成弯曲形状。

桩的形态根据外形可分为:平行桩和锥形桩。平行桩的聚合度小,固位力大,适用于根长且粗大者。锥形桩适用于细根、短根、继发性牙本质少的患牙,其固位力与密合度及粘接力有关。

桩的形态根据表面纹理可分为:光滑桩、锯齿桩、螺纹桩。除了螺纹桩外,表面纹理对固位力的增加作用并不明显。核桩一体者不能用主动螺纹,其就位困难,同时易导致牙折。预成桩的表面常设计有纵形排溢沟,方便粘接时粘接剂排溢而使桩就位完全。

（四）冠与根面的关系

桩冠的冠与根面的关系与桩核冠的冠与根面的关系是不同的。

1. 桩冠是一次性整体就位,必须按一个就位道戴入,而这个就位道只能是所预备根管的就位道。这种情况下将桩冠的冠与根面设计成端面相接是最容易就位的一种形式。

2. 桩核冠是二次分别就位,冠作为最终修复体,其就位道不受根管方向的影响,冠与根面的关系不同于核与根面的关系,因此桩核冠通常不按桩冠来做。

3. 桩核的边缘应位于牙本质肩领上方。核根面以下一圈高于1.5mm的牙本质称为牙本质肩领(图8-6)。无牙本质肩领设计的桩核冠修复体在使用过程中很容易导致患牙的牙根折裂。

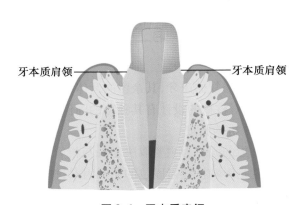

牙本质肩领 —— —— 牙本质肩领

图8-6　牙本质肩领

第三节　桩核的牙体预备

牙体预备前必须拍摄 X 线片,以了解牙根长度、外形、方向、根管充填情况及根尖周状况,并结合口腔检查,选择好器械,调整体位,再作患牙预备。

一、根面预备

1. 去净残冠上所有的充填物及龋坏组织(图 8-7)。

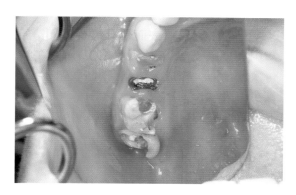

图 8-7　去除充填物及龋坏组织

2. 对于剩余牙体组织的预备,无论还剩多少牙体组织,都应按照全冠预备要求与方法进行牙体预备,但此时不必做出龈沟内边缘,也不要修整。

3. 去除薄壁弱尖,将余留的根面修平整,确定最终边缘,牙本质肩领处厚度不小于 1mm,高度不小于 1.5mm。

二、根管预备

1. 根据 X 线片确定桩在根管内的长度,标记在扩孔钻上(图 8-8)。
2. 按根管方向,低速进钻并做提拉动作将切碎的根管充填物带出,直至预定的深度(图 8-9)。
3. 根据根的长度、外形、直径,用相应型号的裂钻或扩孔钻完成根管预备。

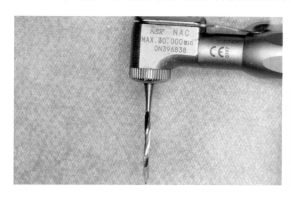

图 8-8　扩孔钻

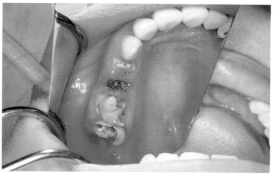

图 8-9　扩孔至预定的深度

第四节　桩核冠修复

当完成根管预备后,可以采用三种方法制作桩核冠:一是在口内直接用成品桩制作桩冠或桩核冠;二是制取印模,技工加工金属桩核,制作桩核冠;三是在临床上或技工室制取数字化模型,CAD/CAM 制作桩核冠。

一、成品桩与冠修复

成品桩即预成桩,其操作方法按材质有所差异:

1. 金属成品桩操作　为预成的金属桩,表面带有螺纹、锯齿等结构。其操作方法为:根据根管选用金属成品桩,口内直接试戴,调整长短后粘接,然后在其露出根面的桩上用树脂或银汞堆塑出核的形态,一次就诊即可完成牙体预备,制取印模,制作塑料冠、金瓷冠、全瓷冠。其优点是节省时间,减少患者就诊的次数,其不足之处在于,桩的横断面都是圆形,受力时易发生旋转。

2. 纤维桩操作　纤维桩分为碳纤维桩、玻璃纤维桩、石英纤维桩三种。碳纤维抗疲劳能力及弹性模量略高,但由于碳纤维的黑色外观,不能达到很好的美观效果。而玻璃纤维桩及石英纤维桩色泽呈白色或半透明状,可以很好地满足美学要求。纤维桩由沿同一方向排列的纤维粘接于环氧树脂基质中而成。相比于金属桩和瓷桩,纤维桩具有弹性模量更接近天然牙本质的特点,有

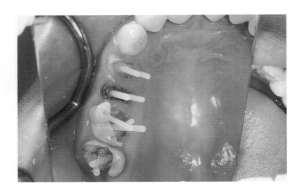

图 8-10　将纤维桩插入预备好的根管中,调试直径和长度

利于应力均匀分布,不易发生根折。但强度不如金属和陶瓷桩,易发生桩本身的折断。纤维桩需用树脂粘接剂粘接,再根据全冠预备要求堆塑树脂核,制取印模,制作塑料冠、金瓷冠、全瓷冠(图 8-10 ~ 图 8-12)。

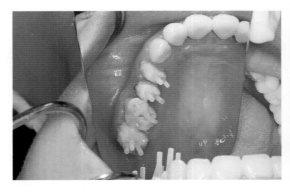

图 8-11　酸蚀后注入粘接剂,插入调试后的纤维桩

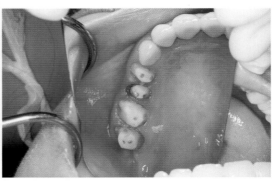

图 8-12　光固化后,成形纤维桩核

二、金属桩核与冠修复

铸造金属桩核-金属烤瓷冠是使用普遍的桩核冠修复形式。铸造金属桩核采用失蜡铸造法个别制作，为桩核一体的金属桩核。其优点是金属桩核具有良好的机械性能、高强度，不易折断，特别是桩核一体，其本身的机械强度有明显的优越性。其缺点是：①金属桩弹性模量远高于牙本质，应力集中，易致根折；②因金属具有传导性，易导致磁共振检查图像变形；③金属核对光有阻射作用，前牙修复时需选择遮色效果好的牙冠修复体，美学效果受一定影响。操作步骤如下：单根管可选用琼脂类印模材料，磨牙则需要选用硅橡胶印模材料。如用琼脂类印模材料，则以注射器将印模材料注入根管内并充满。如用硅橡胶印模材料，则用螺旋输送器将印模材料导入根管，插入准备好的增力丝，再将印模材料注满根面，放入堆满印模材料的托盘，等待凝固。印模材料凝固后，顺着根管方向取下即可，检查印模是否完整，确认无误后，暂封根管口，灌注模型，送技工室完成制作流程（图8-13～图8-16）。

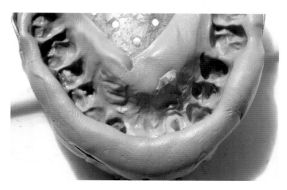

图8-13　检查印模是否完整

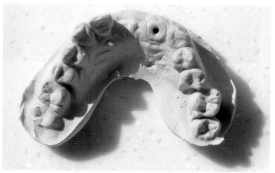

图8-14　检查模型上的根管是否完整

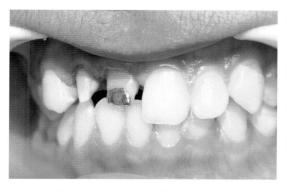

图8-15　在口内粘接铸造金属桩核，并完成预备桩核

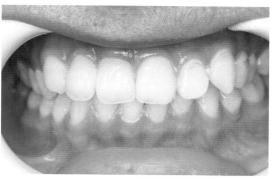

图8-16　在口内粘接金瓷冠

知识拓展

CAD/CAM 陶瓷桩核与冠修复

　　CAD/CAM 陶瓷桩是指使用 CAD/CAM 加工技术整体切削的陶瓷桩核,主要是氧化锆桩核(图 8-17),具有精确度高,生物相容性好,美观性好的优点。可以选择不同材料的冠配合修复,如氧化锆全瓷冠,或者具有半透明效果的玻璃陶瓷全冠(图 8-18),如热压铸瓷全冠、氧化铝全瓷冠等。缺点是陶瓷桩硬度高,弹性模量大,容易导致根折。

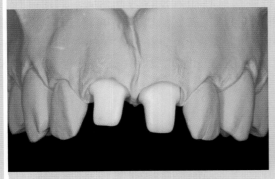

图 8-17　CAD/CAM 加工技术整体切削的氧化锆桩核

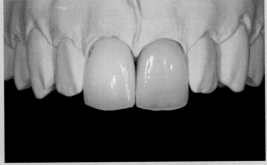

图 8-18　CAD/CAM 切削的二矽酸锂玻璃陶瓷全冠

小　结

　　桩核冠按照材料和结构有不同的分类,选择时有严格的适应证。桩的长度、直径、形态、冠与根面的关系都会对桩核冠的固位形与抗力形产生影响,在修复设计及牙体制备时需要注意。不同类型的桩核有共同的及特殊的预备要求。目前常用的三种桩核冠修复形式各有其特点。

(朱　晔)

思　考　题

1. 桩核冠如何进行分类?
2. 桩核冠适应证有哪些?
3. 桩核冠的固位形与抗力形有哪些要求?
4. 桩核冠牙体制备有何要求?
5. 简述常用桩核冠修复类型及其特点。

第九章 金属全冠

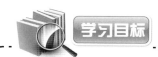学习目标

口腔医学专业：

    1. 掌握：金属全冠的适应证与禁忌证；金属全冠牙体预备的要求及方法。

    2. 熟悉：金属全冠印模制取；金属全冠的试戴与粘固。

    3. 了解：铸造全冠的制作工艺流程；数字化印模与 CAD/CAM 切削制作金属冠。

口腔工艺技术专业：

    1. 掌握：金属全冠牙体预备的要求及方法。

    2. 熟悉：全冠印模制取；铸造全冠的制作工艺流程。

    3. 了解：金属全冠的适应证与禁忌证；金属全冠的试戴与粘固；数字化印模与 CAD/CAM 切削制作金属冠。

    铸造金属全冠是用铸造工艺完成的覆盖整个牙冠表面的金属修复体。它通常以金合金、镍铬合金、钴铬合金等材料铸造而成。金属全冠具有内壁与预备体密合、较强的固位力、自身强度大、对牙的保护作用好的特点，为了获得良好的固位力，还可根据需要灵活地增加沟、洞、钉洞等辅助固位形。可用于各种牙体缺损的修复，也是固定桥的主要固位体，主要用于后牙的修复。

一、适应证与禁忌证

（一）适应证

1. 后牙牙体严重缺损，固位形、抗力形较差者。

2. 后牙存在低𬌗、邻接不良、牙冠短小、错位牙改形、牙冠折断或半切除术后需要以修复体恢复正常解剖外形、咬合、邻接点及排列关系者。

3. 固定义齿的固位体。

4. 可摘局部义齿基牙的缺损需要保护、改形者。

5. 龋患率高或牙本质过敏严重伴牙体缺损，或银汞合金充填后与对颌牙、邻牙存在异

种金属微电流刺激作用引起症状者。

（二）禁忌证

1. 对金属过敏的患者。
2. 要求不暴露金属的患者。
3. 龋坏牙齿的致龋因素未得到有效控制者。
4. 牙体无足够固位形、抗力形者。
5. 牙体无足够修复空间者。

二、牙体预备

预备的目的及要求是为金属全冠提供足够的间隙，为建立正常的𬌗关系和恢复正确的解剖外形提供条件。以右下颌第一磨牙的牙体预备为例，步骤如下：

（一）牙体预备前的药品和器械准备

高低速手机、局麻药物、排龈线和排龈刀（图9-1）、车针：球钻、柱状车针、鱼雷状金刚砂车针（蓝、红、黄标）（图9-2）、抛光套装（图9-3）。

（二）𬌗面预备

1. 首先用球钻在近、远中和中央窝各磨出一个1mm深的洞（图9-4），将各个洞连接成引导沟，并延伸至近远中边缘嵴（图9-5）。

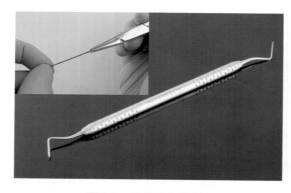

图9-1 排龈线和排龈刀

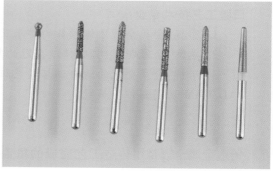

图9-2 牙体预备的车针

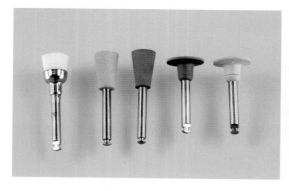

图9-3 抛光套装

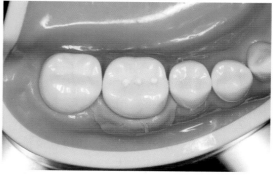

图9-4 用球钻在近、远中和中央窝各磨出一个1mm深的洞

2. 用蓝标柱状金刚砂车针在颊、舌侧发育沟、牙尖三角嵴处制备出 1mm 深的引导沟,并与上述制备的引导沟相连,将𬌗面切割成岛状(图 9-6)。

3. 磨切引导沟之间的岛状凸起(图 9-7),形成功能尖深度达 1.5mm 宽斜面(图 9-8)。

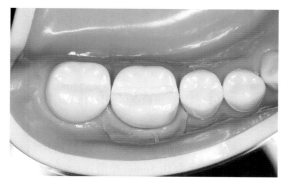

图 9-5 将各个洞连接成引导沟

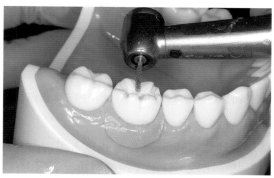

图 9-6 将𬌗面切割成岛状

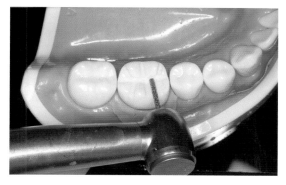

图 9-7 磨切引导沟之间的岛状凸起

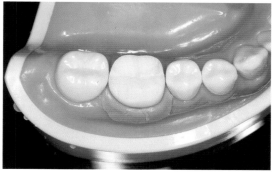

图 9-8 形成功能尖宽斜面

(三)轴面预备

1. 用蓝标鱼雷状金刚砂车针在颊、舌侧的近、远中和其间各制备出三条平行引导沟(图 9-9),使基牙轴面向𬌗方聚合度成 2°~5°。

2. 磨除颊、舌侧平行沟之间的牙体组织(图 9-10),最后留下的牙间接触点区和牙龈上方的少许牙体组织。

3. 用蓝标细鱼雷状金刚砂车针先从颊、舌侧开始预备接触点区的牙体组织,消除邻面倒凹,使预备牙与邻牙完全分离(图 9-11)。再用黄标鱼雷状金刚砂车针修整各轴壁,确保各轴壁无倒凹。

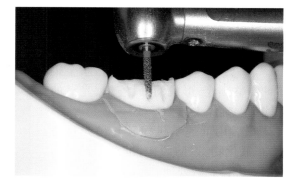

图 9-9 在颊侧的近、远中和其间各制备出三条平行引导沟

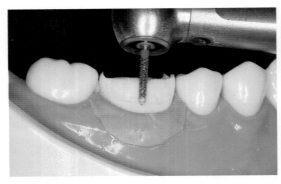

图 9-10　磨除颊侧平行沟之间的牙体组织

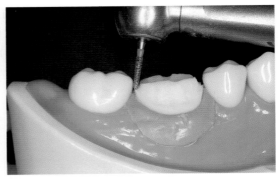

图 9-11　预备接触点区的牙体组织

（四）颈部肩台预备

在局部麻醉下，将排龈线压入龈沟内 2～3 分钟，使游离龈缘退缩（图 9-12），然后用红标鱼雷状金刚砂车针沿牙颈部制备位于龈上或与龈缘平齐、宽度为 0.5mm、光滑连续的颈缘凹面（图 9-13）。

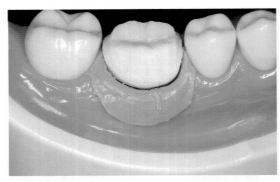

图 9-12　局部麻醉下，将排龈线压入龈沟内

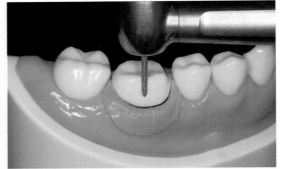

图 9-13　光滑连续的颈缘凹面

（五）就位沟预备

轴面预备完成后，在颊舌侧轴面上制备一条具有方便就位，预防冠旋转脱位和排溢多余粘接剂的就位沟。就位沟可防止冠在粘接时的旋转，引导冠就位，经常预备在下颌牙的颊侧面或上颌牙的舌侧面。在跨度长的固定桥中，沟还可以抵抗近远中移动。

（六）精修完成

1. 精修颈缘时，采用黄标鱼雷状金钢砂车针修整颈缘，形成清晰、连续、光滑的颈缘线。要确保去净无基釉。

2. 最后用低速手机橡胶轮抛光预备面，涂布氟化物，以防脱矿，准备印模。活髓牙则要进行脱敏处理。

3. 精修后的预备面，应达到表面光滑，点线角圆钝（图 9-14）。

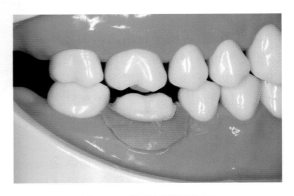

图 9-14　精修后的预备面

三、印模与铸造金属全冠的制作

牙体预备完成以后制取印模。操作详见第四、第五章相关内容。

印模完成后,经过消毒处理,立即灌注模型。工作模型应在石膏结固 12～24 小时后使用。铸造金属全冠的制作工艺流程主要包括:制作可卸代型、制作熔模、包埋铸造、打磨抛光等。

制作熔模之前,必须先将工作模型做成可卸代型,以保证铸造冠边缘良好的适合性和邻接关系(图 9-15)。为补偿铸金的凝固收缩,使铸造冠顺利就位,还可用间隙涂料在工作模型上涂布一薄层,厚度约为 20～40μm,再制作熔模(图 9-16)。在制作可卸代型后,应利用蜡𬌗记录将工作模型转移至𬌗架上,以保证制作的熔模𬌗面的准确性。常规铸件如图 9-17。熔模的具体制作、包埋、铸造过程及铸件处理参见第二十二章。

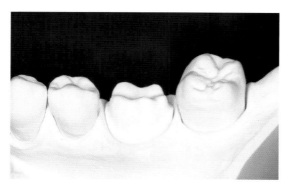

图 9-15　制作可卸代型

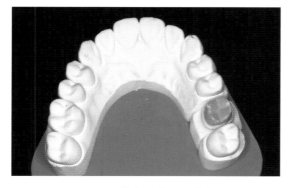

图 9-16　涂布一薄层间隙涂料

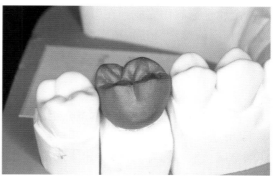

图 9-17　在模型上就位的铸造冠

四、数字化印模与 CAD/CAM 切削金属全冠的制作

牙体预备完成后,金属全冠可采用数字化印模与 CAD/CAM 切削技术结合制作。即采用口内光学扫描或在模型扫描,然后将扫描获得的数据在计算机上进行三维重建形成数字化印模,并进一步应用计算机进行冠的设计,然后在研磨仪上切削金属块,从而形成金属全冠(图 9-18～图 9-20)。CAD/CAM 技术参见相关部分。

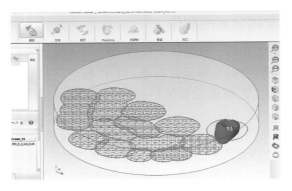

图9-18　在计算机上进行冠的设计

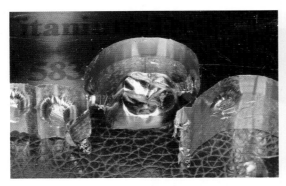

图9-19　CAM切削形成金属全冠

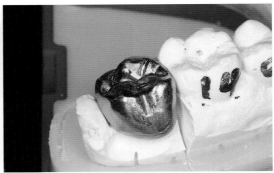

图9-20　在模型上就位的CAD/CAM金属冠

五、试戴与粘固

金属全冠制作完成到在患者口内粘固完成由以下5个步骤组成:初步处理、口内试戴与调磨、粘固前抛光、粘固、粘固后处理。

小　　结

金属全冠是常用于后牙的全冠修复体,包括铸造金属全冠和CAD/CAM切削金属全冠,其中铸造金属全冠最常用。本章介绍了铸造金属全冠的定义、适应证和禁忌证、牙体预备的要求、方法及步骤、印模制取、试戴与粘接、铸造冠制作流程、金属冠数字化印模与CAD/CAM切削金属全冠等内容。其中,牙体预备的要求、方法及步骤是重点掌握内容,数字化印模与CAD/CAM切削制作金属冠是了解内容。

（唐成芳）

思　考　题

1. 金属铸造冠的适应证有哪些?
2. 金属铸造冠牙体预备的要求、方法和步骤是什么?
3. 为了增加金属全冠的固位力,牙体预备时应注意什么问题?
4. 铸造金属全冠在口内试戴时应做哪些检查和处理?

第十章 金 瓷 冠

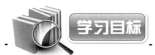 学习目标

口腔医学专业：

    1. 掌握：金瓷冠的定义及特点；金瓷冠的适应证和禁忌证。

    2. 熟悉：金-瓷结合机制；金瓷冠的设计及牙体预备。

    3. 了解：金瓷冠的比色原则。

口腔医学技术专业：

    1. 掌握：金瓷冠的定义及特点；金-瓷结合机制。

    2. 熟悉：金瓷冠的适应证和禁忌证；金瓷冠的设计及牙体预备。

    3. 了解：金瓷冠的比色原则。

金瓷冠(metal-ceramic restorations)也称烤瓷熔附金属全冠(porcelain fused metal，PFM)或金属烤瓷全冠，是一种由瓷粉在真空条件下熔附到铸造金属底冠上的金瓷复合结构的修复体。由于它是先用合金制成金属基底，再在其表面覆盖与天然牙相似的瓷粉，在高温真空烤瓷炉中烧结熔附而成，因而金瓷冠兼有金属全冠的强度和全瓷冠的美观。

一、适应证与禁忌证

（一）适应证

1. 因氟牙症、变色牙、着色牙、四环素牙、锥形牙、釉质发育不全等，不宜用其他方法修复或患者要求永久修复者。

2. 龋洞或牙体缺损较大而无法充填治疗者。

3. 不宜或不能做正畸治疗的前牙错位、扭转者。

4. 烤瓷固定桥的固位体。

5. 牙周病矫形治疗的固定夹板。

（二）禁忌证

1. 青少年恒牙因尚未发育完全，牙髓腔宽大者。

2. 牙体过小无法取得足够的固位形和抗力形者。

3. 患者严重深覆𬌗、咬合紧,在没有矫正而又无法预备出足够的间隙者。

4. 对前牙美观要求极高者。

5. 对金属过敏者禁忌使用。

6. 有夜磨牙症患者不建议使用。

7. 患者身心无法承受修复治疗或不能配合治疗者。

二、金-瓷结合机制及材料要求

(一) 金-瓷结合的理论

1. 金-瓷界面残余应力　金-瓷界面的残余应力是烤瓷合金与瓷在烤瓷炉内冷却到室温时永久保留在材料内部及界面上的应力。这种应力大到一定程度会引起破坏作用。

2. 金-瓷结合机制　烤瓷合金与瓷之间的结合力可高达397.0~632.7MPa。其主要由三种结合力组成:即化学结合力、机械结合力、范德华力。

(1) 化学结合力:烤瓷合金在预氧化处理过程中其表面形成一层氧化膜,该氧化膜与瓷产生化学结合,是金-瓷结合力的主要组成部分(占金-瓷结合力的52.5%)。

(2) 机械结合力:金-瓷结合面上经过氧化铝喷砂处理后,会产生一定程度的粗糙面,这既增加瓷粉对烤瓷合金的润湿性,又增加了接触面积,也大大提高了机械结合力(约占金-瓷结合力的22%)。

(3) 范德华力:从理论上分析,金属与瓷之间熔融结合后,会产生紧密贴合后的分子间的引力,即范德华力,它可能是引发金瓷化学结合的启动因素。

3. 影响金-瓷结合的因素

(1) 界面润湿性的影响因素:金-瓷结合的润湿性,是瓷有效而牢固熔附到金属表面的重要前提。影响这一性质的可能因素有:①金属表面的污染;②合金质量;③铸件内混入气泡;④金-瓷结合面预氧化排气不正确等。

(2) 金-瓷热膨胀系数的影响因素:金属和瓷粉的热力学匹配性即热膨胀系数 α,涉及界面残余应力的大小,是瓷裂和瓷层剥脱的重要原因。

影响热膨胀系数的主要因素有:①合金和瓷材料本身的 α 值匹配不合理,或使用不匹配的产品;②材料自身质量不稳定;③瓷粉调和(或)筑瓷时污染;④烧结温度、升温速率、烧结温度和烧结次数变化,可提高瓷的热膨胀系数;⑤环境温度的影响,如修复体移出炉膛的时间,炉、室温温差大小、冷却速度等。

(二) 对烤瓷合金及瓷粉的要求

1. 烤瓷合金与烤瓷粉应具有良好生物相容性,符合口腔生物医学材料的基本要求。

2. 两种材料应具有适当的机械强度和硬度,正常𬌗力和功能情况下不致变形和磨损。烤瓷合金应具备较高的弹性模量,铸造性能好,收缩变形小,并具有良好湿润性,以便与瓷粉牢固结合。

3. 两种材料的化学成分应各含有一种或一种以上的元素,在高温熔附时合金表面能形成氧化膜,从而使其形成牢固的化学结合。

4. 烤瓷合金与瓷粉的热膨胀系数应严格控制,两者之间的匹配是关系到金瓷冠修复体能否成功的关键之一。因两者热膨胀系数的差异可导致金-瓷界面的应力集中,会出现瓷崩裂的现象。

5. 烤瓷合金的熔点应大于烤瓷粉的熔点。烤瓷合金熔点范围为 1150～1350℃，烤瓷粉的熔点范围为 871～1065℃。合金的熔点必须高于瓷粉的熔点 170～270℃，以保证在金属基底上熔瓷时不致引起金属基底熔融或变形。

6. 烤瓷粉颜色应具有可匹配性，且色泽长期稳定不变。

三、设计

金瓷冠修复时瓷覆盖面、金属底冠、颈缘、殆面和邻面的设计是保证金瓷冠修复质量和成败的关键步骤。良好的设计应根据患者口腔的具体条件和金瓷冠结构特点进行。

（一）瓷覆盖面的设计

金瓷冠全冠瓷面覆盖有两种设计形式，即全瓷覆盖和部分瓷覆盖。

1. 全瓷覆盖　金属基底表面全部为瓷覆盖。适用于咬合关系正常的前牙。上下前牙咬合接触应距金-瓷衔接线 2mm 以上，以保证瓷层不致因殆力而破碎。

2. 部分瓷覆盖　金属基底的唇颊面用瓷覆盖，而殆面及舌面暴露出金属。适合于咬合紧、覆盖小、殆力大的前牙或作为固定桥的固位体。

（二）金属基底冠的设计

金属基底冠是瓷层的支架，具有传递殆力及固位作用，同时还涉及美观、咬合及金-瓷结合质量。其设计要求如下：

1. 以全冠形式覆盖患牙牙冠表面，能提供足够固位。

2. 金属基底部分应具有一定厚度和强度。通常要求贵金属基底厚度为 0.3～0.5mm；非贵金属基底最低厚度为 0.5mm，而且应为瓷层提供适当空间，保证瓷结合强度和美观。

3. 金属基底表面形态要求无尖锐棱角、锐利边缘、各轴面呈流线型，以免出现应力集中破坏金-瓷结合。

4. 尽可能保证瓷层厚度均匀，避免厚度突变。

5. 颈缘处连续光滑无毛边。

（三）金-瓷结合部的设计

1. 金-瓷结合部的位置要求避开咬合功能区，以防止发生瓷裂。

2. 金-瓷结合部的位置要求避开直接暴露于唇颊侧，以免影响美观。

3. 保证瓷层有足够厚度，避免锐角引起应力集中，有利于金属肩台承受瓷层传导殆力。

（四）颈缘设计

按冠边缘与龈边缘的关系可分为龈上冠边缘、龈沟内冠边缘和平牙龈冠边缘。按照金-瓷结构分为三种形式：金属颈环、瓷颈环和金-瓷混合颈环。这些不同的设计形式均有各自的适应证和制作要求。

1. 瓷颈环　又称全瓷颈缘，优点是美观，不会因金属氧化而出现氧化物龈染色或透金属色。适用于前牙，前磨牙唇颊侧龈沟浅，要求不显露金属的患者。瓷颈环要求颈部肩台宽度在 0.8mm 以上，以保证瓷层的厚度。

2. 金属颈环　又称金属颈缘，优点是密合性和强度均较好，不易发生瓷裂。但是显露金属不美观。适用于后牙及前牙舌侧全瓷覆盖型金瓷冠。金属颈环通常设计成 0.5mm 宽的肩台，1.0mm 的殆龈高度，以保证冠边缘的强度。

3. 金-瓷混合颈环　在牙体能保证足够的肩台厚度、金瓷冠的颈缘位于龈沟内时常采用此设计,既保证美观,又确保瓷层有足够的金属支撑。此设计要求颈部肩台有足够的宽度,否则会因冠边缘厚度不足、瓷层过薄而出现:遮色瓷外露,透明度差;金属色外露出现暗灰色冠边缘;非贵金属的氧化物龈染色等并发症。因此,设计为金-瓷混合颈环要求金属基底冠采用贵金属,有牙龈退缩倾向者慎用此设计。

四、金瓷冠的牙体预备

金瓷冠分为部分瓷覆盖型和全瓷覆盖型。由于金瓷冠是瓷与金属的结合物,所以其牙体预备方法也相当于瓷全冠和金属全冠牙体预备方法的结合。在唇、颊面需要较多的磨切量,以提供美观所需的瓷层厚度和空间。在舌侧面和舌侧邻面的部分,牙体预备与金属全冠相同。因此,在磨切量较多的唇面与磨切量较少的舌侧邻面的交界处形成了翼。

以上颌中切牙为例,前牙金瓷冠牙体预备分为五个主要步骤:预备引导沟,磨切切端,磨切唇面,磨切邻轴面及舌面,精修完成。

如果能在牙体预备前先制取导板,则可以在牙体预备时用其来检查磨切的程度。在牙体完整的情况下,可在口内直接制取导板;若牙体有缺损或要改变牙体的形态,则可在诊断模型上制取导板(图10-1)。在口内直接制取导板的方法:调适量的硅橡胶印模材料置于要预备牙的唇、舌侧,至少要包括相邻的一个牙,待印模材料固化后,从口中取出导板。用小刀沿切缘处将导板切割成唇、舌侧两个部分,再将唇侧部分沿近远中方向切为两半。将唇侧部分在口腔内就位,观察预备后的唇面磨切情况;舌侧部分在口腔内就位,用于观察预备后的切端和舌面的磨切量。

1. 预备引导沟

(1) 唇面引导沟:用蓝标平头柱状金刚砂车针在唇面预备三条引导沟,深度约为1.3mm,一条在唇面的中央,另两条约位于近中及远中线角的位置(图10-2)。按照正常前牙的牙面解剖外形,这些沟均应在两个面内:平行于牙体长轴的颈部面和𬌗方切端面。如果仅依照颈部一个平面制备引导沟,则将会导致切端面磨切量不足,造成修复体切端面前突,覆盖其上的瓷层薄,色彩差。如保证了切端面磨切量,则会造成颈部面和切端面交界部位的磨切过大,而接近牙髓。

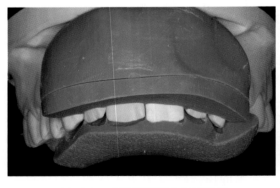
图 10-1　在诊断模型上制取导板

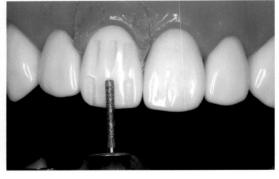
图 10-2　制备唇面引导沟

(2) 切端引导沟:在制备颈部面及切端面前或后磨切切端引导沟均可。用蓝标平头或鱼雷状金刚砂车针在前牙的切端预备三条1.8mm深的沟,可用牙周探针检查沟的深度。制备时,金刚砂车针在前牙上的位置应与对殆牙的牙体长轴垂直(图10-3)。

(3)颈部面及切端面:用蓝标平头或鱼雷状金刚砂车针形成颈部面及切端面。切端面引导沟通常可以从切端展到牙面的1/2~2/3。颈部面引导沟一般平行于牙体长轴。体积小的牙齿近颈缘处的沟可适当浅些(图10-4)。

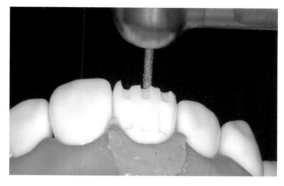

图10-3　磨切切端引导沟

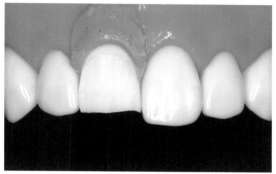

图10-4　形成颈部面及切端面

2. 磨切切端　切端的预备应在前牙切缘产生2mm间隙,以保证修复材料的厚度,使切端瓷具有透明度。上前牙切端形成向舌侧倾斜45°的切斜面(图10-5)。

3. 磨切唇面

(1)磨除沟间的牙体组织:用蓝标平头或鱼雷粗颗粒的金刚砂车针磨切,唇面至少需要备出1.2mm间隙,能备出1.5mm最好,形成浅凹形。

(2)制备颈缘肩台:局麻下排龈,用红标或黄标圆头状金刚砂车针备出浅凹形肩台,肩台宽约1mm(图10-6)。最好从邻间龈顶向唇面中央备肩台,以免损伤上皮附着,注意不可残留无基釉。最合适的唇面颈缘肩台的位置应在游离龈内,但影响位置的因素有以下几个方面:所选择的金瓷修复体类型,患者的美观期望和术者的喜好。

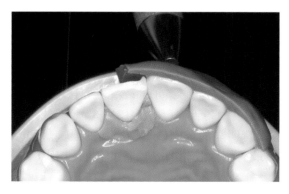

图10-5　切端形成的切斜面

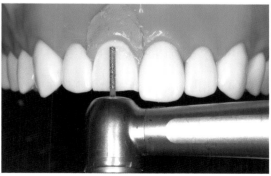

图10-6　制备颈缘形成浅凹形肩台

4. 磨切邻轴面及舌面

(1)用蓝标细长鱼雷状金刚砂车针平行于修复体脱位道预备邻轴面和舌轴面。两邻轴面轴壁方向相互平行或从颈部到切端轻度聚合2°~5°(图10-7)。

（2）通过口镜的反光镜像，用蓝标鱼雷状金刚砂车针制备平行于唇颈部面的舌隆突至龈缘的定位沟（图 10-8），用红标或黄标鱼雷状金刚砂车针从沟的位置沿着舌轴面向邻轴面进行磨切。

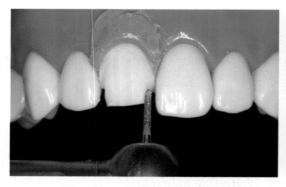

图 10-7　预备邻轴面和舌轴面

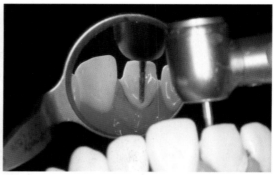

图 10-8　制备舌隆突定位沟

（3）当舌轴面预备完成后，将它与邻轴面肩台相连续（图 10-9）。初预备邻面时可用长的细金刚砂车针磨切，待间隙拓展开后，在舌侧及邻面颈缘用圆头状或鱼雷状金刚砂车针备出明显、光滑和连续的 0.5mm 宽的凹形（图 10-10）。

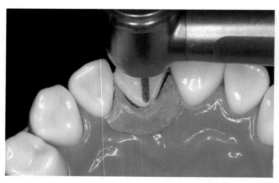

图 10-9　将舌轴面与邻轴面肩台相连续

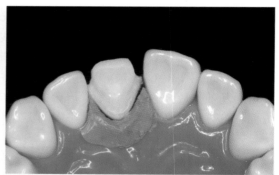

图 10-10　颈缘形成光滑和连续的凹形

（4）用圆头状或鱼雷状金刚砂车针在舌侧窝备出一条或多条 1mm 深的引导沟（图 10-11），再用红标或黄标火焰状金刚砂车针，参照沟的深度预备舌面（图 10-12）。

5. 精修完成　线角应圆钝，完成的各个面应没有明显的金刚砂车针磨切的痕迹。磨光应使用低速手机和颗粒细、直径大的金刚砂车针，最后用橡胶轮磨光预备的各面（图 10-13，图 10-14）。

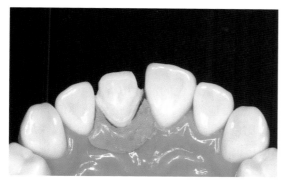

图 10-11 舌侧窝引导沟

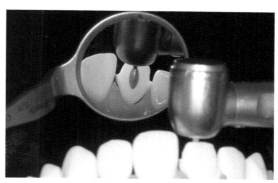

图 10-12 预备舌面

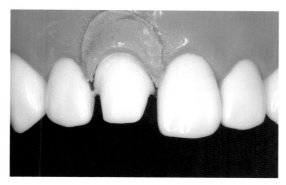

图 10-13 磨光唇侧预备面

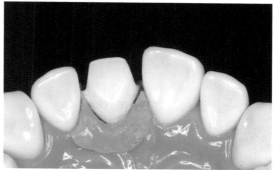

图 10-14 磨光舌侧预备面

五、比色

比色是比较比色板或人工牙色调与天然牙的色调是否协调一致。其目的是为了将患者口内余留牙的颜色详细记录下来后准确传递给技师,使技师根据临床传递的颜色信息制作修复体,使金瓷修复体能够达到与患者天然牙相匹配。

（一）影响比色的相关因素

1. 观察者 人类对色彩的感知是通过眼底视细胞中视紫红质实现的。视网膜上视锥细胞含有三种对红、绿、蓝光谱敏感的视色素,光线刺激后引起不同的敏感视细胞的兴奋,产生不同色觉。生理因素可以影响色彩感知的准确性。

2. 物体的颜色 被看到物体的颜色因其对光部分或全部的吸收、反射和散射而变化,因此,同一物体的不同部分因为受墙体、橱柜等光线的散射、反射而有不同表象。所以,比色室内的颜色应为自然色,避免放置颜色厚重的家具。

3. 光源 口腔诊室里有三种光源,在其发射的光线中都有不同的颜色分布。比色应在多种光源下进行,以克服不同光源色度差。

4. 其他因素 为使烤瓷修复体获得自然的效果,必须将一系列相关的因素整合起来。这些因素包括:颜色与比色板、透明度、外形轮廓、表面质感和光泽。

（二）比色方法

1. 选择常用的光源,如日光和荧光灯。日光选择日出后 3 小时和日落前 3 小时的时段内,最佳的比色日光是中午 12 时前后 2 小时,但应避开直射的自然光。选择荧光灯比色时应要求光源的色温为 6500K,照度为 1600~200Lx,演色指数高于 90。为避免同色异谱现象,可以同时采用两种光源进行比色,并对照结果进行评判。

2. 创造临床比色的中性环境,临床诊室的墙壁、隔板、窗帘、家具和用具应是中性色,以灰色基调为好,患者就诊时应卸妆,身着艳丽服装者,可覆盖灰色的治疗巾。

3. 消除人为因素的影响,提高比色的精确度。患者应端坐,使其口腔与医师的眼平面平齐,医师位于患者与光源之间。提倡牙体预备前比色,可减少预备后外形、牙本质、碎屑等口腔因素的影响。比色时间控制在 5 秒内,比前可凝视蓝色或灰色的治疗巾,用斜视或半闭眼方式进行,清除牙齿表面的着色,对于特殊颜色部位采用中性色板遮盖的方法。

4. 比色时应迅速浏览比色板,判定天然牙所在的颜色区间。

5. 矫正比色结果,在多种条件下比色,如牙面干燥和湿润,上下唇的不同位置,不同光照角度以及观察角度等。尖牙的彩度比中切牙和侧切牙高两级,下中切牙的彩度比上中切牙的彩度低一级等。

6. 比色完成后,需将比色信息详尽记录,包括模型、照片等送到技工室。

六、制作

(一) 金属基底冠的制作

1. 工作模型和代型的制备　工作模型修整;打孔加钉;灌注底座;锯代型,修整代型;涂石膏硬化剂、间隙剂、分离剂。

2. 蜡型制作　用蜡恢复所需要修复牙的理想解剖形态和凸度;回切蜡型,在保证基底冠蜡型足够厚度的同时留出瓷修复空间;精修蜡型,使蜡型表面光滑连续,各线角和交界圆钝、边缘清晰连续;最后完成的蜡型在瓷覆盖区,除对牙体组织缺损较大区的外形恢复外,其余区域厚度均应为 0.4mm;封闭边缘;在舌侧非瓷覆盖区制作长蜡线以供烤瓷夹持基底冠使用;安插铸道和底座。

3. 包埋、铸造、开圈、喷砂、在工作模型上试戴基底冠。

4. 打磨、完成(图 10-15)。

(二) 涂瓷和烧结

1. 遮色瓷的涂塑　在基底冠的表面涂布的一层不让合金的颜色透出和修复体颜色一致的不透明的遮色瓷。烧结后成均匀的一薄层覆盖,一般不透明瓷总厚度不超过 0.2mm(图 10-16)。

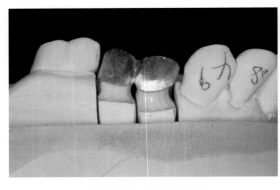

图 10-15　试戴基底冠

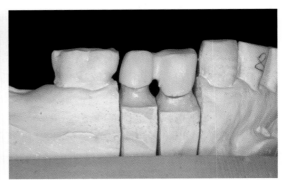

图 10-16　烧结后的遮色瓷

2. 牙本质瓷的堆筑　在不透明瓷上从牙颈部向切端方向堆筑薄薄的一层,堆瓷一般以弹性好的貂毛毛笔进行,在铺瓷过程中应随时用夹持钳或止血钳夹持基底冠舌侧的夹持柄将基底冠从代型上取下,用有齿雕刻刀柄来回拉锯振动,使瓷粉中水分析出,然后用吸水纸巾吸除表面水分。这些过程是为了使瓷粉堆筑致密,以减少瓷粉烧结时的收缩,并增加金瓷面结合(图10-17)。

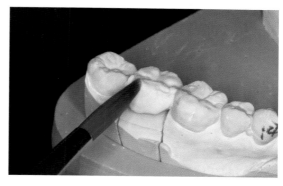

图10-17　堆筑牙本质瓷

3. 釉质瓷的堆筑　釉质瓷的应用需要根据患者牙齿的切端、邻面的透明度特征进行堆筑。将釉质瓷调成糊状,同时在上述回切斜面上铺釉质瓷,振动,吸除水分,用小毛刷刷出唇侧解剖外形并刷光滑。此时堆筑完成的结构应比实际烧结最终完成的全冠厚,并且长度至少长 1.0 ~ 1.5mm(图10-18)。

4. 调整舌侧咬合至适合。

5. 用夹持钳夹住基底冠舌侧的夹持柄,将堆筑完成尚未烧结的金瓷冠从代型上取下来。将邻面接触区瓷粉缺损处用牙本质瓷铺上,使接触区比烧结后实际接触区突度略突,以弥补烧结收缩,然后用小毛刷刷光滑。

6. 将最终堆筑完成的烤瓷冠放在烤瓷炉膛边干燥,待水分充分蒸发后,再进行炉内烧结,完成修复体瓷层外形。烧结程序和过程必须依据不同瓷粉系统和不同烤瓷炉的操作说明使用。烧结程序完成后,待烤瓷冠缓慢冷却至室温,即可在代型上试戴(图10-19)。

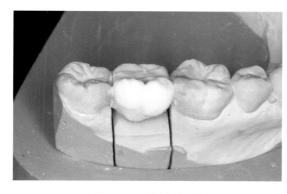

图10-18　堆筑釉质瓷

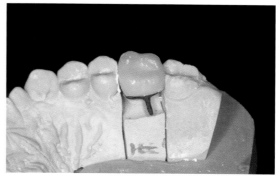

图10-19　完成的金瓷冠

七、试戴与粘固

(一) 试戴

试戴是完成修复前的重要环节。试戴时,不可强行施压就位,遇到阻碍,仔细判断原因,准确进行修改;认真检查、调整邻接的松紧,邻接区的位置和大小;检查并调整冠边缘的长短及密合性;认真检查咬合关系,仔细进行调改。必要时进一步修改全冠𬌗面、轴壁外形。最后,将磨改处磨光、抛光。如磨改面积过大,应重新上釉、抛光。

（二）粘固

粘固前仔细检查瓷层有无隐裂,若发现应立即返回技工室重做或修补。试戴调整好后,患牙做清洗、消毒、隔唾、干燥,常规粘固。在粘固剂未结固前尚有一定流动性时,认真检查冠的就位情况,确定就位后咬棉卷加压直至粘固剂结固。然后去除多余粘固剂,清除龈沟内残留粘固剂,检查冠边缘是否光滑。最后完成金瓷冠的修复。

小　结

本章节对金瓷冠的定义、分类、优缺点、适应证和禁忌证、烤瓷金属和合金、金瓷结合机制、金瓷冠的牙体预备原则、选色原则和方法以及粘固基本流程进行了介绍。

（高志强）

思　考　题

1. 金瓷冠的优缺点是什么？
2. 金-瓷结合的机制有哪些？何种机制最重要？
3. 金瓷冠的总体设计原则有哪些？
4. 金瓷冠牙体预备的步骤和方法是什么？
5. 临床选色中的注意事项和技巧有哪些？

第十一章 全 瓷 冠

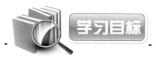 学习目标

口腔医学专业：
1. 掌握：全瓷冠修复的适应证和禁忌证；全瓷冠的牙体预备要求和方法。
2. 熟悉：全瓷冠的概况、修复与制作。

口腔医学技术专业：
1. 掌握：全瓷冠修复的适应证和禁忌证；全瓷冠的修复与制作。
2. 熟悉：全瓷冠的概况、牙体预备要求和方法。

第一节 概 述

一、全瓷冠的种类

全瓷冠(all ceramic crown)是以陶瓷材料制成的覆盖整个牙冠表面的修复体。它具有色泽稳定、导热低、不导电、耐磨损、生物相容性好等特点，相对于金瓷冠而言，不透金属色，是理想的修复体。近年来，随着全瓷材料学研究的发展，全瓷强度已可满足许多临床修复的要求。全瓷冠按照材料可分为：白榴石玻璃陶瓷全冠、长石质玻璃陶瓷全冠、二矽酸锂玻璃陶瓷全冠、树脂聚合物网络全瓷冠、二氧化锆加强二氧化硅全瓷冠、二氧化锆全瓷冠等类型。按照加工方法的不同可分为：铸造全瓷冠、CAD/CAM 全瓷冠、CAD/CAM 二氧化锆基底冠加烧结饰面全瓷冠等类型。临床上应根据修复的部位、全瓷材料的机械性能和患者对美观的要求，合理选择不同材料的全瓷冠。

二、全瓷冠的适应证与禁忌证

（一）适应证
1. 氟牙症、变色牙、着色牙、四环素牙、锥形牙、釉质发育不全等影响美观者。
2. 龋洞或牙体缺损较大且根管充填治疗后需要美观修复者。

3. 因前牙错位、扭转而不宜或不能做正畸治疗者。

4. 前牙切角、切缘缺损,不宜用充填治疗或不宜选择金属冠、金瓷冠修复者。

5. 对美观要求高且能保持口腔卫生者。

6. 因发育畸形或发育不良的前牙而影响美观和所承受咬合力较小的前磨牙和磨牙。

7. 对金属或者树脂材料过敏。

(二)禁忌证

1. 乳牙及青少年恒牙因尚未发育完全,牙髓腔宽大者。

2. 牙体过小无法取得足够的固位形和抗力形者。

3. 患者严重深覆𬌗、咬合紧,在没有矫正而又无法预备出足够的间隙者。

4. 对刃𬌗未矫正或夜磨牙患者。

5. 牙周病不宜进行固定修复者。

第二节　常用全瓷冠修复

全瓷冠的牙体预备与金瓷冠大致相同,所不同的是由于瓷为脆性材料,为了避免加工过程中冠边缘的崩裂,要求全瓷冠的厚度不得小于1mm,故全瓷冠基牙预备边缘的深度需要达到1mm。

一、CAD/CAM 玻璃陶瓷全冠修复

(一)玻璃陶瓷全冠的优缺点

制作玻璃陶瓷全冠的常用材料有:白榴石玻璃陶瓷、长石质玻璃陶瓷和二矽酸锂玻璃陶瓷。各种瓷材料的组成成分、内部晶体结构不同,因而透光性能也不尽相同。尤其在前牙全瓷美学修复中,应了解所选用陶瓷材料的光学性能,选择不同材料制作全瓷修复体。白榴石玻璃陶瓷和长石质玻璃陶瓷的透光性能良好,特别适合前牙修复,但其粘接前的挠曲强度约为160MPa。二矽酸锂玻璃瓷透光性能仅次于白榴石玻璃瓷和长石质玻璃瓷,但其粘固前的挠曲强度约为360MPa,因此适合前牙和前磨牙修复。上述材料均具有高、中、低透光性的瓷块,可供临床修复时选择。如:修复四环素牙、变色牙或金属桩核预备体时,宜选择遮色性好的低透光性瓷块。

(二)CAD/CAM 玻璃陶瓷全冠的制作与完成

临床上可采取三种工艺流程制作 CAD/CAM 玻璃陶瓷全冠(见第二十四章)。图 11-1 ～图 11-12 为口内扫描与临床 CAD/CAM 临床和技工制作玻璃陶瓷全冠过程。

二、CAD/CAM 二氧化锆基底冠加烧结饰面全瓷冠修复

(一)CAD/CAM 二氧化锆基底冠加烧结饰面全瓷冠的优缺点

二氧化锆因具有较高的挠曲强度(1000～1200MPa)和良好的生物相容性而被广泛应用于后牙单冠和固定桥修复。由于烧结前后的二氧化锆瓷颜色均为白色且缺乏玻璃相而不透明,故临床上考虑修复体的透明性和色度时,在其表面加上了饰面瓷,进而构成了叠层复合结构的修复体,很大程度上改善了二氧化锆全瓷的美观效果,因而临床上得到了广泛应用。由于采用涂塑工艺的烧结饰面瓷的挠曲强度约为90MPa,与二氧化锆的力学强度匹配性差,因此临床上时有饰面瓷崩裂现象发生。其次,饰面瓷残余的应力、饰面瓷的厚度、饰面瓷-二氧化锆界面的粘接强度,均会对叠层复合结构修复体的成功率产生影响。

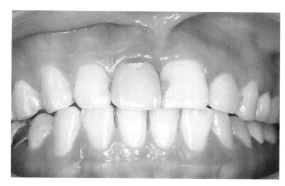

图 11-1 右上颌中切牙金瓷冠颈缘崩瓷

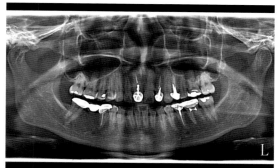

图 11-2 曲面体层片显示右上颌中切牙根充和麻花桩

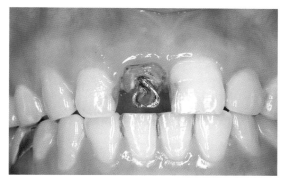

图 11-3 拆除右上颌中切牙金瓷冠

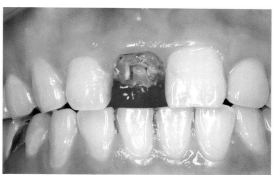

图 11-4 拆除右上颌中切牙麻花桩

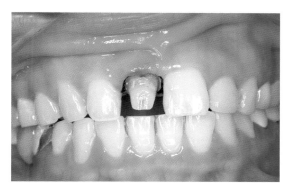

图 11-5 排龈后根管预备及制作纤维桩核

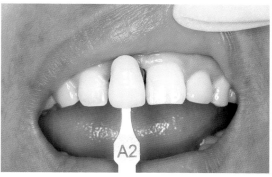

图 11-6 比色

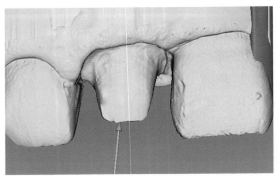

图 11-7　扫描后形成数字化模型

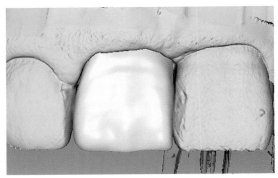

图 11-8　计算机设计后形成的数字化的修复体

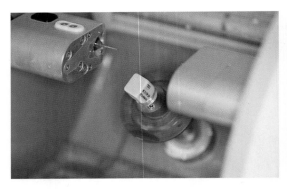

图 11-9　将高透 CAD/CAM 瓷块放置于切削仪中

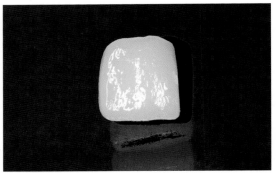

图 11-10　切削和烧结完成后的右上颌中切牙 CAD/CAM 二矽酸锂玻璃全瓷冠

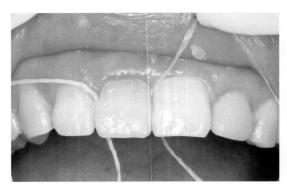

图 11-11　口内试戴并粘接

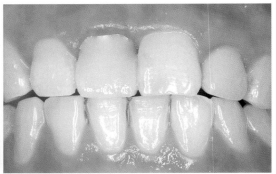

图 11-12　修复完成后的右上颌中切牙 CAD/CAM 二矽酸锂玻璃全瓷冠

（二）CAD/CAM 二氧化锆基底冠加烧结饰面全瓷冠制作与完成

基牙预备完成后，取印模并翻制石膏模型，扫描后形成数字化模型，也可以在口内直接扫描后形成数字化模型，CAD/CAM 加工二氧化锆基底冠后，采用涂塑工艺烧结饰面瓷。图 11-13 ～图 11-20 为 CAD/CAM 二氧化锆基底冠加烧结饰面全瓷冠技工制作全过程。

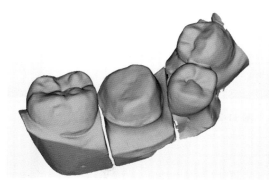

图 11-13　模型扫描后形成数字化模型

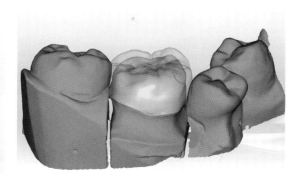

图 11-14　计算机设计后形成的数字化的冠

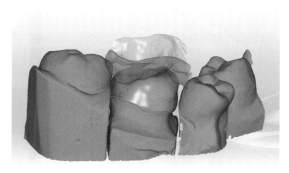

图 11-15　计算机设计完成的冠修复体，并回切形成基底冠

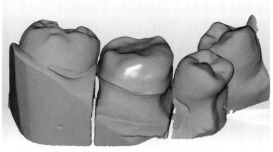

图 11-16　计算机设计完成的基底冠

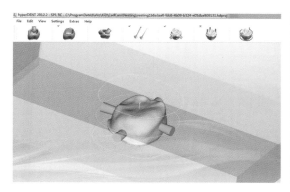

图 11-17　设计锆块中基底冠的位置

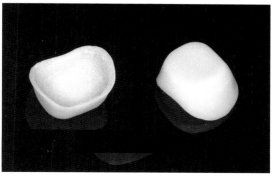

图 11-18　切削完成并烧结后的锆基底冠

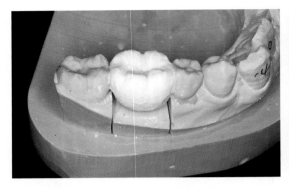

图 11-19　在锆基底冠上堆瓷粉

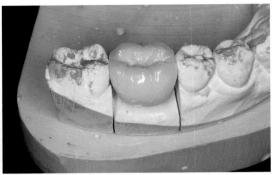

图 11-20　烧结后的锆基底冠加饰面全瓷冠

三、CAD/CAM 二氧化锆全瓷冠修复

（一）CAD/CAM 二氧化锆全瓷冠的优缺点

二氧化锆全瓷冠是无烧结饰面瓷的全锆冠。经过染色处理后,修复体可以达到目标色度,但是其不透明的缺陷,使得修复体的色彩比较呆板。二氧化锆全瓷冠的优点是挠曲强度高,因此,特别适用于颌间距离小、咬合力大且对美观没有过高要求的患者。

（二）CAD/CAM 二氧化锆全瓷冠的制作与完成

临床上对于颌间距离小的患者,采用二氧化锆全瓷冠修复很难获得足够的固位力,通常采用预备根管、增加钉道的方法,形成带钉的二氧化锆全瓷冠,克服固位力不足的缺点。图 11-21 ~ 图 11-29 为 CAD/CAM 钉锆全瓷冠的修复过程。

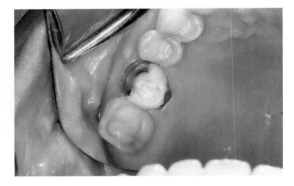

图 11-21　第一磨牙大面积龋坏治疗后

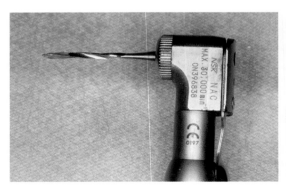

图 11-22　根管钻

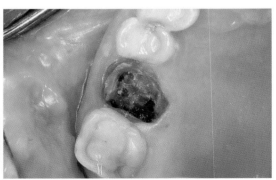

图 11-23　用根管钻预备根管

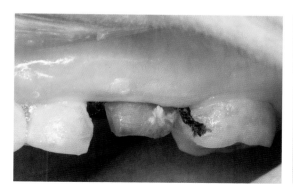

图 11-24 排龈并牙体预备

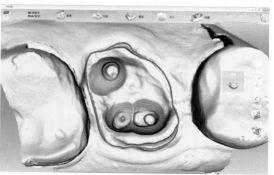

图 11-25 扫描形成数字化模型

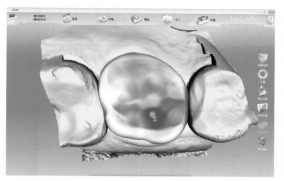

图 11-26 设计钉锆全瓷冠

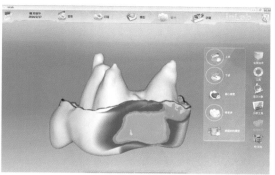

图 11-27 设计钉锆全瓷冠的固位钉

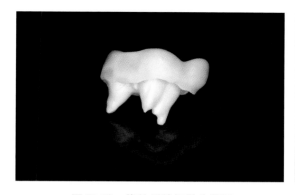

图 11-28 烧结后的钉锆全瓷冠

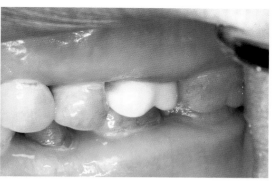

图 11-29 临床试戴钉锆全瓷冠

四、铸造玻璃陶瓷全冠修复

全瓷冠也可以采用铸造法制作。铸造玻璃陶瓷全冠是用可铸造的玻璃陶瓷材料经特定工艺制作的全冠修复体。

（一）铸造玻璃陶瓷全冠的优缺点

铸造玻璃陶瓷全冠具有美观、良好的半透明性、与釉质近似的折光性、良好的边缘密合性及抗折断性能，其挠曲强度约为 160MPa，此外，还有与釉质相似的耐磨性能。因受其抗挠曲强度的限制，铸瓷主要用于制作前牙修复体。

（二）铸造玻璃陶瓷全冠制作与完成

1. 铸造法　采用失蜡铸造法完成铸造玻璃陶瓷全冠，再经瓷化炉处理，使部分玻璃转化为结晶陶瓷。烧结后其强度、透明度均得到改善，硬度接近釉质，经过颜色修饰，其色泽和透明度均可达到完美的程度。

2. 压铸法　其工作原理类似于金属铸造，采用"熔模失蜡法"的原理，将瓷块熔化后在 0.5MPa 压力下注入失蜡后的熔模腔内，形成基底冠，再用染色或外层筑瓷的方法完成铸造全瓷冠的制作（图 11-30 ~ 图 11-33）。

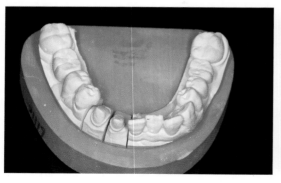

图 11-30　铸造玻璃陶瓷全冠工作模型

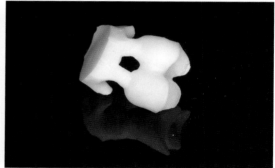

图 11-31　玻璃陶瓷全冠铸件

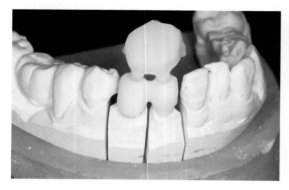

图 11-32　玻璃陶瓷全冠铸件在模型上就位

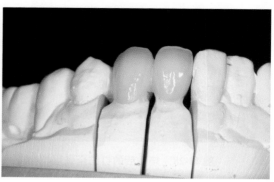

图 11-33　筑瓷完成陶瓷全冠的制作

五、全瓷冠修复的注意事项

1. 严格控制适应证。
2. 保证瓷层厚度。
3. 牙体预备时,防止出现尖锐棱角。
4. 采用专用粘接剂粘固全瓷冠。
5. 玻璃陶瓷全冠因其挠曲强度低,宜先粘接,后调𬌗。
6. 正确选择全瓷材料,确保修复后的色彩效果。

小　　结

全瓷冠与金瓷冠相比具有色泽稳定、导热低、不导电、耐磨损、生物相容性好的特点,本章对全瓷冠修复的优缺点、适应证和禁忌证、分类、牙体预备的基本要求和步骤、粘接以及全瓷冠不同材料及制作工艺等内容进行了介绍。

（姚江武）

思　考　题

1. 全瓷冠的牙体预备要点是什么?
2. 全瓷冠的适应证有哪些?
3. CAD/CAM 玻璃陶瓷全冠的优缺点有哪些?

第十二章 固定桥

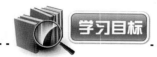
学习目标

口腔医学专业:
  1. 掌握:固定桥的定义;固定桥的优缺点;固定桥的组成与类型;固定桥的适应证;固定桥的固位及其影响因素;固定桥修复后可能出现的问题及处理。
  2. 熟悉:固定桥的设计;固定桥的稳定性;固定桥的临床注意事项。
  3. 了解:固定桥的技术制作。
口腔医学技术专业:
  1. 掌握:固定桥的定义;固定桥的优缺点;固定桥的组成与类型;固定桥的适应证;固定桥的固位及其影响因素。
  2. 熟悉:固定桥的设计;固定桥的稳定性;固定桥的技术制作。
  3. 了解:固定桥的临床注意事项;固定桥修复后可能出现的问题及处理。

第一节 概 述

一、固定桥的定义

  固定桥(fixed bridge)又称固定义齿(fixed partial denture),是修复牙列缺损中一个或几个缺失的天然牙,恢复其解剖形态和生理功能的一种修复体。它利用缺牙间隙两端或一端的天然牙或牙根作为基牙,在基牙上制作固位体,并与人工牙连接成为一个整体,通过粘接剂将义齿粘固在基牙上,患者不能自行摘戴,因其结构与桥梁相似,故称为固定桥。是修复牙列缺损中少数牙缺失或数个牙间隔缺失的最常使用的修复设计。

二、固定桥的优缺点

(一)固定桥的优点

  与可摘局部义齿相比,固定桥具有以下主要优点:固位作用好;支持作用好稳定作用好;

无明显异物感;不影响患者的发音功能;金属烤瓷或全瓷固定桥美观;无需患者摘戴。

（二）固定桥的缺点

患者不能摘下进行口外清洁;适应范围窄;制作工艺较复杂;基牙预备量大。

第二节　固定桥的组成和类型

一、固定桥的组成

固定桥是由固位体、桥体和连接体三个部分组成(图 12-1)。

（一）固位体

固位体是指在基牙上制作并粘固的全冠、部分冠、桩冠、嵌体、翼板等,固定桥借助固位体与基牙相连接并获得固位。固位体通过连接体与桥体相连接,并借粘接剂与基牙稳固地连接形成一功能整体,使固定桥获得固位。桥体所承受的𬌗力通过固位体传导至基牙及牙周支持组织,基牙为固定桥提供支持,使义齿发挥正常咀嚼功能。固位体不但要对抗本身因受𬌗力而可能产生的脱位力,还要对抗由桥体传递而来的𬌗力所造成

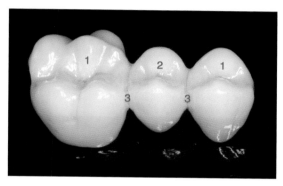

图 12-1　固定桥的三个组成部分
1. 固位体　2. 桥体　3. 连接体

额外的机械脱位力,故要求固位体有良好的固位力及支持力。

固位体大致分为冠内固位体、冠外固位体和根内固位体三大类。全冠、部分冠等属于冠外固位体;嵌体属于冠内固位体;桩冠和桩核冠属于根内固位体。

（二）桥体

桥体即人工牙,是固定桥恢复缺失牙的解剖形态和生理功能的部分。桥体的两端或一端借连接体与固位体相连。要求制作的桥体形态应与同名牙相似,选择的材料既要符合美观的要求,还要具备良好的机械强度,承受𬌗力时,不致发生弯曲变形或折断。

（三）连接体

连接体是指固定桥桥体与固位体之间的连接部分。按连接方式不同分为固定连接体和活动连接体。

固定连接体多采用整体铸造法或焊接法将固位体与桥体连接成整体。对于全瓷固定桥,其连接体的制作视所采用的陶瓷制作工艺不同而异,烧结陶瓷是由瓷粉堆塑烧结而成,切削陶瓷是由机械加工切削而成,铸造陶瓷则是由整体铸造而成。

活动连接体通常为不同结构的附着体,分为阴性和阳性两部分。固定桥一端用附着体将桥体与固位体之间形成活动连接,如通过桥体一端的栓体与固位体一端的栓道相嵌合,形成一可动的连接体。

二、固定桥的类型

固定桥的类型较多,临床上最常用的分类方法是根据固定桥的结构不同,分为双端固定桥(图 12-2,图 12-3)、半固定桥(图 12-4,图 12-5)、单端固定桥和复合固定桥。

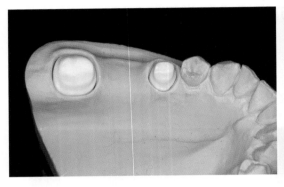

图 12-2 双端固定桥基牙

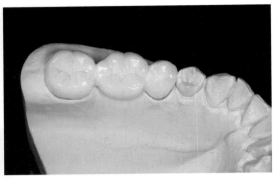

图 12-3 模型上就位的双端固定桥

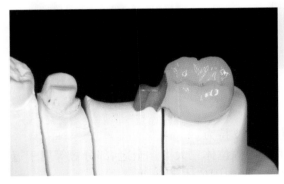

图 12-4 半固定桥的活动连接(栓道式附着体)

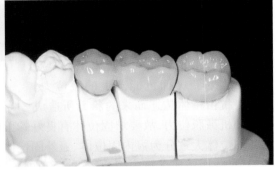

图 12-5 半固定桥的固定连接(金瓷冠)

(一) 双端固定桥

双端固定桥又称完全固定桥。固定桥两端的固位体与桥体之间的连接形式为固定连接。当固定桥的固位体粘固于基牙后,则基牙、固位体、桥体连接成一个相对固定不动的整体,从而组成一个新的咀嚼单位。固定桥所承受的殆力,几乎全部通过两端基牙传导至牙周支持组织,且两端基牙所承受的殆力比较均匀,其设计较符合力学原理及生理性原则。双端固定桥是临床应用最为广泛的设计形式。

(二) 半固定桥

半固定桥又称应力中断式固定桥。桥体的一端与固位体为固定连接,另一端与固位体为活动连接。活动连接体多为栓体栓道式结构,通常栓体位于桥体一侧,栓道位于固位体一侧。当半固定桥固定连接端固位体粘固于基牙后,活动连接端栓体嵌合于基牙固位体上的栓道内,形成有一定动度的活动连接。半固定桥一般适用于基牙倾斜度大,或两侧基牙倾斜方向差异较大,难以取得共同就位道的病例。

（三）单端固定桥

单端固定桥又称为悬臂固定桥。此种固定桥仅一端有固位体和基牙,桥体与固位体之间为固定连接,另一端则是完全游离的悬臂,无基牙支持,如有邻牙可与邻牙维持接触关系。当单端固定桥桥体受到垂直向外力时,则以桥体为力臂,在基牙的根中 1/3 与根尖 1/3 的交点处形成旋转中心,产生杠杆作用,导致基牙倾斜。因此,应严格掌握单端固定桥的适应证。

（四）复合固定桥

复合固定桥是将上述两种或两种以上基本类型组合成一整体。如在双端固定桥的一端再连接一个单端固定桥或半固定桥。故复合固定桥含有两个或两个以上基牙,一般包括 4 个或 4 个以上的牙单位。

除上述几种结构类型固定桥外,还有其他特殊结构的固定桥,如种植体固定桥、固定-可摘联合桥、粘接固定桥和全瓷固定桥等。

此外,根据桥体龈端与牙槽嵴黏膜之间的关系,又分为桥体接触式和桥体悬空式固定桥。根据所用材料的不同,分为金属固定桥、金属烤瓷固定桥、金属树脂固定桥和全瓷固定桥等。

第三节　固定桥的适应证

与可摘局部义齿相比较,固定桥能够最大限度地恢复缺失牙的解剖形态和生理功能,基本上不改变口腔原有的环境,能够达到舒适、美观的要求,是受患者欢迎的修复方式。然而固定桥修复牙列缺损有一定的适应范围,修复前必须进行口腔检查,获得详细的口腔资料,加以全面考虑、综合分析,确定缺失牙邻牙和对颌牙的情况是否适合选用固定桥修复缺失牙。为此,应严格控制其适应证,可从以下几个方面考虑:

一、缺牙的数目

固定桥最适合于牙弓内少数牙缺失的修复,即 1~2 个缺失牙;若缺失牙为间隔缺失,有中间基牙增加支持,也可选用固定桥修复。在选择固定桥修复时,必须考虑缺失牙数目与缺牙区邻近基牙所能承受𬌗力的能力,只有在基牙能承担缺牙区传递的𬌗力时,才能选用固定桥修复牙列缺损,否则会引起固定桥修复失败。

二、缺牙的部位

牙弓的任何部位缺牙,只要缺牙数目不多,而基牙的数目和条件均能满足支持、固位者,都可以考虑固定桥修复。对后牙末端游离缺失的患者,一般不考虑固定桥修复。

三、基牙的条件

1. 牙冠　理想的基牙牙冠𬌗龈高度应适当,形态正常,牙体软硬组织健康。
2. 牙根　基牙牙根应粗壮并有足够的长度。多根牙的牙根有一定的分叉度最好,支持力最强。若基牙牙根周围出现牙槽骨吸收,要求最多不能超过根长的 1/3。必要时需增加基牙数目,以增加基牙的支持力。

3. 牙髓　基牙最好是健康的活髓牙。若牙髓组织已有病变,应进行完善的牙髓治疗,方可选作基牙。

4. 牙周组织　基牙牙周组织健康才能支持自身和桥体的殆力。理想的基牙必须是根尖周无病变;牙周组织健康无炎症;牙槽骨无吸收或吸收不超过根长 1/3。

5. 基牙位置　基牙在牙弓的排列位置应基本正常,无过度倾斜或扭转错位,不影响基牙的牙体预备及各个基牙之间的共同就位道的形成。个别严重错位的牙,征得患者同意后,可以进行根管治疗,再用核冠改变牙冠轴向并用作基牙,取得基牙之间的共同就位道。

四、咬合关系

缺牙区的牙槽嵴顶黏膜与对颌牙的殆面之间应有合适的殆龈距离,缺牙区邻牙无倾斜,对颌牙无伸长。如邻牙倾斜、对颌牙伸长等,只要能采取措施,调殆磨短伸长牙,或调磨基牙倾斜面,或改变固位体的设计,均可制作固定桥。

五、缺牙区牙槽嵴

一般在拔牙后 3 个月,牙槽嵴的吸收趋于稳定方可进行固定桥修复。若后牙牙槽嵴吸收较多时,由于对美观影响小,若基牙条件好,可设计成卫生桥。

六、年龄

年轻恒牙的特点是临床牙冠短、髓腔大、髓角高,有时根尖部未发育完全。在进行基牙牙体预备时,容易损伤牙髓也不易获得良好的固位形。

七、口腔卫生情况

固定桥是患者不能自行摘戴的修复体,虽然设计时要求固定桥能够自洁和易于清洁,由于固定桥结构的特殊性,桥体龈端和邻间隙难于清洁。口腔卫生情况差的患者,采用固定桥修复缺失牙,容易引起龋病和牙周组织疾病,导致固定桥修复失败。因此,此类患者在选用固定桥修复时,必须先进行完善的牙体、牙周治疗,让患者认识保持口腔清洁卫生的重要性并密切配合,形成良好的口腔卫生习惯,否则不宜进行固定桥修复。

八、余留牙情况

在选用固定桥修复时,除考虑基牙条件外,还需考虑口腔余留牙的整体情况,注意同一牙弓内是否有不良修复体、龋齿、牙周病和根尖周病等,应尽可能地治疗,如余留牙有重度牙周病、严重根尖周病变,患牙无法保留,拔牙应纳入患者的治疗计划并在固定桥修复前进行,一旦在固定桥修复时出现患牙去留问题,应全面考虑能否继续制作固定桥或改变设计为可摘局部义齿。

第四节　固定桥的固位

固定桥的固位是指在口腔行使各种功能运动时,固位体能够牢固地固定在基牙上,抵抗各种方向的外力,充分发挥使义齿固定的功能作用,不致发生松动或脱落。良好的固位是固定桥必须具备的基本条件。

一、固位原理

固定桥的固位力主要依靠摩擦力、约束力和粘接力。在这三种力的协同作用下,修复体与各基牙形成一个牢固的整体。

1. 摩擦力　主要依靠基牙预备时各轴面之间的相互平行,固位体与预备后的牙面紧密接触,产生摩擦力。摩擦力的大小与基牙牙体预备的轴面聚合度、固位体与基牙之间的密合度以及接触面积的大小有密切关系。

2. 约束力　依靠在基牙上设计沟、针道、箱形等辅助固位形,使其符合固位形和抗力形要求,当固定桥受到外力时,有足够的支持力而保持稳定。

3. 粘接力　主要依靠粘接剂在固位体与基牙之间产生的机械锁结和化学粘接作用,起到阻止固位体移位的作用。

二、影响固定桥固位的因素

（一）上下颌牙的排列关系

上颌牙列承受着较大的唇颊向的非轴向力,其结果有可能使上颌牙向唇颊侧移动而失去牙间紧密的邻面接触关系,不利于固定桥的固位。这种情况在单根的上前牙更为明显。当前牙固定桥的一端基牙受到这种非轴向力的作用,将产生杠杆作用的扭力,迫使远端基牙舌向移位。上颌磨牙为多根牙有腭侧根增强抵抗非轴向力,能减少颊向移动。下颌牙的排列轴向比较垂直,咀嚼时下颌牙主要承受舌向力,该力使下牙间的近远中邻面接触更紧,使承受的𬌗力更为垂直,有利于阻止下颌牙的近远中向及颊舌向移位,故下颌牙的排列对固定桥的固位影响较小。

（二）基牙受力的运动方式

牙列中的每一个牙在咀嚼时均会受到颊舌向、近远中向和垂直向的外力,形成三个方向的生理运动。固定桥牢固地固定在基牙上,使固定桥与基牙形成一个整体。因此,固定桥的任何部位接受任何方向和任何大小的力量,都会传递到各个基牙上,一个基牙的运动必然受到其他基牙的制约,相互影响,形成有别于单个牙受力时的运动方式。由于固定桥在牙列上的位置不同、桥的长度不同、各基牙的条件不同,作用于固定桥上的力的大小、方向、受力点的部位也不同,使基牙受到极复杂的外力作用,产生不利于固定桥固位的因素。

三、固定桥的稳定性

固定桥的稳定性是指在咀嚼功能运动中,在承受来自各个方向的咬合力时,仍能保持平衡状态,无潜在的翘动现象。固定桥一旦出现翘动现象,很容易破坏固位体与基牙预备面之间的粘固剂的封闭作用和锁结作用,而导致固定义齿松动脱落。另外,固定桥的固位体和基牙牙体预备面的密合程度与固定桥的稳定性有密切关系。因各种原因使固定桥一端的固位体与基牙牙体预备面之间出现间隙,在固位体粘固时,𬌗面可能存在间隙,当其承受𬌗力时会产生翘动,影响固定桥的稳定性。

第五节　固定桥的设计

固定桥修复设计时,必须根据患者年龄、全身健康状况、口腔整体情况来制订符合患者的修复方案。

一、基牙的选择

基牙是固定桥修复的基础,基牙能够支持固定桥,牙周组织必须有足够的支持负重能力;基牙预备体应该满足固位体的固位形要求,牙冠部或根部能够提供良好的固位形;各基牙间能够取得共同就位道。因此,在临床上基牙的选择与基牙数目的确定十分重要。

（一）基牙的设计要求

1. 桥基牙的支持作用　固定桥所承受的𬌗力几乎全部由基牙的牙周组织承担,基牙支持能力的大小与基牙的牙周潜力有关,即与基牙牙根的数目、大小、形态、牙周膜面积的大小及牙槽骨的健康有密切关系。

（1）牙根:当牙冠有缺损或牙髓有病变时,如牙根条件好,该牙经过彻底的治疗,仍可选作基牙。牙根长而粗壮则支持𬌗力的能力大;多根牙较单根牙的支持力强;根分叉度大较根分叉度小的支持力强;牙根横截面呈椭圆、扁圆或哑铃形比锥形牙根的支持作用好。临床牙冠与牙根比例以 1∶2 或 2∶3 较为理想。

（2）牙周膜面积:固定桥承受的𬌗力将通过基牙的牙周膜传递到牙槽骨,从而使牙槽骨得到生理刺激而维持其健康状况,因此,牙周膜是固定桥得以支持的基础。牙周膜面积大小是用来确定基牙支持力大小的依据。牙周膜的面积越大其支持力越大。

（3）牙槽骨:牙槽骨健康与否直接影响固定桥的支持作用。健康的牙槽骨骨质致密、骨小梁排列整齐、牙槽骨无吸收。若牙槽骨吸收超过根长 1/3 者,则牙周膜面积大大减小,支持力下降,此类牙不宜选作基牙。

2. 基牙的固位作用　基牙良好的固位作用不仅可以对抗固定桥功能运动中的脱位力,而且对基牙的健康至关重要。基牙临床牙冠必须有足够的牙体组织、适宜的形态和良好的牙体结构,为固位体提供固位形,使固定桥获得良好的固位。临床上对于有牙体缺损的患牙是否可以选作基牙,应根据患牙的具体情况来决定。如有龋患的牙应先进行治疗再选作基牙;有磨耗或形态异常的牙必须选作基牙时应设计固位力较强的固位体。基牙最好是活髓牙,有正常的代谢功能和反应能力,以维持牙体组织的健康。但对于有牙髓病变的患牙进行完善的牙髓治疗或根管治疗,消除了髓腔和根尖周组织的感染,并经过一段时间的观察,确认患牙已经治愈,同时患牙又有足够的牙体组织可以支持固位体和桥体的𬌗力,牙周组织健康,同样可以选作基牙。对于有部分或大面积缺损的基牙可设置固位钉或根桩以加强抗力能力。但无髓基牙的固位体设计,除有足够的固位形外,务必考虑牙体组织的保护措施,防止牙体折裂。

3. 基牙的共同就位道　固定桥的各固位体与桥体连接成为一个整体,各基牙间必须形成共同就位道。在选择桥基牙时,应注意牙的排列位置和方向,基牙应位于牙弓内,无倾斜,当其承受𬌗力时则力量顺基牙长轴方向传导,有利于基牙健康,同时也有利于在基牙牙体预备时获得各基牙间的共同就位道。

（二）基牙数目的确定

固定桥的设计，除了对基牙条件的选择外，还应根据殆力大小确定基牙的数量。正常情况下，一个牙缺失，常常选择与其相邻的两个天然牙作基牙。但若牙列内缺失牙数目多、间隔缺失、基牙支持力量不够、各基牙之间的条件悬殊等，要决定基牙的数目是比较困难的。

二、固位体的设计

固位体是固定桥中将桥体连接于桥基牙上的部分。固定桥的功能发挥，需要固位体与基牙之间有良好的固位作用，才能达到理想的修复效果。因此，它是固定桥能否成功的重要因素之一。

（一）固位体设计的一般原则

1. 能够恢复基牙的解剖形态与生理功能，符合美观要求。固位体应具有良好的自洁作用，并与基牙密合。

2. 有良好的固位形和抗力形，在行使咀嚼功能时能够抵抗来自各个方向的外力而不至于松动、脱落或破损。

3. 制作固位体所用材料要有良好的加工性能，达到一定的机械强度，化学性能稳定，生物相容性良好。

4. 能够保护牙体、牙髓和牙周组织的健康。

5. 各固位体之间应有共同就位道。

（二）固位体的类型

固位体一般分为三种类型，即冠内固位体、冠外固位体与根内固位体。

1. 冠内固位体　冠内固位体即嵌体固位体。包括两面嵌体、三面嵌体、多面嵌体及钉高嵌体等（图12-6，图12-7）。

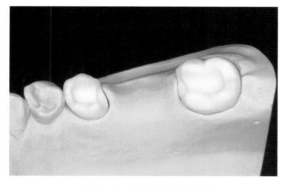 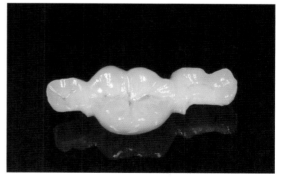

图12-6　嵌体固位体模型　　　　图12-7　嵌体固位体的固定桥

2. 冠外固位体　冠外固位体是指覆盖于基牙表面的部分冠和全冠。其固位力强，是固定桥采用最多且比较理想的一种固位体（图12-8）。

全冠固位体包括铸造金属全冠、金属-烤瓷全冠和金属树脂全冠、全瓷冠等。

3. 根内固位体　根内固位体即桩核。它适用于牙冠已有大面积缺损，根管充填完整、根尖周围组织无病变的患牙。根内固位体其固位作用良好,能够恢复基牙牙冠外形,符合美观要求。目前,临床上常用的根内固位体设计制作分两部分进行,即用成品纤维桩粘固于根管内,制备桩核,然后在桩核上制作全冠固位体(图12-9)。

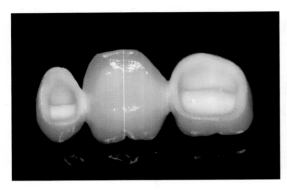
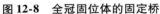

图12-8　全冠固位体的固定桥

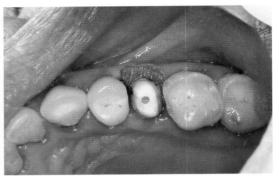

图12-9　成品纤维桩核

(三) 固位体设计中应注意的问题

1. 提高固位体的固位力　在固位体类型中,全冠的固位力最强。全冠固位体的固位力与基牙轴面向𬌗方聚合角度有关。若基牙轴面向𬌗方聚合角过大,固定桥受到外力时容易引起固位体松脱。因此,基牙牙体预备时各轴面向𬌗方聚合度不宜超过5°,以保证固位体有足够的固位力。

2. 固位体固位力大小应与𬌗力的大小、桥体的长度和桥体的曲度相适应　桥体长度越长,越弯曲,𬌗力越大,要求固位体的固位力也越大。必要时需增加基牙数目来提高固位力。

3. 双端固定桥两端固位体的固位力应基本相等　若两端固位体固位力相差悬殊,则固位力较弱的一端固位体与基牙之间容易松动,而固位力强的一端固位体又暂时无松动,固定桥暂不会发生脱落,其后果往往是松动端的基牙产生龋坏,甚至损及牙髓,而固定端基牙的牙周组织往往也受到损害。因此,若一端固位体固位力不足时,应设法提高该端固位力,必要时增加基牙数目,以达到与另一端固位体的固位力相均衡。

4. 各固位体之间应有共同就位道　在设计和预备基牙前,必须根据各个基牙的近远中和颊舌方向,寻求各固位体之间的共同就位道。

5. 基牙牙冠缺损的固位体设计　牙冠缺损面积较小,在设计固位体时,应予以一并修复。如基牙牙冠原有充填物,固位体应尽可能覆盖充填物,避免充填物边缘发生继发龋。如充填物为金属,牙髓有活力时,应该拆除充填物,采用树脂修复,以免固位体与金属充填物之间产生微电流,刺激牙髓组织。当基牙牙冠严重缺损以至于牙髓坏死,但牙根稳固,必须经过彻底的牙髓治疗和根管充填,确认无临床症状后,才可设计桩核冠固位体。

三、桥体的设计

桥体是固定桥修复缺失牙形态和功能的部分。桥体设计是否恰当,直接影响到修复效果和口颌系统的健康。

(一) 桥体设计的基本要求

1. 能够恢复缺失牙的形态和功能,维护牙弓的完整性。

2. 形态色泽美观、舒适。

3. 表面光滑,有易于清洁的外形,自洁作用良好,符合口腔卫生要求。

4. 桥体拾面大小和形态应与基牙的支持和固位力相适应。

5. 选用材料应有足够的机械强度、化学性能稳定及良好的生物相容性。

6. 桥体龈面大小适宜,接触式桥体应与黏膜密合而不压迫黏膜;悬空式桥体要便于清洁。

（二）桥体的类型

1. 按桥体龈端与牙槽嵴黏膜接触关系分类

（1）接触式桥体:桥体的龈端与牙槽嵴黏膜接触。当固定桥行使咀嚼功能时,桥体随基牙的生理性动度对牙槽嵴黏膜起到按摩作用,有利于黏膜组织的健康。部分拾力经桥体龈端传递给牙槽嵴,减缓牙槽嵴的吸收。桥体龈端与牙槽嵴黏膜接触,恢复了缺失牙的颈部形态,也有利于恢复发音功能。

（2）悬空式桥体:又称卫生桥。桥体的龈端与牙槽嵴黏膜不接触,留有 3mm 以上的间隙。此间隙便于食物通过,有较好的自洁作用。适用于后牙缺牙区牙槽嵴吸收过多的病例。

2. 按桥体所用材料不同分类

（1）金属桥体:桥体由金属铸造而成,机械强度高,但不美观,只适用于后牙缺失的修复,特别适用于后牙区缺牙间隙小或基牙牙冠较短、拾龈距离小的情况。

（2）非金属桥体:主要包括全树脂和全瓷桥体。树脂桥体硬度低、易磨损、易老化变色,仅用于制作暂时性固定桥;全瓷桥体硬度大、化学性能稳定、生物相容性好、美观,随着材料机械性能的不断改善,全瓷桥体的适用范围不断扩大,已较广泛的应用于临床。

（3）金属与非金属联合桥体:桥体由金属与树脂、金属与烤瓷联合制成。桥体的金属部分可增加桥体的机械强度,并加强桥体与固位体之间的连接,桥体的非金属部分能恢复缺失牙的形态和功能,色泽美观。此类桥体兼有金属与非金属两者的优点,故为临床广泛采用。在桥体的金属基底上熔附烤瓷,其机械强度和色泽优于金属与树脂桥体。

（三）桥体形态设计

1. 桥体的拾面设计　根据缺失牙的解剖形态、邻牙的磨损程度及与对颌牙的咬合关系来恢复桥体的拾面形态。

2. 桥体的龈面设计　是桥体与缺牙区牙槽嵴黏膜接触的部分。在设计桥体龈面时,应注意以下几点:

（1）固定桥的修复时间:一般拔牙后的 1~3 个月内,牙槽突吸收较快,以后逐渐趋于稳定。因此,固定桥修复最好在拔牙后 3 个月左右进行。

（2）桥体龈端的形式:设计桥体龈端接触形式应有利于固定桥的自洁作用。

对上下颌后牙缺牙区牙槽嵴吸收较多者可设计悬空式桥体。悬空式桥体的龈端与牙槽嵴黏膜之间应至少留出 3mm 以上的间隙,便于食物通过而不聚集,自洁作用良好,又称为卫生桥。尽管如此,其龈面仍可有牙垢和菌斑附着。

对缺牙区牙槽嵴较丰满者可设计接触式桥体。其优点是美观、有利于发音及龈组织的健康。接触式桥体的龈端与牙槽嵴黏膜的接触形式有:

1）鞍式桥体:桥体的龈端呈马鞍状覆盖在牙槽嵴上,与黏膜接触面积大,自洁作用差,易引起黏膜发炎,这种形式的桥体临床上不宜采用。下颌后牙缺牙区牙槽嵴顶狭窄时可用鞍式桥体。

2）改良盖嵴式桥体：又称牙槽嵴顶型桥体或改良偏侧型桥体，桥体的唇（颊）侧龈端与牙槽嵴接触，颈缘线与邻牙一致，符合缺失牙外形的要求。桥体龈面向舌侧延伸的同时，逐渐缩小与牙槽嵴的接触面并尽量扩大舌侧邻间隙，使龈端与牙槽嵴呈 T 形接触，T 形的垂直部分终止在牙槽嵴顶，故又称为 T 形桥体。其特点是可以防止食物进入龈端，自洁作用好，患者感觉舒适，这种桥体应用最广泛，适用于所有的牙位。

3）盖嵴式桥体：又称偏侧型桥体，桥体的龈端仅与唇（颊）黏膜的一小部分呈线性接触，舌侧呈三角形开放。其特点是接触面积小，但舌侧空隙大，舌感略差，多用于上前牙牙槽嵴吸收较多者。

4）船底式桥体：桥体龈端与牙槽嵴的接触面呈船底形，有轻微接触。特点是容易清洁，但船底式桥体颊侧和舌侧的三角形空隙容易滞留食物，用于美观要求不高的下颌牙槽嵴狭窄病例。

（3）桥体龈面与牙槽嵴黏膜接触的密合度：两者之间应保持良好接触，咀嚼时对黏膜可产生轻度按摩作用，有利于组织健康。若龈面与黏膜之间形成较小间隙，会出现食物残屑滞留；反之，桥体龈面过紧压迫牙槽嵴黏膜，可形成病理性刺激，加速牙槽嵴的吸收，久之龈面与黏膜之间也会出现间隙，引起黏膜炎症。

（4）桥体龈面应高度抛光：粗糙龈面最易吸附菌斑，导致黏膜发炎。

3. **桥体的轴面设计**　桥体的轴面包括桥体的唇颊面、舌腭面和近远中面。桥体轴面应恢复缺失牙的解剖形态和生理凸度。设计要求是：

（1）唇颊面和舌腭面的外形和凸度：正确恢复缺失牙唇颊侧解剖形态，且与邻牙和同名牙相协调，符合美观要求。同时，正确恢复轴面的生理突度，在咀嚼运动中，食物的排溢流动对龈组织有生理性按摩作用。如果轴面突度恢复过小或无突度，牙龈组织会过多地受到食物的撞击；而突度过大，会失去生理性按摩作用，食物滞留，不利于自洁。

（2）唇颊面的排列位置：桥体的排列位置通常和缺牙间隙一致，排列出的桥体形态与同名牙相似，与邻牙协调。若缺牙间隙异常，可采用以下措施：若缺牙缺隙大于同名牙，轻者可以加大桥体近远中唇外展隙并加大桥体牙的唇面凸度，制作轴向发育沟纹等措施，利用视觉差来达到美观的目的；重者可酌情添加人工牙。若缺牙间隙小于同名牙，可适当磨除基牙的近缺隙面加宽间隙；还可将桥体适当扭转或与邻牙重叠或减小桥体唇面凸度，制作近远中向横沟纹，使桥体大小和形态接近同名牙。

（3）邻间隙的形态：前牙桥体唇侧邻间隙的形态应尽可能与同名牙一致。后牙颊侧的邻间隙对美观影响不大，可适当扩大，舌腭侧外展隙应扩大，以便食物溢出和清洁。

（4）唇颊面颈缘线：桥体唇颊面颈缘线位置应与邻牙协调。若缺牙区牙槽嵴吸收明显，可将桥体颈 1/3 适当内收，加大唇面龈 1/3 至中 1/3 的突度，达到对桥体牙形态和美观的要求。

4. **桥体的色泽**　桥体的颜色、光泽和透明度应与邻牙一致。对于前牙长桥修复，应根据患者的性别、年龄、肤色及其他余留牙等确定色泽。应注意在基牙预备之前比色。桥体的色泽受制作材料性能的影响，全瓷桥体、金属烤瓷桥体和金属树脂桥体可满足患者的要求。金属桥体一般只用于磨牙缺失。

5. **桥体的强度**　主要指桥体的抗挠强度（抗弯强度）。桥体在承受𬌗力时发生弯曲变形,桥基牙会产生屈矩反应,当屈矩应力大于固位体的固位力时,会使固位体松脱。当固位体固位力强大时,过大的屈矩会损伤桥基牙的健康或造成固定桥破坏。因此,需要了解影响桥体强度的因素,采取相应的措施。

(1) 影响桥体弯曲变形的因素有:桥体的厚度、宽度与长度;桥体的结构形态;固定桥支架材料的机械强度;𬌗力的大小。

(2) 增加桥体抗弯变形的措施

1) 采用有足够机械强度的材料制作桥体。

2) 铸造法制作桥体时,可增加桥体金属部分的厚度。铸造桥体金属部分时应设置增力桥架。增力桥架放在桥体承受𬌗力最大的部位,并完全包埋于桥体非金属当中,以增加桥体强度。

3) 桥体的金属桥架或金属基底尽可能设计为抗弯曲能力的形态。各桥体牙之间、桥体牙与固位体之间的连接部分形成圆弧形,减小应力集中,以增强抗弯曲能力。

4) 适当减小𬌗力。通过减小桥体𬌗面的颊舌径、扩大舌外展隙、加深颊舌沟等措施。

四、连接体的设计

连接体是连接桥体与固位体的部分。因其连接方式不同而分为固定连接体和活动连接体。

(一) 固定连接体

固定连接体是将固位体与桥体连接成一个完全不活动的整体。除半固定桥的可动连接端采用可动连接体外,各种类型固定桥的连接体都是不动连接体。不动连接体的制作方法有整体铸造法和焊接法两种。

固定连接体位于基牙的近中面或远中面,相当于天然牙的邻面接触区,其面积为 4 ~ 10mm²。前牙固定桥的连接体面积小,位于邻面的中 1/3 偏舌侧;磨牙固定桥的连接体面积较大,位于邻面的中 1/3 偏𬌗方;前磨牙固定桥的连接体面积介于磨牙与前牙之间,位于中 1/3 偏𬌗方。连接体四周外形应圆钝和高度抛光,形成正常的唇、颊、舌外展隙以及邻间隙,切忌将连接体占据整个邻间隙而压迫牙龈,影响自洁作用。焊接连接体的焊料应流布整个被焊区,焊区应高度抛光。

(二) 活动连接体

活动连接体是将固位体与桥体通过活动关节相连接。活动连接体主要用于半固定桥的活动连接端,一般用于基牙倾斜、难于取得共同就位道的后牙上。

第六节　固定桥的制作

因所选用材料不同,制作固定桥的工艺也有所不同,目前临床上比较常用的固定桥包括:金属固定桥、金瓷固定桥、全瓷固定桥和种植固定桥,其中金瓷固定桥和全瓷固定桥临床上最常用。

一、金属固定桥

金属固定桥是采用制作熔模、包埋和铸造完成的,也可以采用 CAD/CAM 技术制作。

1. 优缺点　金属固定桥坚固、耐用、经济。缺点是不美观。

2. 临床注意事项　为了患者的牙龈健康,应选择生物相容性好的金属材料,如钛和贵金属材料;牙体预备时,可考虑羽状边缘形态,后牙牙体边缘线位于龈缘之上,避免刺激牙龈。

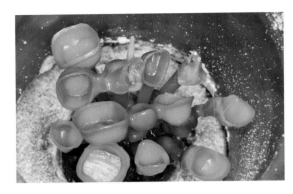

图 12-10　制作熔模和包埋

3. 技工制作　采用传统工艺或 CAD/CAM 技术制作(图 12-10 ~ 图 12-12)。

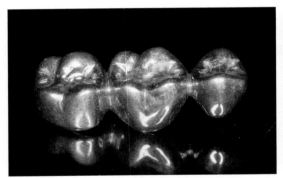

图 12-11　完成的贵金属固定桥

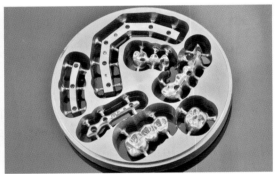

图 12-12　CAD/CAM 制作的固定桥

二、金瓷固定桥

传统工艺的金瓷固定桥加工,是先用烤瓷合金铸造固定桥的桥架,再将瓷粉高温熔附于桥架上,恢复缺失牙的形态和生理功能。由于耐磨损,色泽类似于天然牙,化学性能稳定,不易腐蚀变色,生物相容性好,对口腔黏膜无刺激等优点,在牙列缺损固定桥修复中,被临床广泛选用。缺点是长桥的桥架易发生变形,导致临床上金瓷固定桥难以就位。金瓷固定桥制作过程见图 12-13 ~ 图 12-16,注意事项如下:

1. 临床注意事项　各基牙的固位体必须有共同就位道;应选用精密的硅橡胶印模材料取印模;选用硬度较高的人造石灌注工作模型;暂时固定桥应稳定基牙的位置;取咬合记录并上𬌗架。

2. 工艺制作中的注意事项　制作可卸代型的固位钉必须与模型结合牢固;全瓷覆盖的桥体;保证固位体和桥体表面的瓷层厚度;保证连接体强度的条件下,连接体应稍偏舌侧。

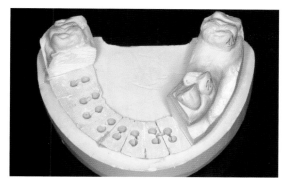

图 12-13　可卸代型的底座

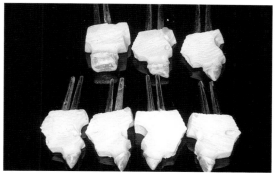

图 12-14　可卸代型

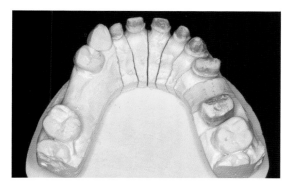

图 12-15　可卸代型模型

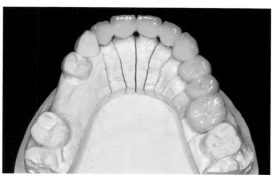

图 12-16　制作完成的金瓷固定桥

三、全瓷固定桥

现代 CAD/CAM 技术克服了铸造固定桥的桥架收缩的缺陷,采用扫描技术形成的数字化模型,设计固定桥的桥架,并在数字化机床上切削加工桥架,从而大大缩短了固定桥的加工周期,提高了制作精度。CAD/CAM 技术加工的全瓷固定桥包括玻璃陶瓷固定桥、二氧化锆全瓷固定桥和氧化锆基底冠加饰面瓷固定桥。除此之外,全瓷固定桥还可以通过粉浆涂塑渗透烧结和热压铸陶瓷铸造成形技术制作。

(一)玻璃陶瓷固定桥

1. 优缺点　玻璃陶瓷固定桥美观,主要用于前牙和前磨牙固定桥修复。其缺点是强度低,应用在后牙修复时要慎重。

2. 临床注意事项　牙体预备和印模类似于其他固定桥;先粘接,后调咬合。

3. 技工制作　以 CAD/CAM 技术修复前牙为例,可采用口内扫描或取印模扫描,形成数字化模型,设计固位体和桥体,选择颜色和大小合适的玻璃陶瓷块加工,最后烧结完成(图12-17 ~ 图 12-26)。

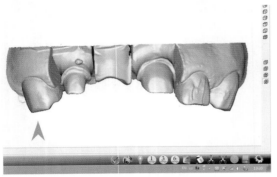

图 12-17 玻璃陶瓷固定桥修复牙体预备后的数字化模型(唇面观)

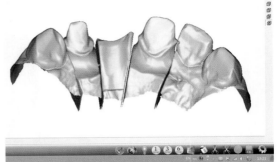

图 12-18 玻璃陶瓷固定桥修复牙体预备后的数字化模型(舌面观)

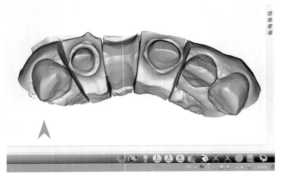

图 12-19 玻璃陶瓷固定桥修复牙体预备后的数字化模型(𬌗面观)

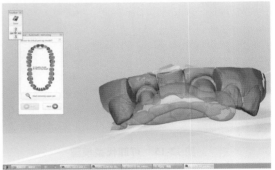

图 12-20 对数字化模型的咬合关系

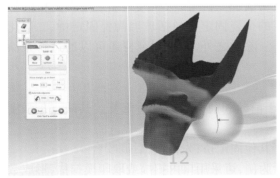

图 12-21 设计数字化模型上侧切牙的颈部边缘线

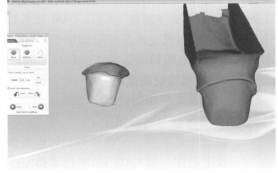

图 12-22 设计数字化模型上中切牙的颈部边缘线

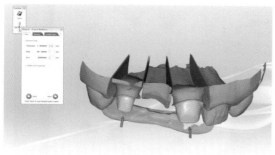

图 12-23 颈部边缘线设计完成(唇面观)

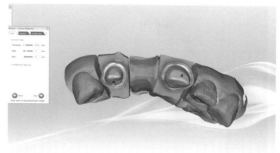

图 12-24 颈部边缘线设计完成(殆面观)

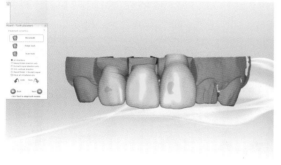

图 12-25 玻璃陶瓷固定桥设计完成

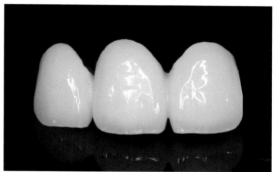

图 12-26 玻璃陶瓷固定桥制作完成

知识拓展

二氧化锆全瓷固定桥

1. 优缺点 由于二氧化锆的超强度,主要用于后牙固定桥修复。尤其是当基牙的颌间距离较低时,特别适用二氧化锆全瓷固定桥修复。其缺点修复体的颜色与天然牙有一定的差距(图 12-27 ~ 图 12-30)。

2. 临床注意事项 先调咬合,后粘接;修复前需要向患者说明修复体颜色的缺陷;当基牙的颌间距离过低时,应考虑将龈缘置于龈沟下方或行冠延长术。

3. 技工制作 以 CAD/CAM 技术修复后牙为例,根据临床修复计划,选择通透性较好的瓷块,并进行烧结前的染色处理,最后烧结完成(图 12-31 ~ 图 12-33)。

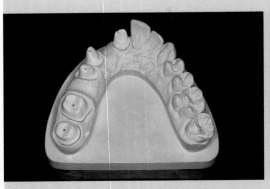

图 12-27 二氧化锆全瓷固定桥(后牙)和玻璃陶瓷固定桥(前牙)修复模型

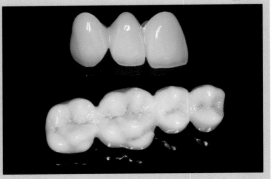

图 12-28 制作完成的二氧化锆全瓷固定桥(后牙)和玻璃陶瓷固定桥(前牙)

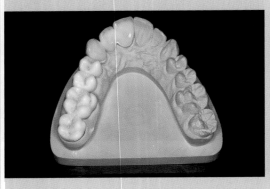

图 12-29 二氧化锆全瓷固定桥(后牙)和玻璃陶瓷固定桥(前牙)在模型上就位(殆面观)

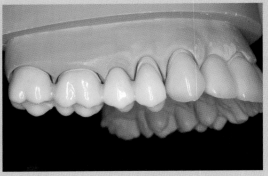

图 12-30 二氧化锆全瓷固定桥(后牙)和玻璃陶瓷固定桥(前牙)在模型上就位(颊面观)

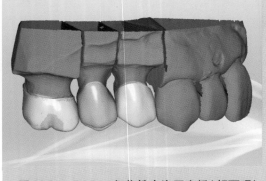

图 12-31 CAD 二氧化锆全瓷固定桥(颊面观)

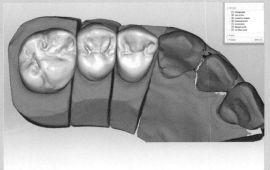

图 12-32 CAD 二氧化锆全瓷固定桥(殆面观)

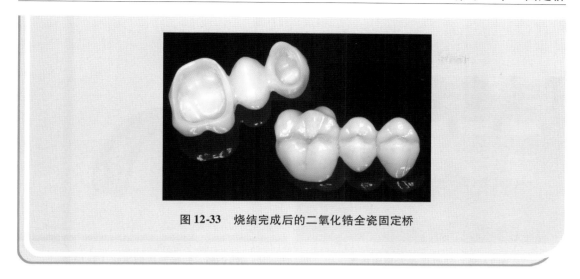

图 12-33 烧结完成后的二氧化锆全瓷固定桥

（二）二氧化锆基底冠加饰面瓷固定桥

1. 优缺点 从图 12-26 和图 12-28 不难察觉出二氧化锆全瓷固定桥与玻璃陶瓷固定桥颜色之间的差异。为了克服颜色缺陷，可以用二氧化锆制作基底冠，然后在其表面增加饰面瓷的方法制作二氧化锆基底冠加饰面瓷固定桥。该修复体的缺点是二氧化锆与饰面瓷材料之间强度的巨大差异，导致两者的结合欠佳，易出现类似于金瓷冠桥的崩瓷现象。

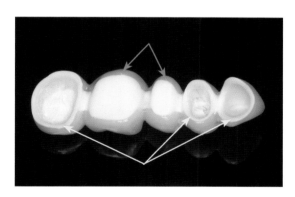

图 12-34 二氧化锆基底冠加饰面瓷固定桥，红色箭头所指饰面瓷厚度，黄色箭头所指锆基底冠厚度

2. 临床注意事项 基牙预备时，要充分考虑二氧化锆基底冠和饰面瓷的厚度达到要求，尤其是饰面瓷咬合面的厚度要均匀（图 12-34）；避免咬合过高；桥体的跨度不宜过长；咬合力过大的患者，可考虑二氧化锆全瓷固定桥修复。

3. 技工制作 烧结前的二氧化锆基底冠行染色处理（图 12-35）；CAD 过程采用"回切"技术，即在计算机上先形成固定桥修复体的外形，再形成基底冠、桥体和饰面瓷的外形，最后去除（回切）基底冠和桥体表面的饰面瓷外形，从而最终完成基底冠和桥体的设计，该方法能够确保基底冠、桥体和饰面瓷的厚度达到设计要求（图 12-36 ～图 12-44）。

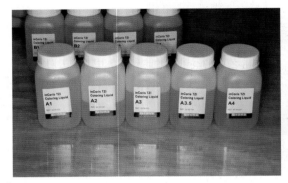

图 12-35　二氧化锆专用染色液

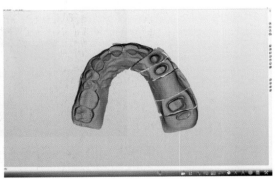

图 12-36　扫描形成数字化工作模型

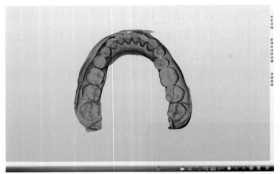

图 12-37　扫描形成数字化对殆模型

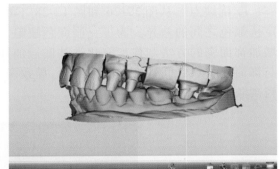

图 12-38　咬合模型设计

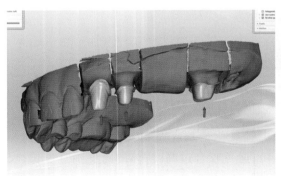

图 12-39　设计边缘线和就位道

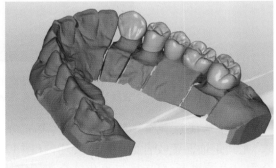

图 12-40　形成固定桥修复体的外形

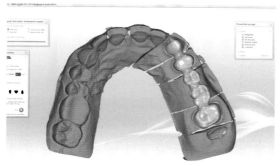

图 12-41 回切饰面瓷外形,形成基底冠和桥体

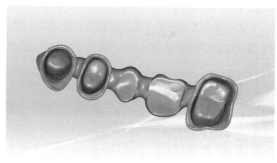

图 12-42 设计完成的基底冠和桥体

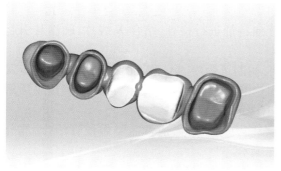

图 12-43 设计完成的二氧化锆基底冠加饰
面瓷固定桥

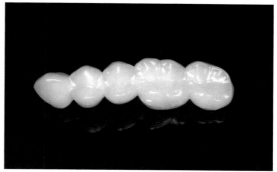

图 12-44 烧结完成后的二氧化锆基底冠加
饰面瓷固定桥

第七节 固定桥修复后可能出现的问题及处理

在固定桥修复中,只要修复前的检查、诊断正确,适应证选择恰当,设计合理,材料性能良好,制作中的各个环节准确无误,一般来说都有较好的远期修复效果。但固定桥是以天然牙为支持的一种人工修复体,随着患者的年龄增长,局部或全身健康情况的变化,天然牙的代偿功能会有所下降,若超出代偿的生理限度将导致牙周组织病变,影响固定桥的使用。

一、基牙疼痛

引起基牙疼痛的原因不同,临床表现也有所不同。常见的原因有:

(一) 过敏性疼痛

1. 固定桥在戴入和粘固过程中出现疼痛 由于就位时的机械摩擦、消毒药物以及粘固剂中游离酸等刺激暴露的牙本质,活髓牙出现疼痛,待粘固粉粘固后,疼痛可自行消失。

2. 固定桥粘固后近期内遇冷热刺激疼痛 固定桥基牙预备时切割过多或预备后未戴入暂时桥,牙髓常充血处于激惹状态,可先将固定桥作暂时性粘固,观察一段时间,待症状消失后再做永久粘固。若基牙疼痛逐渐明显,已产生牙髓炎或根尖周炎症状时,应行根管治疗。

3. 固定桥使用一段时间后出现遇冷、热刺激痛 可能是基牙产生继发龋;牙周创伤、牙龈退缩或牙颈部暴露;固位体适合性差、固位不良、桥松动;粘固剂质量差或粘固剂溶解等原因。

（二）咬合痛

1. 固定桥粘固后短期内出现咬合痛 多为早接触点引起创伤性牙周膜炎,一般经调磨去除早接触点,疼痛即可消失。

2. 固定桥使用一段时期后出现咬合痛 检查叩痛和牙松动度,并用 X 线片参考,确定是否是创伤性牙周炎或根尖周炎等。处理为调殆,牙周治疗,对于根尖周炎的基牙,可在固位体上钻孔或拆除固定桥做根管治疗。严重的根尖周炎合并牙周炎时,可能需拔除患牙,重新设计,修复失牙。

（三）自发性疼痛

固定桥粘固后若出现自发性疼痛,应根据疼痛特征进行检查,结合 X 线片,确诊其引起自发痛的原因。

1. 牙髓炎 可发生在修复后的近期或远期,初期可为冷、热、酸、甜刺激性疼痛,逐步发展为自发痛,根据其牙髓炎的特殊症状不难作出诊断。一旦牙髓炎发生,应该在确定患牙后从固位体的舌面(前牙)或殆面(后牙)立即开髓,缓解症状。

2. 根尖周炎 可表现为自发痛、叩痛或咬合痛,一旦确诊,通常需要做根管治疗,部分已做过根管治疗的患牙,可采用根尖切除和倒充填术。

3. 嵌塞性疼痛 要明确食物嵌塞的原因,首先接触点接触不良可导致食物嵌塞,进而引起牙周组织的炎症,需要拆除修复体重新制作,恢复良好的邻接关系。其次对殆牙的楔状牙尖也可导致食物嵌塞,可通过调磨对殆牙缓解症状。另外对于接触点良好的水平型食物嵌塞,则需要考虑其他的方法来解决食物嵌塞的问题。

二、龈炎

固定桥粘固后引起牙龈充血、水肿,患者刷牙、咀嚼食物时可引起牙龈出血。常见的原因有:

1. 多余粘固剂未去净,刺激龈组织引起炎症。

2. 固位体、桥体颊舌侧轴面外形恢复不良,不利于自洁和对牙龈的按摩作用。

3. 固位体边缘过长,直接压迫和刺激牙龈或边缘不贴合、有悬突,食物残渣和菌斑集聚。

4. 固位体与邻牙接触点恢复不良,导致食物嵌塞,压迫刺激牙龈。

5. 桥体龈端过长对牙槽嵴黏膜的压迫以及桥体龈端与牙槽嵴黏膜间存在间隙,均可导致黏膜发炎。

上述除可通过去除粘固剂消除龈炎外,其余各种原因在口内修整效果不佳,应拆除后重新制作固定桥。

三、基牙松动

基牙松动可能有局部和全身的原因。

1. 基牙本身的条件差,或设计不合理、桥体跨度大、基牙数量相对不足。

2. 桥体殆面过宽或牙尖过陡,恢复的殆力过大。

3. 咬合不良,使基牙遭受殆创伤。

4. 全身或局部健康下降,机体的代偿能力不足,基牙牙周组织的耐受力降低。

一旦出现基牙松动,可通过调殆以减轻基牙负担。如果疗效不佳,且牙周组织损伤严重,应拆除固定桥,治疗患牙,重新设计制作。

四、固定桥松脱

引起固定桥松动或脱落的原因很多。可能是单一原因,也可能是多种原因的集中表现。

1. 两端固位体的固位力相差悬殊,受到两端基牙运动的相互影响,很容易引起固位力小的一端松动,从而导致固定桥松动、脱落。

2. 基牙牙体预备不当,固位体固位形差。如轴面聚合角过大、殆龈距太短等。

3. 固定桥制作过程中造成的固位体与基牙不密合,可降低固位体的固位力;同时由于固位体边缘不密合,粘固剂溶解使固定桥松动。

4. 金属材料机械性能差、不耐磨,易引起固位体穿孔、粘固剂溶解,或桥架设计不当,引起桥体弯曲变形。

5. 粘固剂质量差或粘固时操作不当。

6. 基牙产生继发龋,可导致牙体组织软化或缺损,导致固定桥松动或脱落。

任何原因引起的固定义齿松动,一般都需拆除,然后分析原因,重新制订修复方案。

五、固定桥破损

1. 金属固位体磨损穿孔　多因基牙殆面预备空间不足,选用材料易磨损、腐蚀。

2. 连接体脱焊或折断　脱焊多因焊接技术或焊料有问题。若为整铸桥架,多因连接体的设计不当,应注意连接体的厚度及形态。

3. 桥体弯曲下沉　选用材料机械性能差或设计不当,如桥体跨度大、殆力大时,未采用增强桥架强度的措施。

4. 瓷层折裂　金属桥架设计制作不当、选用金属桥架的材料与瓷粉不匹配、技工操作欠规范、戴入后咬合不平衡有殆干扰等原因都可能引起瓷层折裂。

小　　结

本章节对固定桥的定义、组成、类型、适应证禁忌证、固定桥的固位、固定桥的设计及可能出现的问题等进行了详细的阐述。固定义齿的组成与类型是基本概念,固定桥的适应证、禁忌证及固位是设计的依据。本章的重点是固定义齿设计一节。

（王艳华）

思　考　题

1. 固定桥的定义和特点是什么?

2. 固定桥的组成部分和各部分的功能是什么?

3. 固定桥有哪些类型? 不同类型修复分别适用于什么情况?

4. 固定桥修复的生理基础是什么?

5. 固定桥修复的适应证有哪些？

6. 如何确定固定义齿的基牙数目？

7. 固定桥的固位及影响因素是什么？

8. 固定桥设计中基牙的设计要求有哪些？

9. 减小固定桥𬌗力的措施有哪些？

10. 固位体设计中应注意的问题有哪些？

11. 桥体设计中应注意的问题有哪些？

12. 固定桥桥体龈端的类型有哪几种？分别适用于什么情况？

13. 固定桥修复后可能出现的问题及处理措施？

第十三章 全口义齿

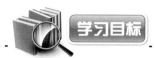 学习目标

口腔医学专业：

　　1. 掌握：全口义齿的组成；无牙颌解剖标志及其临床意义；颌位关系记录与转移；排牙原则。

　　2. 熟悉：影响全口义齿固位和稳定的因素；全口义齿修复前的准备；全口义齿制作；戴用义齿后出现问题及处理。

　　3. 了解：全口义齿初戴；全口义齿的修理。

口腔医学技术专业：

　　1. 掌握：全口义齿的组成；颌位关系记录与转移；排牙原则；全口义齿制作。

　　2. 熟悉：全口义齿的修理；无牙颌解剖标志及其临床意义；影响全口义齿固位和稳定的因素。

　　3. 了解：全口义齿修复前的准备；全口义齿初戴；戴用义齿后出现问题及处理。

　　为牙列缺失患者制作的义齿称全口义齿(complete denture)。全口义齿是黏膜支持式义齿，由基托和人工牙两部分组成。其中基托构成了人工牙之外的整个义齿部分。全口义齿一般分为常规全口义齿、即刻全口义齿、覆盖全口义齿、种植全口义齿、单颌全口义齿。

第一节　全口义齿修复有关的基本知识

一、无牙颌的解剖标志

　　牙列缺失患者的上下颌称为无牙颌，制作全口义齿与无牙颌的解剖标志有密切关系(图13-1)。

　　(一) 无牙上颌的解剖标志

1. 上颌牙槽嵴　上颌牙槽嵴呈弓形，为上牙列缺失后牙槽骨逐渐吸收改建而形成。其

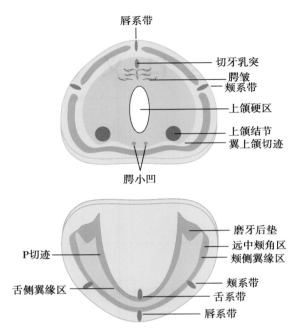

图 13-1　无牙颌的解剖标志

上覆盖着较厚且致密的黏膜,黏膜表层为高度角化的鳞状上皮,黏膜下层与骨膜紧密相连,是承受义齿咀嚼压力的主要区域。承受能力的大小与牙槽嵴的丰满度及覆盖其上的黏膜弹性、厚度和可移动性等相关。

2.　上颌唇系带　是位于口腔前庭内牙槽嵴唇侧中线上的一扇形或线形黏膜皱襞,是口轮匝肌在颌骨上的附着处。唇系带随着唇的功能活动而有较大的活动范围,对上颌全口义齿的固位有影响。因此,无牙颌取印模时上唇需要适当的肌功能修整,以反映上颌唇系带的活动范围;相应的义齿基托边缘在此形成 V 形切迹,以免妨碍系带的运动而影响义齿固位。

3.　上颌颊系带　位于前磨牙牙根处,呈扇形附着在牙槽嵴顶的颊侧黏膜皱襞,数目不定,是提口角肌的附丽处。义齿基托边缘在此处应作切迹,以适应颊系带的活动,有利于义齿固位(图 13-2)。上颌颊系带将口腔前庭分为前弓区和后弓区。唇、颊系带之间为前弓区,颊系带以后为后弓区。前弓区的结缔组织疏松,无肌肉直接附着。在不影响上唇活动的情况下,应尽量将义齿唇侧基托伸展至黏膜反折皱襞处,以获得良好的边缘封闭作用,有利于义齿固位。

4.　颧突　位于后弓区内相当于上颌第一磨牙根部的骨突,此区黏膜薄,为避免患者戴义齿后出现疼痛或义齿以此为

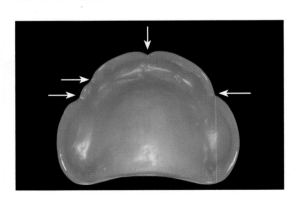

图 13-2　义齿基托边缘形成的 V 形切迹

支点前后翘动,相应的基托组织面做缓冲。

5. 上颌结节 是上颌牙槽嵴两侧远端的圆形骨突,表面有黏膜覆盖。其颊侧多有明显倒凹,与颊黏膜之间形成颊间隙。上颌义齿基托的颊侧翼缘应充满在此间隙内,有利于义齿的固位和稳定。

6. 翼上颌切迹 位于上颌结节之后,是蝶骨翼突与上颌结节后缘之间的骨间隙,表面覆盖黏膜,形成软组织凹陷,是上颌全口义齿两侧后缘的界限。

7. 切牙乳突 位于腭中缝的前端,上颌中切牙的腭侧,为一梨形或卵圆形的软组织突起。其下为切牙孔,有鼻腭神经和血管通过。因此,覆盖该区的义齿基托组织面应做适当缓冲,以免压迫切牙乳突产生疼痛。切牙乳突与上中切牙之间的距离相对稳定,所以切牙乳突是上颌重要而稳定的解剖标志,可作为排列上颌中切牙的参考标志:①两个上颌中切牙的交界线通过切牙乳突中点;②上中切牙唇面在切牙乳突中点前 8~10mm;③上颌两侧尖牙牙尖顶连线应通过切牙乳突中点前后 1mm 范围内;④对于上颌前部缺牙较多,唇侧骨板吸收明显者,上颌两侧尖牙牙尖顶连线通过切牙乳突后缘。

8. 腭皱 位于上颌腭前部腭中缝的两侧,为不规则的波浪形软组织横嵴,有辅助发音的功能。

9. 上颌硬区 位于上颌腭穹隆中部的前份,骨组织呈嵴状隆起,又称上颌隆突或腭隆突。表面覆盖黏膜甚薄,受压后易产生疼痛。义齿可以此为支点左右翘动或折裂,因此,覆盖该区的基托组织面应适当缓冲。

10. 腭小凹 是口内黏液腺导管的开口,位于腭中缝两侧,软硬腭连接处的稍后方,为并列的两个小凹。上颌全口义齿的后缘应在腭小凹后 2mm 左右处。

11. 颤动线 当患者发"啊"音时,软腭位于同硬腭交界的部位发生颤动,故又称为"啊"线。颤动线分为前颤动线和后颤动线。硬腭与软腭(软腭腱膜)结合的部位称为前颤动线,是一条假想线,从一侧翼上颌切迹延伸至对侧的翼上颌切迹。后颤动线大致位于软腭腱膜和软腭肌的结合部位(图 13-3)。前后颤动线之间的区域宽约 2~12mm,平均 8.2mm,有一定的弹性。

12. 后堤区 前后颤动线之间可以稍加压力,作为上颌全口义齿后缘的封闭区,义齿基托组织面在此区域向黏膜方向突起形成后堤区。当取无牙上颌印模时此区需加压,加压不足时,可以刮除前颤动线略后方模型表面的石膏,使完成后的上颌全口义齿基托后缘组织面形成轻微的隆起,对前后颤动线之间的黏膜产生轻微压迫,起到边缘封闭作用,从而获得义

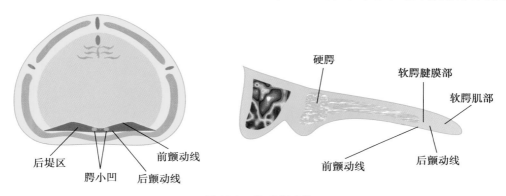

图 13-3 前后颤动线

齿良好的固位,此操作称为后堤区的处理。后堤区的前后向宽度因腭部的形态不同可分为以下三种类型(图13-4):

(1) 硬腭平坦形:腭穹隆平坦,向后延伸进入软腭后稍下垂,硬软腭成近似水平连接,后堤区宽度可达 5～10mm,对固位最为有利。

(2) 硬腭高拱形:腭穹隆高拱,软腭向下弯曲明显,与水平面的角度接近70°,后堤区宽度小于3mm,不利于固位。

(3) 中间形:腭穹隆形状介于上述两者之间,硬软腭成弧线连接,与水平面的角度接近45°,后堤区宽度3～5mm,对固位也有利。

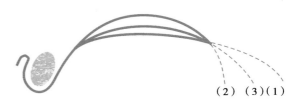

图13-4 上颌后部封闭区的三种类型
(1)水平型封闭区宽 (2)垂直型封闭区窄 (3)弧线型封闭区适度

(二) 无牙下颌的解剖标志

1. 下颌牙槽嵴 呈弓形,其结构与上颌牙槽嵴相似,但由于下颌支持咀嚼压力的面积较上颌小,单位面积所承受的𬌗力较上颌大,故下颌牙槽骨易发生严重吸收,使牙槽嵴变成刃状或低平。造成下颌全口义齿固位和稳定差,易出现压痛。

2. 下颌唇系带 是位于口腔前庭内下颌牙槽嵴唇侧中线的黏膜皱襞,与上颌唇系带遥遥相对。义齿基托边缘应在此处形成切迹。

3. 下颌颊系带 位于无牙颌相当于下颌前磨牙牙根部的颊侧黏膜皱襞。下颌全口义齿基托边缘在此处应形成切迹。

4. 下颌前弓区 是位于下颌唇、颊系带之间的区域。在不影响下唇活动的情况下,义齿基托边缘应伸展至黏膜反折皱襞。

5. 颊侧翼缘区 位于下颌后弓区,颊系带与咬肌下段前缘之间。当下颌后部牙槽嵴吸收平坦时,该区又称颊棚区。外界是下颌骨外缘,内侧是牙槽嵴的颊侧斜坡,前缘是颊系带,后缘是磨牙后垫。此区面积较大,骨质致密。义齿基托在此区可有较大的伸展,有利于义齿的固位和承受𬌗力。

6. 远中颊角区 位于咬肌前缘颊侧翼缘区后方。因受咬肌前缘活动的影响,义齿基托边缘不能伸展过多,否则会引起义齿脱位或压痛。

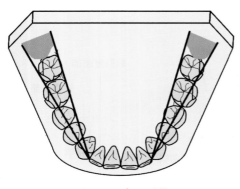

图13-5 磨牙后垫

7. 磨牙后垫 位于下颌第三磨牙牙槽嵴远端的黏膜软垫,呈圆形、梨形或卵圆形,覆盖在磨牙后三角上,是下颌全口义齿后界封闭区。下颌全口义齿后缘应覆盖磨牙后垫的前1/2或全部。磨牙后垫可作为排列人工牙的标志:①从垂直向看,磨牙后垫可决定下颌𬌗平面的位置,下颌第一磨牙的𬌗面应与磨牙后垫的1/2等高;②从前后向看,下颌第二磨牙远中面应位于磨牙后垫前缘;③从颊舌向看,磨牙后垫颊面,舌面向前与下颌尖牙的近中面形成一个三角形,下颌后牙的舌尖应位于此三角形内(图13-5)。

8. 舌系带　位于口底的中线部,是连接口底和舌腹的黏膜皱襞,呈扇形,随舌活动度较大。下颌全口义齿舌侧基托边缘应在此处形成切迹,以免影响和限制舌活动,造成义齿脱位或压伤舌系带。

9. 下颌隆突　又称为下颌舌隆突,是位于下颌相当于前磨牙根部的舌侧。该骨突可见于单侧或双侧,形状和大小不等,其上黏膜较薄,受压易产生疼痛。与之相应的基托组织面应做缓冲。骨突显著在其下方形成倒凹者,需手术铲除后再制作全口义齿。

10. 下颌舌骨嵴　位于下颌骨后部的舌侧,从第三磨牙区斜向前磨牙区,由宽变窄,又称内斜嵴。下颌舌骨嵴表面覆盖的黏膜较薄,其下方有不同程度倒凹。覆盖此区的基托组织面应做适当缓冲,以免产生压痛。

11. 舌侧翼缘区　是下颌全口义齿舌侧基托与口底黏膜接触的部位。此区的后部位于下颌舌骨后窝,下颌舌骨后窝位于下颌舌骨嵴的后方,下颌全口义齿舌侧基托向后越过下颌舌骨嵴,向外侧弯曲,伸展至下颌舌骨后窝,可抵抗义齿前脱位。从下颌舌骨嵴至下颌舌骨后窝底的深度越深,下颌全口义齿的固位效果越好。

二、无牙颌组织结构的特点

无牙颌各部分的组织结构不同,承受𬌗力的能力也不同,所以义齿基托与各个部位的接触关系各异。根据无牙颌的组织结构特点与全口义齿的关系,将无牙颌分为主承托区、副承托区、边缘封闭区和缓冲区(图13-6)。

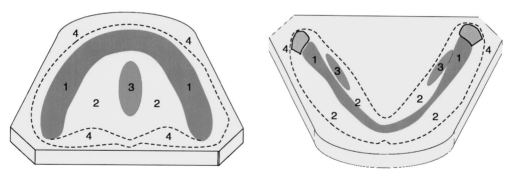

图13-6　上下无牙颌的分区
1. 主承托区　2. 副承托区　3. 缓冲区　4. 边缘封闭区

(一) 无牙颌的分区

1. 主承托区　指垂直于𬌗力方向的区域,是承受𬌗力的主要部位。包括牙槽嵴顶、腭穹隆、颊棚区等。牙槽嵴宽且高者利于义齿固位,窄小低平者不利于义齿固位。义齿基托与主承托区黏膜应紧密贴合。

2. 副承托区　指与𬌗力方向成一定角度的区域,包括上下颌牙槽嵴的唇颊和舌腭侧,不包括硬区。副承托区与唇颊的界限在口腔前庭黏膜反折线处,与舌的界限在口底的黏膜反折线处。副承托区不能承受过大压力,只能协助主承托区分担部分𬌗力。义齿基托与副承托区黏膜也应紧密贴合。

3. 边缘封闭区　指义齿边缘接触的软组织部分,如黏膜皱襞、系带附丽部、上颌后堤区和下颌磨牙后垫区,此区不能承受压力(除后堤区外)但可紧密贴合包裹基托边缘,使空气不能进入基托与组织之间,形成良好的边缘封闭,从而形成负压和两者之间的吸附力,增强义齿固位。基托边缘应制成略厚的圆钝形,与移行黏膜吻合,利于义齿固位。上颌义齿后缘封闭区软组织有明显的可让性,此区的基托后缘组织面可略突起形成后堤,后堤压迫该区软组织,使之轻度凹陷而利于固位。

4. 缓冲区　主要指无牙颌的上颌隆突、颧突、上颌结节的颊侧、切牙乳突、下颌隆突、下颌舌骨嵴以及牙槽骨上的骨尖、骨棱等部位。表面黏膜很薄,不能承受咀嚼压力,需要缓冲咀嚼压力的区域。应将上述各部分的义齿基托组织面的相应部位磨除少许做缓冲处理,以免组织受压产生疼痛。

(二) 义齿表面和义齿间隙

1. 义齿表面　基托和人工牙共同构成义齿的三个表面。对义齿的固位、稳定和舒适有很大影响。

(1) 组织面:组织面是义齿基托与相应口腔黏膜接触的面。两者之间必须紧密贴合才能形成大气负压和吸附力,使义齿在口腔中获得良好固位。

(2) 磨光面:义齿基托与唇、颊、舌黏膜接触的一面为磨光面。一般应制成凹面,以利义齿固位和稳定,基托磨光面应光亮,美观舒适。基托厚度约 1.5 ~ 2.5mm。过厚影响义齿固位和面容及软组织运动,过薄易折断。

(3) 咬合面:是上下颌人工牙咬合接触的面,主要有咀嚼功能。上下咬合面的接触关系和位置,对义齿的稳定具有重要意义。

2. 义齿间隙　是在口腔内容纳义齿的潜在空间。原为自然牙列及相关组织所占据的空间,指义齿和周围软组织处于平衡的区域,又称其为中性区。天然牙列缺失后,周围的软硬组织也发生吸收和减少,要通过调整义齿基托厚度和范围使全口义齿位于这个间隙内,既不影响唇颊舌肌的正常活动,又可恢复患者由于缺牙造成的面容改变。

三、牙列缺失后的组织改变

(一) 颌骨的改变

牙列缺失后,上下颌骨的改变主要是牙槽嵴的萎缩。随着牙槽嵴的吸收,上下颌骨逐渐失去原有的形状和大小。牙槽嵴吸收速率在牙缺失后前 3 个月最快,3 ~ 5 个月吸收速率减慢,大约 6 个月后吸收速率明显下降,拔牙后 2 年吸收速度趋于稳定。剩余牙槽嵴以每年约 0.5mm 的速度吸收,将终生持续。因此,全口义齿修复时机应在拔牙后 3 ~ 5 个月。确实急需的,最早也应在拔牙后 1 个月进行。过早取印模,义齿完成后基托与黏膜间出现间隙,影响义齿固位。

1. 上、下颌骨的改变　牙槽嵴的吸收多少与骨质密度直接有关,一般骨质疏松部分吸收大于骨质致密部分。上颌骨唇颊侧骨板较腭侧骨板疏松,而下颌骨舌侧骨板较唇颊侧骨板疏松。因此,上颌牙槽嵴呈现外侧骨板吸收快于内侧骨板,吸收方向向上向内,上颌牙弓逐渐变小,牙槽嵴变低、变窄,腭穹隆变浅变平的现象(图 13-7);而下颌牙槽嵴则呈现内侧骨板吸收快于外侧骨板,吸收方向向下向外,下颌牙弓逐渐变大的现象(图 13-8)。上颌骨吸收严重者,切牙乳突、颧突根部与牙槽嵴顶接近甚至平齐。下颌骨吸收严重者,下颌舌骨嵴、外斜线、颏孔等可接近牙槽嵴顶。

2. 义齿修复与牙槽嵴的吸收　牙槽嵴的持续吸收情况与是否修复义齿以及修复效果

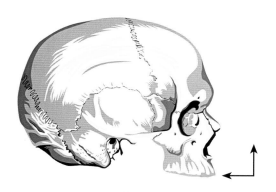

图 13-7　上颌牙槽嵴吸收方向向上向内

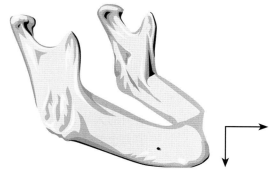

图 13-8　下颌牙槽嵴吸收方向向下向外

好坏有关。此外,与患者全身健康状态和骨质代谢状况有关。未做全口义齿修复者,由于上下颌骨得不到足够的功能刺激,牙槽嵴萎缩程度较义齿修复者严重。局部颌骨受力过大,牙槽嵴吸收也较快。

（二）软组织的改变

1. 面容的改变　面颊部由于缺乏软硬组织的支持和功能性的刺激,失去正常的张力和弹性而内陷。面下 1/3 高度变短,上唇丰满度差,口角下垂,鼻唇沟加深,口周皮肤皱褶增多,使面型变得苍老（图 13-9）。

2. 系带位置的改变　牙槽骨因不断吸收,变得低而窄,使附着在颌骨上的唇、颊、舌系带与牙槽嵴顶的距离变短,甚至与牙槽嵴顶平齐。唇、颊、舌沟间隙变浅,严重者口腔前庭与口腔本部无明显界限。

3. 口腔黏膜的改变　因失去正常的功能刺激,组织的萎缩,黏膜变薄变平,弹性及润泽性降低,对疼痛和压力的敏感性增强。

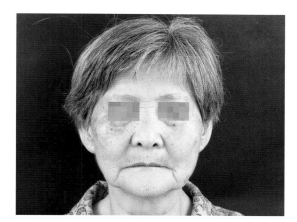

图 13-9　修复前的面容

4. 舌组织的改变　牙列缺失后,舌失去牙的限制,向前向外扩张,舌体变大,影响义齿的固位。

四、全口义齿的固位和稳定

要使全口义齿获得良好的修复效果,义齿必须要有良好的固位和稳定。固位是义齿抵抗从口内垂直脱位的能力。稳定是指义齿抵抗从口内侧向和前后向脱位的能力。如果全口义齿固位不好,患者张口时即容易脱位。如果义齿不稳定,患者在说话和吃饭时则会侧向移位或翘动,造成义齿脱位和牙槽嵴创伤。

（一）全口义齿的固位原理

全口义齿能附着在上下颌骨上是因为有吸附力、大气压力和表面张力等物理作用的结果。

1. 吸附力的作用　　吸附力是指两种物体分子之间相互的吸引力，包括附着力和内聚力。附着力是指不同分子之间的吸引力。内聚力是指同种分子之间的内聚力。全口义齿的基托组织面与唾液，唾液与黏膜之间产生了附着力，唾液本身分子之间产生内聚力，使全口义齿获得固位。①吸附力的大小，与基托和黏膜之间的接触面积和密合程度有关。接触面积越大，越密合，其吸附力也就越大。②吸附力的大小与唾液的质和量有关。如果唾液的黏稠度适中，流动性小，则可加强附着力和内聚力，而增强义齿的固位；如果唾液的黏稠度低，流动性大，则可减低固位作用；但如果唾液过于黏稠，唾液不易于压缩成一薄膜也不利于义齿的固位；患者口腔唾液分泌量少干燥时，义齿固位困难。

2. 大气压力　　根据物理学原理，当两个物体之间产生负压，而周围空气不能进入时，外界的大气压力将两个物体紧压在一起，只有在使用一定的力量破坏了负压之后，两个物体才能分开。同理，全口义齿基托边缘与周围的软组织保持紧密的接触，形成良好的边缘封闭，使空气不能进入基托与黏膜之间，在基托与黏膜之间形成负压。在大气压作用下，基托和组织密贴而使义齿获得固位。

3. 表面张力　　使液体表面收缩的力叫表面张力，是液体分子之间互相吸引形成的内聚作用。全口义齿基托边缘与黏膜之间通过唾液的表面张力，来防止空气进入基托与黏膜表面之间，使基托紧贴黏膜，获得良好的边缘封闭效果，从而保证了基托与黏膜之间吸附力和大气压力的存在。

（二）影响义齿固位的有关因素

1. 颌骨的解剖形态影响基托面积　　固位力的大小与基托面积大小成正比。因此，颌弓宽大，牙槽嵴高而宽，腭穹隆高且深，系带附着距离牙槽嵴顶较远，则义齿基托面积大，固位作用好；反之，若颌弓窄小，牙槽嵴吸收后低平而窄，腭穹隆平坦，系带附着距离牙槽嵴顶近，则义齿基托面积小，固位作用差。牙槽嵴的有些倒凹也可以产生机械的锁扣作用，利于义齿固位。如上颌结节颊侧、下颌舌骨嵴下方等部位。

2. 口腔黏膜的性质　　若黏膜的厚度适宜，具有一定的弹性和韧性，则基托组织面与黏膜易于密合，边缘也易于获得良好封闭，有利于义齿固位。若黏膜过薄，缺乏弹性，基托组织面不易与之贴合，边缘封闭差，不利于义齿固位，并易产生压痛。唇、颊、舌沟处的黏膜，含有疏松的黏膜下层组织，义齿基托边缘伸展到移行皱襞，获得良好的边缘封闭，有利于义齿的固位。

3. 基托边缘伸展的范围　　在上颌，基托唇颊边缘应伸展到唇颊沟内，唇颊系带处的基托边缘应做成 V 形切迹，避免影响系带活动，导致义齿脱位。上颌结节的颊侧基托应伸展到颊间隙内，以利固位。义齿后缘两侧应伸展到翼上颌切迹。基托后缘应止于硬软腭交界处的软腭上，并形成后堤区，可以加强义齿后缘的封闭作用。

在下颌，基托的唇颊边缘应伸展到唇颊沟内。舌侧基托边缘应伸展到口底。唇、颊、舌系带边缘应做成 V 形切迹，基托后缘应覆盖磨牙后垫的前 1/2 或全部，义齿基托边缘应圆钝且充满黏膜皱襞,以获得良好的边缘封闭。

基托边缘伸展范围、形状和厚度,对义齿的固位非常重要。在不影响周围组织正常活动的情况下,应尽量伸展基托边缘,并保持与移行黏膜皱襞紧密接触,获得良好的封闭作用,对抗义齿的脱位。

4. **唾液的性质**　唾液的质和量可影响义齿的固位。唾液的黏稠度、量和流动性适中,在基托和黏膜间可形成一层唾液薄膜,吸附力强,利于义齿固位。反之,唾液过于黏稠或稀薄,唾液量过少或过多,流动性过小或过大,在基托和黏膜间不能形成一层唾液薄膜者,吸附力差,不利于义齿固位。口腔干燥症者及颌面部放射治疗后患者,唾液分泌量极少,义齿固位也有困难。帕金森病患者由于共济失调、吞咽功能差,导致口底积存大量唾液,影响下颌全口义齿固位。

5. **重力**　当人处于直立姿势时,重力使下颌义齿贴紧黏膜,利于固位;对于上颌而言,重力则使义齿脱离黏膜,不利于固位。在大多数的情况下,重力对义齿的影响与其他固位因素相比,显得微不足道。但当制作上颌义齿的材料明显加重义齿重量(如金属基托或后牙贵金属殆面),并且其他的固位因素不佳时,义齿的重量就会对其固位造成较大的影响。同理,增加下颌义齿的重量理论上可以加强义齿的固位。

(三) 影响全口义齿稳定的因素

1. **良好的咬合关系**　正常人在正中咬合时,由于有上下颌自然牙列殆面尖窝交错的扣锁作用,下颌对上颌的位置关系是恒定的,而且很容易重复。全口义齿戴在无牙颌患者口内时,上下后牙的尖窝关系也应符合该患者自然牙列时上下颌的位置关系。只有这样,咬合关系才能有助于义齿稳定。若义齿的咬合关系与患者上下颌的颌位关系不一致,或上下人工牙列间的咬合有早接触,都会出现义齿翘动,造成义齿脱位。因此,制作全口义齿时,确定正确颌位关系极其重要。

2. **合理的排牙**　全口义齿的人工牙排在原自然牙列的位置,即位于中性区,人工牙就不会受到唇颊舌肌的侧向推力,有利于义齿的稳定。如果排牙明显偏向唇颊,或偏向舌侧,唇颊肌或舌运动就很容易破坏义齿的稳定。同时全口义齿的人工牙排列,要形成合适的纵殆曲线和横殆曲线。上下颌做正中咬合时,殆面应均匀广泛地接触,前伸、侧方殆运

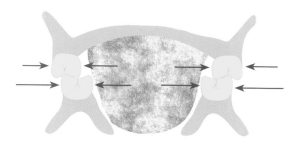

图 13-10　颊肌和舌肌形成的夹持力

动时应达到平衡殆,才能有利于义齿的稳定。如果正中殆有早接触,前伸、侧方殆未达到平衡殆。则义齿在咀嚼时会出现翘动,脱位。

3. **理想的基托磨光面形态**　基托磨光面形态应呈凹面,唇、颊、舌肌作用在基托上时能对义齿形成夹持力,使义齿更加稳定(图 13-10)。

全口义齿的固位和稳定,可相互影响,缺一不可。固位力强可弥补稳定的不足,而牙槽嵴萎缩等解剖因素造成的固位力差,又可通过改进磨光面形态、咬合面形态等弥补。因此,良好的固位和稳定是全口义齿修复成功的基本要素。

第二节　无牙颌的口腔检查和修复前的准备

一、病史采集

采集病史时主要了解以下情况。

1. 主观要求　患者对全口义齿修复效果的认可程度,对义齿修复的治疗方案、修复过程、费用的认知。

2. 患者的职业、年龄、性别　一些患者由于工作性质的原因对义齿设计有特殊要求,如演员、主持人、教师等。年龄、性别的差异,对义齿的要求也有不同。

3. 既往口腔科治疗情况　缺牙原因,缺牙时间的长短。是否修复过,既往义齿使用情况与患者评价。是否对某些齿科材料过敏。是否有过颌面外科手术病史,颌骨有无畸形。

4. 全身健康情况　患者的全身健康情况越差,年龄越大,骨的愈合就越慢,牙槽骨萎缩越多,组织越敏感。耐受、调节能力也越差,对义齿的适应也较慢。

糖尿病患者由于唾液分泌量减少,导致口干,而影响义齿固位。内分泌失调易发生在更年期的女性,骨质疏松、骨质吸收较正常人快。

5. 性格和精神心理情况　一般性情开朗、积极乐观、富有耐心、持之以恒积极配合的患者,对全口义齿能很快适应,易于满意。

二、口腔检查

(一) 颌面部

检查患者颌面部左右是否对称,有无畸形、缺损,面下 1/3 高度是否协调。注意唇的丰满度,上唇的长短。侧面脸型是直、凸还是凹型。下颌运动是否正常,下颌张口时有无习惯性偏斜或前伸。颞下颌关节有无疼痛、弹响、张口困难等症状。

(二) 牙槽嵴

了解拔牙时间,检查拔牙后伤口愈合情况以及牙槽骨吸收的稳定程度。通常在拔牙后 3~5 个月,最早 1 个月可开始制作义齿。牙槽嵴的高低及宽窄,对义齿的固位、稳定和支持作用有较大影响,高而宽者比低而窄者的修复效果要好。

(三) 颌弓形状和大小

颌弓形状一般分为方圆形、卵圆形和尖圆形三种。颌弓形状对选择人工牙的形态有参考价值。颌弓大小分为大、中、小三种。颌弓的大小与所选择牙列的长短有关。检查时注意上、下颌弓的形状和大小是否协调。上、下颌吸收情况是否一致。若上、下颌弓的形状与大小差别较大时,会给排列人工牙造成困难。

(四) 上下颌弓的位置关系

1. 水平关系　指上、下颌弓之间的前后、左右关系,一般有三种情况。

(1) 正常的位置关系:上、下颌弓的前后位置关系正常,形状和大小基本一致,可以正常排牙。

(2) 上颌前突的位置关系:上颌弓位于下颌弓的前方和侧方,上颌弓大于下颌弓,排列前牙比较困难。

（3）下颌前突的位置关系：下颌弓位于上颌弓的前方和侧方，上颌弓小于下颌弓，人工牙的排列困难。

2. 颌间距离　无牙颌的颌间距离，是指正中𬌗时，上、下颌牙槽嵴之间的距离。此距离的大小与原来天然牙临床牙冠长度和牙列缺失后牙槽嵴吸收的程度有关。一般分为三种情况：

（1）颌间距离适中：牙槽嵴的高度和宽度合适，上、下颌牙槽嵴顶间的距离适中，有利于人工牙的排列及义齿的支持和固位。

（2）颌间距离过小：牙槽骨吸收较少，上、下牙槽嵴较丰满。有利于义齿的支持和固位，但给排牙带来困难，多需磨除人工牙的盖嵴部，方可排入人工牙。

（3）颌间距离过大：多因缺牙时间长未及时修复，牙槽骨吸收严重所致。方便排列人工牙，但因人工牙的𬌗面距牙槽嵴顶较远，咀嚼时易产生杠杆作用，引起义齿翘动，不利于固位。

（五）腭穹隆的形状

上颌全口义齿的固位和支持作用与腭穹隆的形状有很大关系。详见无牙颌解剖标志。

（六）唇、颊和舌系带附着位置

检查上、下唇系带的形状和位置，是否与面部中线一致。牙槽嵴吸收严重时系带附着点相应移位，接近牙槽嵴顶，甚至与之平齐。当系带运动时易造成义齿脱位。

（七）舌的位置及大小

舌体位置不正常，如舌后缩时可因舌体接触下颌后牙而导致义齿的不稳定。牙列缺失后，舌体由于没有牙列的限制可变大。义齿修复后，舌体经过一段适应逐渐恢复原有形状。

（八）对旧义齿的检查

如果患者戴用过全口义齿，应询问其重做的原因和要求，戴用时间和使用情况。仔细检查旧义齿在口腔内的情况，针对存在的问题进行分析和改正，以便在制作新义齿时达到患者的要求。如果患者戴用旧义齿多年，对外形已适应且满意，仅因为𬌗面重度磨耗而要重做者。在制作时，可复制人工牙排列位置及义齿磨光面外形，以便患者尽快适应新义齿。

三、修复前的外科处理

1. 牙槽突修整术　牙槽嵴上有不规则的骨突、骨尖、骨嵴或倒凹，影响义齿戴入或使用时疼痛，可行牙槽突修整术。

2. 牙槽嵴增高术　为了提高义齿的固位，对吸收严重的上、下颌骨低平的牙槽嵴，可行牙槽嵴增高术。

3. 上颌结节修整术　上颌结节较大，在颊侧骨突上方形成明显的组织倒凹，如同时上颌前牙区牙槽嵴的唇侧也有明显倒凹时，则影响上颌义齿的就位。如两侧上颌结节均较突出时，可只选择结节较大的一侧作修整，另一侧可通过在基托面进行缓冲的方法来减小倒凹，或是改变义齿就位方向，让义齿容易就位。上颌结节过高时有可能与下颌磨牙后垫接近，为了使上、下颌牙槽嵴之间有足够的间隙，有时需降低上颌结节的高度。

4. 下颌舌隆突修整术　下颌舌隆突过大时，其下方形成明显的倒凹，当不能用缓冲基托组织面的方法来解决时，修复前应做外科修整。

5. 唇、颊沟加深术　唇、颊沟过浅时影响义齿边缘伸展,导致义齿固位差。可通过唇、颊沟加深术,相对增加牙槽嵴高度,以增强义齿固位。

6. 唇、颊系带成形术　牙槽嵴吸收严重者,唇、颊系带附着点接近牙槽嵴顶,有的甚至与之平齐。与系带相应的基托切迹处易破坏边缘封闭,不利于义齿的固位,且使此处基托过窄而易折断,应在修复前做系带成形术。

7. 残根处理　牙槽嵴上有残根者,应根据具体情况采取不同措施。①牙根明显松动者应拔除;②牙根稳固,经 X 线照片骨吸收不超过 2/3 者,可在根管治疗后保留牙根,在其上制作覆盖义齿。

8. 松软牙槽嵴　下颌前部是天然牙而上颌是单颌全口义齿时,上颌前部牙槽嵴因受较大𬌗力作用而吸收,同时在此处形成移动性较大的纤维组织,称为松软牙槽嵴。对于松软牙槽嵴的处理,临床上存在两种观点:①一种主张手术切除后修复;②另一种不主张手术切除。这种观点认为松软牙槽嵴有一定承受𬌗力的能力。可在取印模时,选用合适有孔无牙颌托盘或特制有孔个别托盘,操作中轻压就位,让多余的印模材料从托盘孔中溢出,以减小松软牙槽嵴的变形,从而获取较准确的印模。

第三节　全口义齿的制作

全口义齿制作的主要步骤有取印模,灌注模型,颌位关系记录,上𬌗架,排牙,调𬌗,试戴,完成义齿,初戴,复查与修改。

一、印模和模型

参见第五章。

二、颌位关系记录

(一) 颌位关系的概念

颌位关系是指下颌对上颌的位置关系,包括垂直关系和水平关系。

颌位关系记录是指用𬌗托来确定并记录患者面下 1/3 的适宜高度和两侧髁突在下颌关节凹生理后位(正中关系位)时的上、下颌位置关系。在这个上、下颌骨的位置关系上,用全口义齿来重建无牙颌患者的正中𬌗关系。

天然牙列存在时,上、下颌骨的正常位置关系是靠上、下颌牙的咬合接触即后牙𬌗面间尖窝交错的接触关系(正中颌位)来维持的。正中颌位处于正中关系位前约 1mm 的范围内或二位一致。自然牙列缺失后,正中颌位随之丧失。上、下颌关系唯一稳定参考位是正中关系位。因此,在制作全口义齿时,必须准确地记录患者在适宜面下 1/3 高度情况下的正中关系位。即记录垂直颌位关系和水平颌位关系。

(二) 垂直颌位关系

确定垂直颌位关系即确定垂直距离。垂直距离为自然牙列呈正中𬌗时,鼻底到颏底的距离,也就是面下 1/3 的距离。牙列缺失后,上、下无牙颌牙槽嵴顶之间的间隙形成颌间距离(图 13-11)。此距离在口内不易被直接测量,只能通过面下 1/3 的长度间接测量。

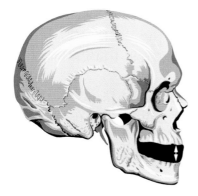

图 13-11　颌间距离

1. 确定垂直距离的方法

（1）利用下颌息止颌位测定：自然牙列存在时，当口腔不咀嚼、不说话、不吞咽，下颌处于休息的静止状态时，上、下牙列自然分开，无殆接触，称为息止颌位。此时上、下牙列间存在的间隙称为息止殆间隙。息止殆间隙的平均值约 2～3mm。咬合位垂直距离 = 息止颌位垂直距离 - 息止殆间隙（约 2mm）（图 13-12）。

（2）面部比例测定法：两眼平视时，瞳孔至口裂的距离约等于垂直距离（图 13-13）。

（3）面部外形观察法：一般自然牙列存在并且咬在正中殆位时，上、下唇呈自然接触闭合状态。此时口裂约呈平直状，口角不下垂，鼻唇沟和颏唇沟的深度适宜，面下 1/3 与面部比例是协调的。

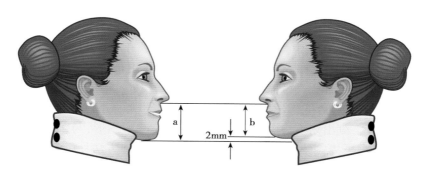

图 13-12　息止颌位与息止殆间隙
a 鼻底到颏底的距离　b 垂直距离

2. 垂直距离恢复不正确的临床表现

（1）垂直距离恢复得过大：表现为面部下 1/3 距离增大，上、下唇张开，勉强闭合上、下唇时，颏唇沟变浅，颏部皮肤呈皱缩状，肌张力增加，易出现肌肉疲劳。若制成全口义齿，则义齿的高度偏大，肌肉张力增大使牙槽嵴经常处于受压状态，加速其吸收。由于息止殆间隙过小，在进食和说话时可出现后牙相撞声，义齿容易脱位，常需大张口进食，咀嚼效能有所下降。

（2）垂直距离恢复得过小：患者似没戴义齿，表现为面部下 1/3 的距离短，唇红部显窄，口角下垂，鼻唇沟变深，颏部前突，呈苍老面容。咀嚼肌的紧张度减低，咀嚼时用力大，咀嚼效率较低。

（三）水平颌位关系

确定水平颌位关系即确定正中关系位。正中关系位指下颌髁突处于关节凹居中，不受限的生理后位。在此位置，颞下颌关节不紧张，咀嚼肌力大，咀

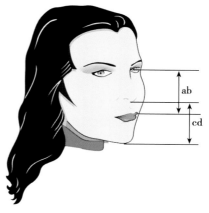

图 13-13　瞳孔至口裂距离（ab）约等于垂直距离（cd）

嚼效能高。

牙列缺失后,患者被迫用上、下颌前牙槽嵴挤压食物,导致下颌习惯性前伸。若一侧牙早失,则形成单侧咀嚼习惯。这些因素都造成无牙颌患者下颌位置极不稳定。所以在进行颌位记录时,应帮患者下颌回到正中关系位。常用以下方法:

利用殆堤及殆间记录材料,嘱患者下颌后退并直接咬合在一起的方法。

(1)吞咽咬合法:嘱患者吞咽唾液的同时咬合至合适的垂直距离。也可在吞咽过程中,医师用手轻推患者颏部向后,帮助下颌退回生理后位。

(2)卷舌后舔法:在上颌蜡基托后缘中央做一蜡锥,嘱患者卷舌向后,用舌尖舔蜡锥尖端时咬合,可使下颌后退到正中关系位。

(3)后牙咬合法:将上殆托就位,医师把双手示指置于下颌牙槽嵴顶第二前磨牙和第一磨牙处,嘱患者轻咬几下,直到患者觉得咬合能用上力量时,把粘有烤软蜡卷的下殆托就位于口中,依旧先试咬医师的示指,当用上力时示指滑向殆堤的颊侧,上、下殆托就接触于下颌生理后位。

(四)确定颌位关系操作步骤

1. 哥特式弓描记法　在正中关系位时患者下颌髁突位于关节凹居中,颞下颌关节感觉舒适,咀嚼肌群两侧肌力平衡,咀嚼效能高。临床上推荐使用哥特式弓描记法确定口内正中关系位并转移至殆架上。哥特式弓描记法最早由 Gysi 于 1908 年提出,其主要配件包括:描记盘、描记针、描记定位盘、万能螺丝扳手(图 13-14)。当患者做下颌前伸、侧向运动时,描记针会在对应的描记盘上刻出划痕。由于划痕形态近似"∧"形图形,与欧洲的哥特式建筑的尖顶类似,因此得名为哥特式弓。哥特式弓描记法的具体操作方法见(图 13-15 ~ 图 13-26)。

2. 直接观察法　确定颌位关系记录也可以借助上述其他非仪器手段,如上、下殆托实现。常用的基托材料有基托蜡片、自凝塑料和光固化基托树脂。

(1)基托的制作

1)蜡基托的制作:将两层蜡片烤软并黏合在一起,轻按蜡片于模型上,使蜡片与模型表面紧密贴合。

2)自凝树脂暂基托的制作:在制作暂基托前,通常用烤软的蜡对模型进行填倒凹处理,是为了防止塑料基托摘戴时损伤模型。模型上涂布分离剂,调拌自凝塑料至黏丝期,将塑料均匀涂布在

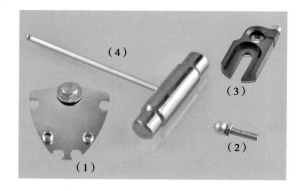

图 13-14　哥特式弓描记器主要配件
(1)描记盘　(2)描记针　(3)描记定位盘　(4)万能螺丝扳手

模型上,形成厚约 2mm 的薄片,在自凝塑料未硬固之前,用雕刻刀蘸单体去除多余材料。待固化后取下基托,打磨后备用。为不妨碍人工牙的排列,基托顶部要打磨得薄一些。

(2)上殆堤的制作:将红蜡片烤软,折叠成厚约 8 ~ 10mm,长度与上颌牙弓长度一致的蜡条。前牙区宽约 5 ~ 7mm,后牙区宽约 8 ~ 10mm。根据参考解剖标志,将蜡殆堤置于原天然牙存在的位置并按压到牙槽嵴顶区。用热蜡刀将蜡堤与基托黏合在一起。趁蜡尚软时,将蜡堤与模型一起放置在玻璃板上,蜡堤与玻璃板贴合,轻轻按压,形成殆平面。将殆托放

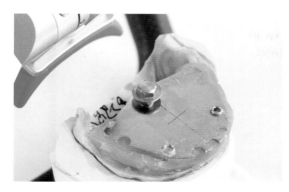

图 13-15 将描记盘在酒精灯上加热后,按压固定在下颌托蜡堤表面,保持描记盘位置左右对称,中线与蜡堤的中线一致

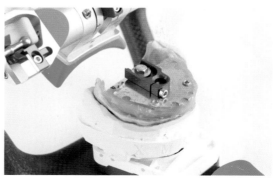

图 13-16 将描记定位盘固位凹槽固定在螺丝下方,然后用万能螺丝扳手拧紧描记盘固定螺丝

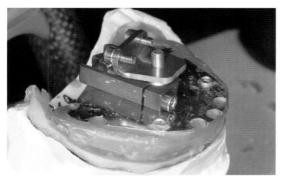

图 13-17 将描记针插入定位盘中,确保描记针与描记盘紧密接触,用万能螺丝扳手拧紧描记定位盘前侧的固定螺丝

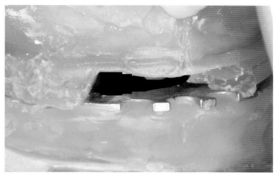

图 13-18 用蜡刀将上颌托前牙区蜡堤削去3mm,使万能螺丝扳手能够伸入上下颌堤间进行操作

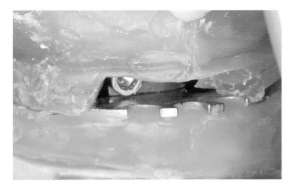

图 13-19 在描记针组件的顶端放置足量自凝塑料,闭合颌架,使颌架切导针完全与切导盘保持紧密接触,等待自凝塑料固化

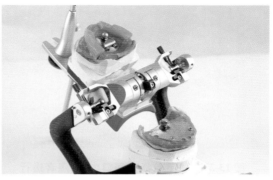

图 13-20 打开颌架,这时描记针被固定在上颌托,原先确定的垂直距离被转移到哥特式弓描记器上

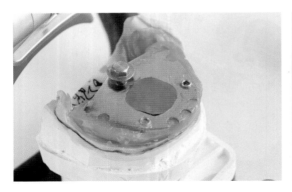

图 13-21　将紫铜片粘贴在描记盘上

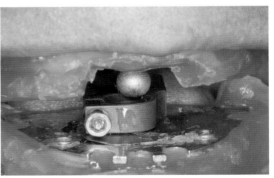

图 13-22　将上下𬌗托戴入患者口内

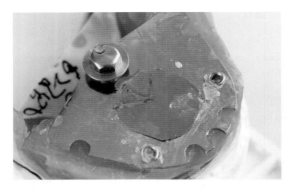

图 13-23　嘱患者下颌向前伸,然后向后运动到最后位置,再向侧方运动,描记针会在描记盘紫铜片相应区域划出轨迹,呈"雨伞状",其中"伞柄"为患者做下颌前伸运动轨迹,"雨伞"的顶点位置即为上下颌的正中关系位

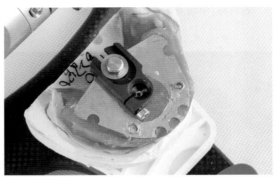

图 13-24　从口内取出下𬌗托,将描记定位盘再次安装至描记盘上,使定位盘圆孔的圆心与"雨伞"轨迹的顶点完全重合,然后用万能螺丝扳手将两者牢靠固定

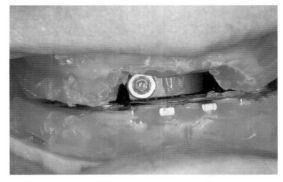

图 13-25　将下𬌗托放回口内,嘱患者进行正中咬合,如果描记针每次均能落入下𬌗托的描记定位盘圆孔中,说明正中关系位记录正确

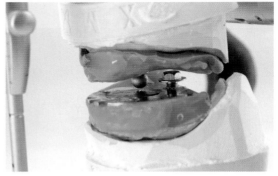

图 13-26　嘱患者保持正中咬合状态,用万能螺丝扳手从上下𬌗堤间隙拧紧描记定位盘前侧的螺丝,使描记针再次被固定在描记定位盘上,将上下𬌗托一并从患者口内取出,再次上𬌗架

入患者口腔内试戴。用𬌗平面板（图13-27）放入口腔内检查,要求前部在上唇下缘以下约2mm,与瞳孔连线平行（图13-28）,侧面观后牙区的𬌗平面应与鼻翼耳屏线平行（图13-29）。基托的唇侧要衬托出上唇的丰满度。

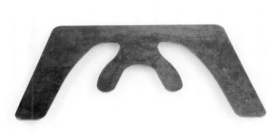

图13-27　𬌗平面板

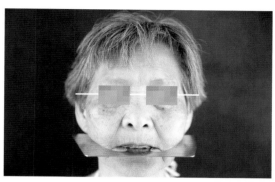

图13-28　𬌗平面板与瞳孔连线平行

（3）下颌𬌗堤的制作

1）测定垂直距离,按前述方法测出正中𬌗位时的垂直距离。

2）制作下颌𬌗堤:方法与上颌𬌗堤相同,下颌𬌗堤的高度与磨牙后垫高度的1/2处平齐。

（4）确定垂直距离和正中关系位:趁下颌𬌗堤尚软,将上、下颌𬌗托戴入口内。嘱患者用吞咽咬合法或卷舌后舔法帮助下颌回到正中关系位,作正中咬合,达到预测的垂直距离高度时立即停止,此时垂直距离和正中关系位即被确定。

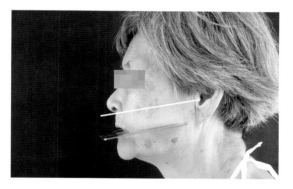

图13-29　𬌗平面与鼻翼耳屏线平行

（5）画标志线:上、下𬌗托形成后,将上、下𬌗托就位于口中,用蜡刀在𬌗托唇面刻画出标志线,用来指导选择人工牙的长度、宽度和排列位置。

1）中线:与面部中线一致,作为上颌两个中切牙交界的标志线。

2）口角线:上、下唇轻轻闭拢时,划出口角在𬌗堤上的位置,是尖牙远中面的标志线。

3）唇高线和唇低线:又称笑线,当患者微笑时,用蜡刀在𬌗堤上划出上唇下缘和下唇上缘的位置线。笑线可作为选择前牙区人工牙长度的标准。微笑时,大约显露上颌中切牙高度的2/3,显露下颌中切牙高度的1/2。

（五）验证颌位关系

1. 验证垂直距离是否正确　用发音法验证垂直距离是否合适。用发"S"音定最小发音间隙,用发"M"音确定下颌息止颌位。

2. 验证正中关系是否正确　记录垂直距离的同时也记录水平颌位关系。只是在记录垂直距离时,有的患者不由自主地做了下颌前伸或侧向咬合动作。这就造成了错误的颌位关系记录。因此,在记录了垂直距离之后,要再次检查水平颌位关系是否正确。在上述检查的基础上,医师在为患者诊治的过程中应注意患者在自然状态下的侧貌轮廓,特别要注意下颌与面中部的前后位置关系。记录垂直距离后,如果从患者的侧面看,下颌的前后位置无变化,说明下颌无前伸。若发现下颌较自然状态时偏前了,表明下颌有前伸。

3. 检查𬌗平面是否合适 𬌗平面两侧应高度相等,后牙区的𬌗平面应等于或略低于舌侧缘移行部。远中延长线应与磨牙后垫1/2处等高。按验证后的垂直距离和正中关系位确定患者的最终咬合,并用微热弓形针将上、下𬌗堤固定在一起,整体从口内取出。

4. 如果是借助于非仪器手段确定的颌位关系记录,则可以采用哥特式弓描记法验证颌位关系;反之,如采用哥特式弓描记法记录的颌位关系,亦可以采用非仪器手段加以验证。

三、颌位关系转移

面弓与上𬌗架是精确转移颌位关系的工具。𬌗架又称咬合器,是模仿人体上下颌和颞下颌关节,以固定上下颌模型和𬌗托,并可在一定程度上模拟下颌运动的一种仪器。上𬌗架就是将带有上下𬌗托的上下模型用石膏固定在𬌗架上以便保持上下模型间的高度和颌位关系。上𬌗架可借助于面弓和𬌗叉将患者上颌对颞下颌关节的固有位置关系,通过上𬌗托转移至𬌗架上。

(一) 𬌗架的分类及用途

根据𬌗架模拟下颌运动的程度分为以下四类:简单𬌗架、平均值𬌗架(图 13-30)、半可调节𬌗架、全可调节𬌗架(图 13-31)。

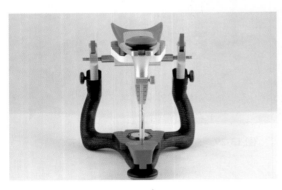
图 13-30 平均值𬌗架

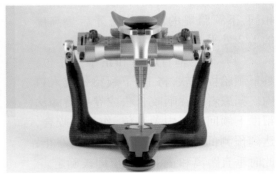
图 13-31 全可调节𬌗架

(二) 面弓

面弓(图 13-32)是用于将患者上颌对颞下颌关节的位置关系转移至𬌗架上,从而使上颌模型固定在𬌗架的适当位置。

(三) 上全可调节𬌗架的方法

1. 模型准备 将上、下颌蜡𬌗堤戴入口中,记录垂直距离和正中关系。

2. 固定𬌗叉 取出上颌蜡𬌗堤,将𬌗叉固定在上颌蜡𬌗堤的𬌗平面上。

3. 戴面弓 重新戴入上颌蜡𬌗堤,𬌗叉柄的弯曲应向下。戴入下颌蜡𬌗堤,嘱患者咬合。戴入面弓,使面弓前杆与瞳孔连线平行,侧杆与鼻尖耳屏连线重合,患者端坐时,面弓侧杆与水平面平行(图 13-33,图 13-34)。

4. 固定万向关节 将万向关节一端插入𬌗叉到底,拧紧螺丝,万向关节另一端插入面弓,拧紧螺丝,最后将万向关节锁紧(图 13-35)。

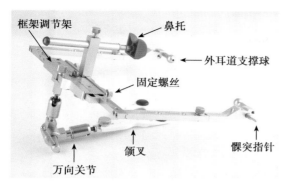

框架调节架　鼻托
外耳道支撑球
固定螺丝
髁突指针
颌叉
万向关节

图 13-32　面弓

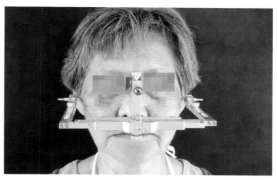

图 13-33　面弓与瞳孔连线平行

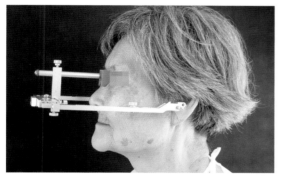

图 13-34　鼻尖耳屏连线与水平面平行

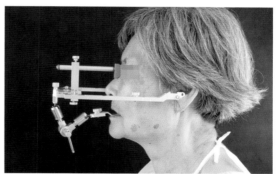

图 13-35　连接面弓的万向关节与颌叉

5. 上颌托固定于转移台上　将上颌托连同万向关节从面弓上卸下,万向关节的另一端插入转移台的沟槽,拧紧螺丝,调节转移台底座,使之与上颌托接触,填充石膏,固定上颌托(图 13-36),待石膏凝固后,卸下万向关节(图 13-37)。

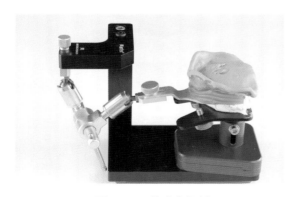

图 13-36　转移上颌托

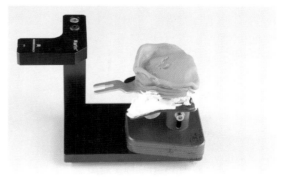

图 13-37　上颌托固定于转移台上

6. 转移上颌托　从转移台上卸下带有上颌托的磁性托架,将上颌托转移到𬌗架底盘上(图 13-38)。安装𬌗架上颌体,将上颌模型就位,调拌石膏,固定上颌模型(图 13-39,图 13-40)。

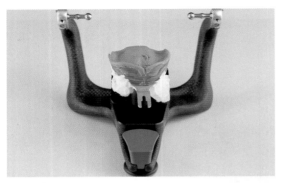

图 13-38　转移上颌托

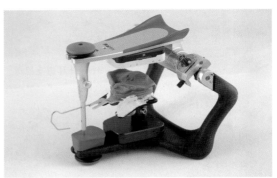

图 13-39　安装𬌗架上部

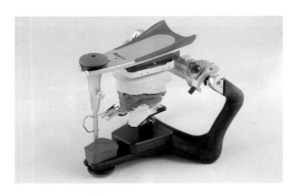

图 13-40　固定上颌模型

7. 固定下颌模型　关闭𬌗架的正中锁(图 13-41),倒置𬌗架,同法将下颌模型固定在𬌗架上(图 13-42)。

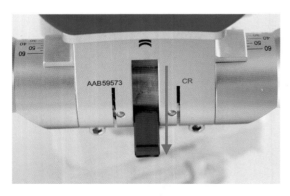

图 13-41　锁定𬌗架

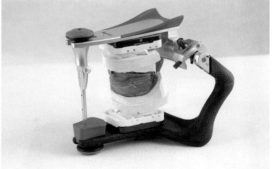

图 13-42　固定下颌模型

四、排牙

排牙要达到的目的是尽可能恢复患者有个体特征的自然外观,部分恢复咀嚼和发音的功能,保护牙槽嵴和黏膜组织。

(一) 简单𬌗架上的排牙

1. 人工牙的选择 选牙应根据人工牙的种类、形态、大小、色泽、患者口腔的具体条件及患者的要求等各方面因素综合考虑。

（1）塑料人工牙

优点是:①质轻;②韧性大,不易折裂;③与基托为同种树脂,两者结合牢固;④磨改方便且磨改后易于抛光。

缺点为:①容易着色;②硬度小;③不耐磨;④咀嚼功能较差。

（2）前牙选择:选牙时不仅要考虑人工牙的质地、形态、颜色、大小等情况,还应充分考虑患者的肤色、年龄、性别、面型、个性及患者对前牙的要求。

1）前牙大小:两侧口角线之间𬌗堤唇面弧度的长度等于上前牙近远中宽度的总和。

2）前牙形态:牙形态要与患者的面部形态基本协调一致。一般根据患者面型来选择牙形。三种主要面型为(图 13-43):方面型、卵圆面型、尖面型。

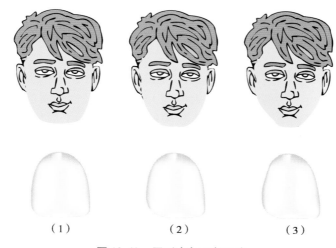

（1）   （2）   （3）

图 13-43 牙形态与面部形态
（1）方面型 （2）卵圆面型 （3）尖面型

3）前牙颜色:前牙颜色的选择主要参照患者面部肤色以及性别、年龄。年老面色黑黄的男性患者可选择较黄色暗的前牙。中年面色较白的女性患者可选择较白的前牙。同时要征求患者对选择牙色的意见。

（3）后牙选择:后牙的主要作用是完成咀嚼功能,同时还要重视义齿承托组织的保健作用。最重要的是选择与剩余牙槽嵴状况相适应的后牙𬌗面形态。

1）后牙𬌗面形态:后牙𬌗面形态有解剖式牙和非解剖式牙。

解剖式牙:𬌗面形态与天然牙相似,牙尖斜度为 33°或 20°(模拟老年人的𬌗面磨耗,牙尖斜度略低)。

非解剖式牙:主要为无尖牙(0°牙)。牙槽嵴窄且低平者,年龄较大而且正中关系不稳定者多选用无尖牙。可减小后牙侧方𬌗力,有利于义齿的平衡和稳定。

2）后牙的大小:后牙大小的选择包括近远中径的长度、颊舌径的宽度以及牙冠的𬌗龈高度。

3）后牙近远中径宽度：从下颌尖牙远中面到磨牙后垫前缘的距离等于下颌人工后牙近远中径的总长度。上颌人工后牙近远中径宽度与下颌相匹配。

4）后牙颊舌径的宽度：应小于天然牙，可减轻支持组织所承受的咀嚼压力，有利于建立基托磨光面的正确外形。

5）后牙牙冠𬌗龈高度：应参照前牙，使上颌第一前磨牙的牙冠高度与上颌尖牙相协调。

2. 排牙原则

（1）牙弓与颌弓相一致：一般情况下，颌弓形与面型一样，也有方圆型、卵圆型和尖圆型。排列人工牙形成的牙列弧度，尽可能与颌弓形状一致。

（2）"中性区"原则：牙列缺失后，原天然牙列所占据的空间形成了潜在间隙，这个间隙是舌肌和唇颊肌内外作用力的"中性区"。全口义齿排牙时应按"中性区"的位置排列，有利于全口义齿的固位。根据牙列缺失后上、下牙槽骨吸收的方向，上前牙应排在牙槽嵴顶的唇侧，上后牙稍偏向牙槽嵴顶的颊侧，舌尖位于牙槽嵴顶。下后牙则略偏舌侧，使颊尖位于牙槽嵴顶。既利于义齿的固位和稳定，又有利于维持唇、颊侧的丰满度。

（3）𬌗平面应与牙槽嵴接近平行，并且平分颌间距离：上、下牙列的𬌗平面至上、下牙槽嵴顶的距离大致相等，即𬌗平面约等分颌间距离，可使上、下半口义齿均获得良好的稳定性。若𬌗平面前低后高，在行使咀嚼功能时𬌗力作用于𬌗平面上，使上半口义齿被推向前。若𬌗平面前高后低，则下半口义齿被向前推移。同时也要避免𬌗平面左右倾斜。临床上，经常有上、下颌牙槽嵴吸收程度不均衡的情况。为协调上、下半口义齿的固位条件，可采用调整𬌗平面位置的方法，将𬌗平面靠近牙槽嵴吸收较多的一方。但𬌗平面后缘高度一般应与磨牙后垫1/2位置平齐。

（4）人工牙的盖嵴部应尽可能贴紧牙槽嵴：使咀嚼压力直接传递于牙槽嵴顶，保持义齿良好的单侧平衡。

（5）前牙排成浅覆𬌗、浅覆盖关系：前牙浅覆𬌗为上前牙盖过下前牙牙冠1mm。浅覆盖为上前牙的切缘距下颌前牙唇面水平距离间隙1mm。若前牙覆𬌗深，相应切导斜度增大，则后牙补偿曲线曲度、牙尖高度也随之增大，才能达到咬合平衡。牙尖斜度大者，咬合时产生的侧向力也大，不利于义齿的稳定。

（6）形成正常的𬌗曲线，达到平衡𬌗的要求：人工牙列形成的𬌗曲线应基本上与天然牙列相同。即上颌𬌗曲线，前段平直为一平面，相当于𬌗平面，后段为补偿曲线，且与下颌纵𬌗曲线相一致；上颌后牙两侧同名牙的颊、舌尖相连形成的凸面向下的横𬌗曲线与下颌后牙两侧同名牙颊、舌尖相连成的凹面向上的横𬌗曲线相一致。全口义齿人工牙列在正中𬌗时，牙列𬌗面应尖窝相对。上、下牙列除下颌中切牙和上颌第二磨牙以外，其他牙应有一牙与对颌两牙相对的接触关系。前伸𬌗及侧向𬌗要达到三点或多点接触平衡𬌗。

（7）恢复咀嚼功能：有效的咀嚼和满意的咬合是全口义齿的主要功能。上、下后牙要有最广泛的牙尖接触。尽量选用解剖式牙，以增加切割效率，提高咀嚼效能。

3. 排牙的步骤和方法　　在排牙前要将中线、口角线的延长线画在模型上，并将后牙区牙槽嵴顶连线的两端延长线转移到模型上。

（1）前牙排列

1）前牙排列的基本定位

排列弧度：前牙弓形应与颌弓形态、𬌗堤唇面弧度一致。

上下位置:上颌中切牙切缘应位于上唇下2mm,年老者露的较少。上前牙切缘形成的弧线与微笑时下唇的弧线一致。下颌尖牙和下颌第一前磨牙的牙尖位于口唇微开时口角处下唇的水平面上。

左右位置:两中切牙邻接点恰在面部中线上。还应综合考虑切牙乳突、上唇系带、鼻尖、人中来确定面部中线。

前后位置:前牙应排在牙槽嵴顶的唇侧,上中切牙唇面距切牙乳突中点8~10mm处。切牙乳突前缘至中切牙唇面的距离,根据牙弓形状不同而有差异。通常方圆形为5mm,椭圆形为6mm,尖圆形7mm。当人工牙以正确的前后位置排列时,年轻人的上尖牙顶连线通过切牙乳突中点,老年人的上尖牙顶连线则与切牙乳突后缘平齐。

前牙倾斜度:根据各个前牙不同的功能特点,牙体长轴有不同程度的唇舌方向和近远中方向的倾斜。

2)前牙常规排列的位置及具体要求(表13-1)。

表13-1 前牙排列位置

	唇舌向倾斜	近远中向倾斜	旋转度	与𬌗平面关系
上颌中切牙	颈部微向腭侧倾斜或接近垂直	颈部微向远中倾斜	与𬌗堤唇面弧度一致	切缘落在𬌗平面上
上颌侧切牙	颈部微向腭侧倾斜,较中切牙稍大	颈部向远中倾斜角度最大	与𬌗堤唇面弧度一致	切缘距𬌗平面约0.5~1mm
上颌尖牙	颈部微向唇侧倾斜	颈部向远中倾斜角度大于中切牙,小于侧切牙	与𬌗堤唇面弧度一致	牙尖与𬌗平面接触
下颌中切牙	颈部微向舌侧倾斜	长轴与中线近于平行	与𬌗堤唇面弧度一致	切缘高出𬌗平面约1mm
下颌侧切牙	近似垂直	颈部略向远中倾斜	与𬌗堤唇面弧度一致	同中切牙
下颌尖牙	颈部微向唇侧倾斜	颈部向远中倾斜角度大于下颌侧切牙	与𬌗堤唇面弧度一致	同中切牙

3)前牙排列顺序:一般先排上颌前牙再排下颌前牙,上颌前牙排列顺序有两种。根据𬌗堤上的标志,将靠近中线两侧的蜡烫软,先排上颌两个中切牙,再排两侧侧切牙,最后排两侧尖牙(图13-44~图13-46)。先排一侧中切牙、侧切牙、尖牙,然后再排另一侧中切牙、侧切牙、尖牙。上前牙排完后,用上述两种方法再排列下颌6个前牙(图13-47~图13-49)。

(2)后牙排列

1)后牙排列的基本定位

上下定位 𬌗平面的后端应位于磨牙后垫中1/2的水平位置上,约等分颌间距离。

颊舌定位 根据上、下颌位的关系,后牙原则上应排在牙槽嵴顶。也要考虑原自然牙列的位置,将上颌后牙舌尖排在牙槽嵴顶。下后牙舌尖则位于下尖牙近中邻接点与磨牙后垫的颊舌缘所构成的三角区内。

前后定位 65|56 应位于上颌后牙区中段处的主𬌗力区上。

2)后牙排列的位置及具体要求(表13-2)

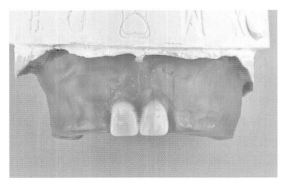

图 13-44　先排上颌两个中切牙

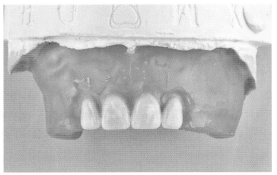

图 13-45　再排上颌两侧侧切牙

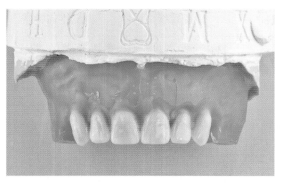

图 13-46　最后排上颌两侧尖牙

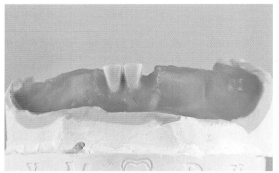

图 13-47　先排下颌两个中切牙

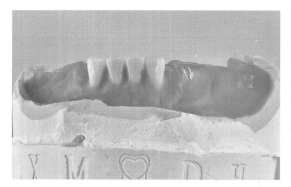

图 13-48　再排下颌两侧侧切牙

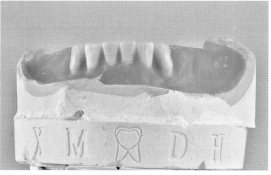

图 13-49　最后排下颌两侧尖牙

表 13-2　后牙排列位置

	颊舌向倾斜	近远中向倾斜	旋转度	与𬌗平面关系
上颌第一前磨牙	颈部微向颊侧倾斜	颈部微向远中倾斜角度小于上颌尖牙	与颌弓后部的曲度一致	颊尖落在𬌗平面上，舌尖离开𬌗平面约 1mm
上颌第二前磨牙	直立	直立	同上	颊舌尖均落在𬌗平面上
上颌第一磨牙	颈部微向腭侧倾斜	颈部微向近中倾斜	同上	近中舌尖落在𬌗平面上。远中舌尖、近中颊尖离开𬌗平面约 1.0mm，远中颊尖离开𬌗平面约 1.5mm
上颌第二磨牙	同上	同上	同上	近中舌尖离开𬌗平面约 1.0mm，远中舌尖、近中颊尖离开𬌗平面 1.5～2.0mm，远中颊尖离开𬌗平面 2～2.5mm
下颌后牙	全部与上颌后牙按尖窝交错的中性关系排列			

（3）后牙的排列顺序（图 13-50～图 13-54）

一种顺序为：

上颌　4̲ → 5̲ → 6̲ → 7̲ → 4̲ → 5̲ → 6̲ → 7̲

下颌　6̲ → 7̲ → 5̲ → 4̲ → 6̲ → 7̲ → 5̲ → 4̲

另一种顺序为：

一侧　4̲ → 5̲ → 6̲ → 7̲ → 6̲ → 7̲ → 5̲ → 4̲

对侧　4̲ → 5̲ → 6̲ → 7̲ → 6̲ → 7̲ → 5̲ → 4̲

（4）全口牙列的检查

1）𬌗面观

上下颌牙列的形态：观察整个牙列形态是否与颌弓形态一致，上、下牙列是否整齐、对称（图 13-55，图 13-56）。前牙切缘与后牙𬌗面沟连线应呈一条自然弧线。

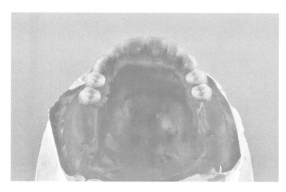

图 13-50　先排上颌两侧前磨牙

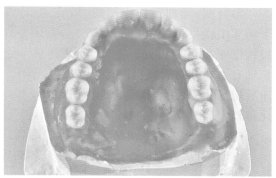

图 13-51　再排上颌两侧磨牙

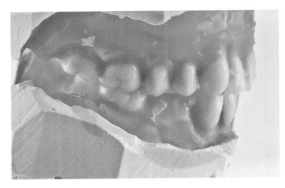

图 13-52　排下颌两侧第一磨牙

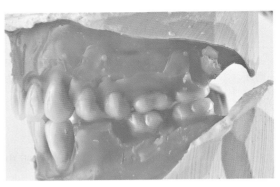

图 13-53　排下颌两侧第二磨牙

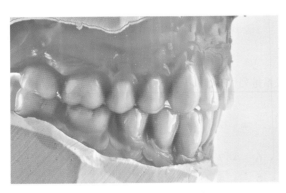

图 13-54　最后排下颌两侧前磨牙

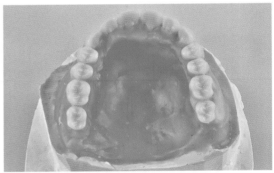

图 13-55　上颌牙列𬌗面观

牙列与牙槽嵴顶的位置：检查人工牙的排列与上、下颌弓是否协调，牙列既不能过于偏唇颊，又要为舌体运动留下空间。下颌第二磨牙远中面应位于磨牙后垫的前缘。

2）唇、颊、舌面观

唇面观：牙列在正中𬌗时，检查上、下前牙中线是否一致（图 13-57）。尖牙是否位于口角转折处。上、下前牙牙体长轴有不同方向的倾斜。打开𬌗架从前向后观察牙列𬌗平面高低是否一致，有无偏斜。

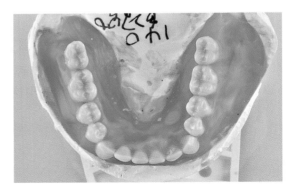

图 13-56　下颌牙列𬌗面观

颊面观：检查𬌗平面是否平分颌间距离。后牙是否有合适的𬌗曲线（图 13-58）。

舌面观：从舌侧检查正中𬌗时各个牙的咬合接触状况，以确保颊、舌侧均有广泛紧密的接触。

3）咬合关系

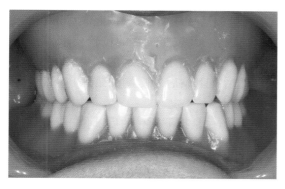

图 13-57 口内试戴唇面观

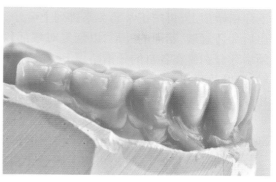

图 13-58 观察𬌗曲线

①前、后牙均有浅覆𬌗、浅覆盖的关系。

②正中𬌗时上、下后牙𬌗面均有紧密的尖窝锁结关系。

③除 $\dfrac{7\mid 7}{1\mid 1}$ 外,上、下牙列均为一牙与两牙相对的接触关系。

（5）上、下颌弓关系异常的排牙。

1）上颌前突的排牙方法：上颌前突是指前部上颌弓位于下颌弓的前面。排牙时应注意建立正常的尖牙关系。上颌前突程度不同,需采用的排牙方法不同。

轻度上颌前突：上颌弓前部位于下颌弓前部的稍前方。为了美观和功能,可适当减小前牙的覆盖。下颌前伸时,上下切缘能保持接触。排牙的方法是：将上颌前牙盖嵴部磨薄后,略向舌侧排列。同时下颌前牙稍向唇侧排列。

严重上颌前突：上颌弓前部明显位于下颌弓前方。将上前牙盖嵴部磨薄后,略向舌侧排列。同时下前牙稍向唇侧排列,减小覆盖。但是,下前牙不能离下颌牙槽嵴过远。为确保后牙建立正常的𬌗关系,可减少 1～2 个下前牙或选用较上颌牙小一型号的下前牙,也可将下前牙排列得稍拥挤一些,以建立正常的尖牙关系。为了使下前牙达到𬌗接触和不影响发音,可将上颌前牙腭侧基托加厚,形成与下前牙切缘相接触的𬌗平面板。

2）下颌前突的排牙方法：下颌前突是指下颌弓的前部位于上颌弓的前方,下颌前突程度不同,采用的排牙方法也不相同。

轻度下颌前突：下颌弓的前部位于上颌弓前部的稍前方,可排成较小的覆𬌗或对刃𬌗。排牙时可将上前牙稍排向唇侧,选用较上颌牙大一型号的下前牙,将盖嵴部磨薄后稍向舌侧排列。不可因强求美观而将上前牙过度排向牙槽嵴唇侧,下前牙过分偏向舌侧而影响义齿固位。

严重下颌前突：下颌弓前部明显位于上颌弓的前方。前牙应排成反𬌗关系。为了建立正常的后牙𬌗关系,要选用大型号的下前牙或小型号的上前牙。如用相同型号的上下前牙,则必须增加下前牙的数目。

3）上颌弓宽于下颌弓的排牙方法：上颌弓宽于下颌弓是指上颌弓后部位于下颌弓后部的颊侧,即上颌牙槽嵴顶位于下颌牙槽嵴顶的颊侧。

上颌弓稍宽于下颌弓：可将上颌后牙稍排向腭侧,同时下颌后牙稍排向颊侧,以建立正常的𬌗关系。

上颌弓明显宽于下颌弓:可采用两种方法进行排牙:①将下颌后牙按正常要求,排列在下牙槽嵴顶上,再按正常粭关系排列上后牙。然后在上颌后牙颊面加蜡,按照颌弓形状雕刻出后牙牙冠颊、粭面的外形,以恢复对颊部软组织的支持。②按照正常的位置要求,将上下颌后牙分别排在各自的牙槽嵴顶上。咬合时上颌后牙的舌尖与下颌后牙的颊尖会出现早接触,应磨改早接触的牙尖以保持正常的颌间距离。然后在上颌后牙腭侧加蜡片与下颌后牙相咬合,根据咬出的印迹雕刻出粭面解剖外形。

4)下颌弓宽于上颌弓的排牙方法:下颌弓宽于上颌弓是指下颌弓的后部位于上颌弓后部的颊侧,即下颌牙槽嵴顶位于上颌牙槽嵴顶的颊侧。

下颌弓稍宽于上颌弓:可将上颌后牙稍排向颊侧,同时下颌后牙稍排向舌侧,以建立正常的粭关系。但是必须注意上颌后牙不能过于偏向颊侧,防止义齿翘动影响固位或在使用中上颌基托从中线处断裂。

下颌弓明显宽于上颌弓:上、下牙槽嵴顶连线与水平面夹角小于80°时,后牙排成反粭关系,即上颌后牙颊尖应与下颌后牙中央窝接触,下颌后牙舌尖应与上颌后牙中央窝接触,通常是将上下左右后牙交换位置排列,即将牙列排成反粭,上下颌第一磨牙的粭关系是:下颌第一磨牙的近中颊尖位于上颌第一磨牙颊沟的颊面。此时,下颌第一前磨牙与尖牙之间必定存有间隙,故下颌应多排一个前磨牙。若上颌弓较小,容纳不下交换后的下后牙时,应减去上颌第一前磨牙。总之交换后牙排成反粭关系时,下颌应比上颌多排一个前磨牙。

(二)全可调节粭架上的排牙

1. 排牙前的准备

(1)确定前伸髁导斜度:下颌前伸运动时,髁突在关节凹内由后上向前下移动的轨迹称为髁道,髁道与眶耳平面间的夹角称为髁道斜度。把人体上的髁道斜度转移到粭架上称为髁导斜度,即髁球沿髁槽运动的轨迹与水平面间的夹角。当上下粭托戴入口内时,嘱患者下颌前伸后闭合,上下粭托之间会产生楔形间隙(图13-59),该间隙与髁导斜度成正比,此现象称为Christensen现象。记录楔形间隙,即可在粭架上求得髁导斜度。

烤软蜡片,卷叠成宽7~8mm,厚为3~4mm,并将其弯成马蹄形,也可以采用硅橡胶捏成条索状,放在下颌蜡堤上。将上下粭托分别放入患者口内(图13-60),嘱患者下颌向前伸4~6mm时闭合,记录下颌前伸的距离和楔形间隙(图13-61)。保持上、下粭堤中线呈一直

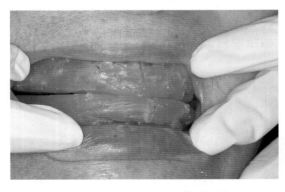

图13-59 Christensen楔形间隙

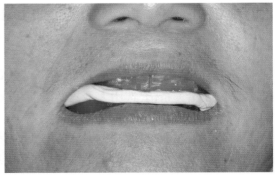

图13-60 硅橡胶放置下颌蜡堤记录楔形间隙

线,待记录印迹的材料固化后取出。将上、下殆托放回殆架模型上,并将前伸记录印迹放于殆堤上(图13-62)。打开殆架正中锁,放松固定髁导盘的螺丝,使髁导盘得以转动(图13-63)。调节上颌殆堤的殆平面,使之与下颌前伸记录印迹完全贴合,调节螺丝上颌体后退距离(图13-64),使其与记录下颌前伸的距离一致,拧紧固定髁导盘的螺丝,关闭殆架正中锁,此时髁导盘所指示的度数,即为前伸髁导斜度(图13-65,图13-66)。它相当于患者的前伸髁道斜度。

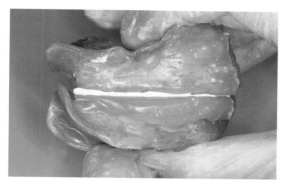

图 13-61　硅橡胶记录的楔形间隙

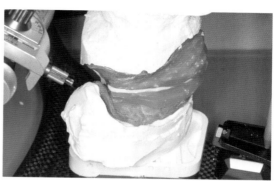

图 13-62　将记录印迹放于殆堤上

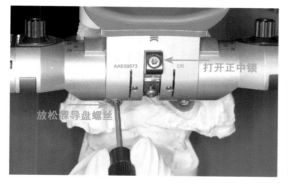

图 13-63　打开正中锁,放松髁导盘螺丝

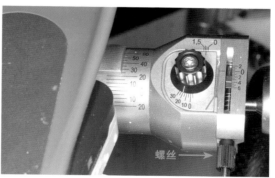

图 13-64　拧螺丝调节上颌体后退

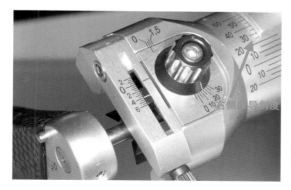

图 13-65　记录右侧髁导斜度为 25°

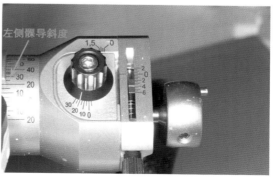

图 13-66　记录左侧髁导斜度为 20°

（2）确定 Bennett 角：侧移运动非工作侧髁点轨迹与矢状面之间的夹角称为 Bennett 角（图 13-67）。打开𬌗架正中锁，放松 Bennett 角蓝色旋钮，将𬌗架上颌体沿着哥特式弓记录的轨迹作侧方运动，Bennett 角刻度盘所显示的刻度即为 Bennett 角（图 13-68）。Bennett 角一般不超过 20°。

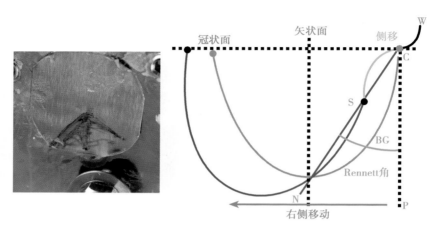

图 13-67 描记盘记录轨迹和工作侧髁道（C-W）与非工作侧髁道（C-N）在水平面上的投影

C-P 为前伸髁道　BG 为 Bennett 角

（3）确定侧移：下颌在侧方运动时整体地向工作侧方向滑行的现象称为侧移。侧移量多在 0～1.5mm 以内（图 13-69）。侧移量可通过哥特式弓记录的轨迹在𬌗架获得和调节，值得一提的是，有些患者下颌在侧方运动时，并不发生侧移，此时，应将侧移量设置为零。

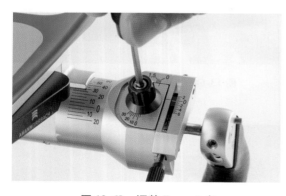

图 13-68 调整 Bennett 角

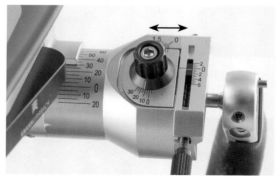

图 13-69 调整侧移

（4）制作蜡基托和𬌗堤：将上下𬌗托分别从𬌗架上取下，用蜡𬌗堤取代，保留原有𬌗托的𬌗平面和标志线，目的是有利于排牙。

2. 排前牙

（1）排前牙呈浅覆𬌗、覆盖关系。

（2）确定前伸切导斜度：下颌前伸运动时，下前牙切缘沿上前牙舌面向前下方滑动的轨迹称切道。切道与眶耳平面间的夹角称切道斜度。𬌗架上切导盘与水平面的交角称切导斜度。当上下前牙排好,松开切导盘的切导固定螺丝,推𬌗架上颌体后退,使上下前牙对刃,调节切导盘,使切导针前后移动时,切导盘与切导针下端始终保持接触,旋紧切导盘的切导固定螺丝,固定切导盘,此时切导盘表面斜度(刻度盘显示值)即为前伸切导斜度(图13-70,图13-71)。

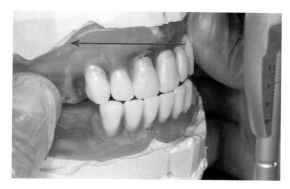

图 13-70 推𬌗架上颌体后退,使上下前牙对刃

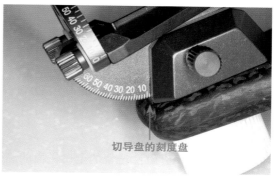

切导盘的刻度盘

图 13-71 切导盘的刻度盘显示值即为前伸切导斜度

3. 排后牙

(1)形成前伸平衡𬌗:待上颌牙排列完成后,再分别排列两侧的下颌第一、第二磨牙。后移𬌗架上颌体,使上下前牙对刃,此时上下颌磨牙应有接触,即达到前伸平衡𬌗(图13-72);完成下颌所有牙的排列后,再次检查前伸平衡𬌗,调节牙的排列位置,使上下颌牙列形成三点、多点和完全接触的前伸平衡𬌗。

(2)形成侧方平衡𬌗:向两侧分别移动𬌗架上颌体,使上下颌后牙均有接触,即为侧方平衡𬌗。

(3)形成侧方切导斜度:推𬌗架上颌体向两侧运动,形成侧方平衡𬌗后,调节切导盘,使切导针左右移动时,切导盘与切导针下端始终保持接触,旋紧切导盘的左右部的切导固定螺丝,固定两部分切导盘,此时切导盘两部分刻度盘显示值即为侧方切导斜度(图13-73)。

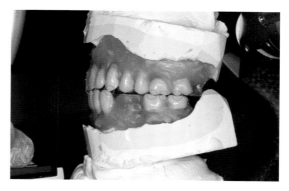

图 13-72 上下前牙对刃时上下颌磨牙应有接触,即达到前伸平衡𬌗

(4)形成𬌗曲线:

1)补偿曲线(纵𬌗曲线):通常为上颌尖牙到第二磨牙颊尖顶的连线,呈凸向下的曲线(图13-74)。

2)Wilson曲线(横𬌗曲线):是通过左右两侧磨牙颊舌尖之间的连线。由于上颌磨牙微向颊侧倾斜,故该曲线微向下凸,下颌磨牙相反,因其牙冠微向舌侧倾斜,故横𬌗曲线略呈凹形曲线(图13-75)。

(5)试戴:常规试戴暂基托全口义齿。

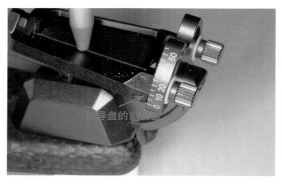

图 13-73　切导盘的刻度盘显示值即为侧方切导斜度

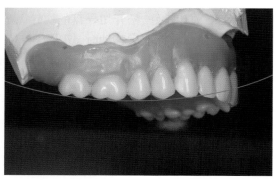

图 13-74　补偿曲线

（三）完成全口义齿

常规完成带有磁性托架的全口义齿的制作,将义齿重置在𬌗架上,使切导针与切导盘保持接触,用咬合纸检查咬合关系,调磨𬌗干扰的着色点。由于调整咬合的原因,导致后牙无接触或接触不良时,在保持切导针与切导盘紧密接触的情况下,可调节𬌗架上的后牙升高旋钮,酌情升高后牙(图 13-76)。

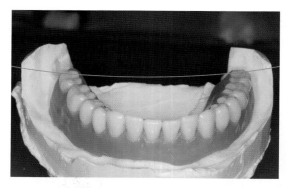

图 13-75　Wilson 曲线

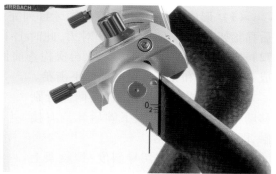

图 13-76　𬌗架上的后牙升高旋钮

五、平衡𬌗

（一）平衡𬌗的定义

全口义齿的平衡𬌗是指在正中𬌗及下颌前伸,侧方运动等非正中𬌗运动时,上下颌相关的牙都能同时接触。平衡𬌗是全口义齿咬合形式与天然牙列咬合形式的主要区别。通常天然牙列不存在平衡𬌗。全口义齿平衡𬌗的作用表现在当上、下颌义齿在咬合状态下作前伸𬌗或侧方𬌗等非正中𬌗滑动运动时,食物在被咬切后进一步咀嚼研磨,上、下义齿𬌗面间有三点接触或多点接触,义齿稳定不移动。

（二）平衡𬌗的意义

全口义齿主要是靠大气压力和吸附力固位的。全口义齿达到平衡𬌗可以避免产生破坏义齿基托边缘封闭的力,有利于义齿固位并使之获得良好的咀嚼效能。全口义齿未达到平衡𬌗者不仅会影响整个义齿的固位和稳定,使义齿翘动、脱位,还会对黏膜产生压痛、压伤,甚至加速牙槽嵴的吸收。因此平衡𬌗对全口义齿修复有重要意义。

（三）平衡𬌗的分类

1. 正中平衡𬌗　下颌在正中颌位时,上下颌人工牙𬌗面有最大面积的,均匀的接触,称为正中平衡𬌗。

2. 前伸平衡𬌗　下颌做前伸运动时,上下颌前牙的切缘接触,两侧上、下后牙牙尖也有接触,最少有三点接触,即上下前牙及左右两侧最后磨牙的接触,称为前伸平衡𬌗。按后牙的接触情况,可分为三点接触、多点接触和完全接触的前伸平衡𬌗。

3. 侧方平衡𬌗　一侧后牙在咬碎食物向正中𬌗返回的过程中,工作侧下颌做咬合接触滑动运动,此时两侧后牙均有接触称为侧方平衡𬌗。

知识拓展

平衡𬌗调整

1. 正中平衡𬌗的调整　人工牙排列完成后,关闭𬌗架的正中锁,做开闭口运动,用咬合纸检查咬合情况,可看到早接触发生的部位,并可看到切导针脱离切导盘,将这些记录下来。将切导针降至与切导盘接触,以保护模型避免在早接触时碰损。通过选磨消除早接触点。

2. 前伸平衡𬌗的调整

（1）前牙有接触后牙不接触:在𬌗架上打开正中锁将上颌体向后移动,模拟下颌前伸运动。如果此时上下前牙切缘相对,后牙均无接触,通常是由前牙排列覆𬌗较深,切导斜度大而后牙补偿曲线太小导致,也可由正中咬合接触不紧或个别牙尖阻挡等因素造成。其调整的方法为:①加大补偿曲线曲度,即增加牙尖斜度;②在不影响美观和功能的前提下,可降低下前牙并将切缘向唇侧倾斜,减小前牙覆𬌗,或将上前牙稍向唇倾斜适当加大覆盖,以减小前牙切导斜度;③正中𬌗时保持紧密接触,磨改个别阻挡牙尖。

（2）后牙接触前牙不接触:说明前牙覆𬌗过浅而后牙补偿曲线曲度过大,调整时先采取减小补偿曲线曲度的方法。必要时在不超出正常覆𬌗范围的情况下,可升高下前牙,加大前牙覆𬌗。

3. 侧方平衡𬌗的调整

（1）工作侧接触平衡侧不接触:在𬌗架上正中锁被打开后,将上颌体向平衡侧移动时,工作侧上、下后牙的同名牙尖有接触,而平衡侧相对牙尖无接触。这主要是由于平衡侧后牙横𬌗曲线过小造成的。调整时将平衡侧的上颌磨牙颈部更偏向腭侧,使上颌磨牙的舌尖略向𬌗平面下降,颊尖则远离𬌗平面,相应抬高下颌磨牙颊尖,以达到侧方平衡𬌗。

（2）平衡侧接触工作侧不接触:在𬌗架上做侧𬌗运动时,工作侧相对牙尖无接触,而平衡侧相对牙尖有接触。这主要是横𬌗曲线过大造成的。调整时主要采用减小横𬌗曲线的方法。

六、全口义齿的试戴

全口义齿排牙、上蜡完成后,在患者口内试戴,试戴时检查:

1. 面部比例是否协调。

2. 前牙是否美观。

3. 后牙排列位置是否适当。

4. 颌位关系是否正确。

5. 垂直距离和发音。

6. 基托边缘是否合适。

七、全口义齿的完成

试戴结束后,将暂基托周缘用蜡密封固定于模型上。

(一) 蜡型制作的基本要求

1. **范围** 在模型上于铅笔划的基托边缘线范围内敷一层软蜡片。具体范围是:上下颌唇、颊、舌侧黏膜反折线,避让开系带;上颌后缘在两侧翼上颌切迹与腭小凹后 2mm 三点间的连线处,下颌后缘在下颌磨牙后垫的前 1/2 或全部处。

2. **厚度** 全口义齿的基托一般厚约 2.0mm。接近人工牙及基托边缘处应逐渐加厚,基托边缘厚约 2.5~3.0mm,呈圆钝状。上颌基托后缘逐渐变薄。骨突区可适当加厚,以备缓冲时使用。前牙区牙槽嵴吸收多者,可适当加厚唇侧基托蜡型,用以衬托唇部的丰满。上颌前突者可减少唇侧基托蜡型的厚度。

3. **形态**

(1) 基托外形:在基托的龈缘和基托边缘之间应形成凹面,与唇、颊、舌肌的活动相适应,有利于义齿的固位。

(2) 唇侧牙龈外形:在人工牙的唇颊面应雕刻出与自然牙相似的龈缘线和牙龈外形。龈缘线包绕牙冠颈部应形成约 0.5mm 宽的斜边。龈缘线的位置形态应考虑患者年龄和性别。形成前牙区龈外展隙,牙冠立体感强。后牙区龈外展隙不宜过深,否则易滞留食物。

(3) 腭皱襞的塑形:为符合生理要求,利于发音,增加真实感。在上颌基托的腭侧可以模拟中缝和两侧黏膜不规则突起,形成腭皱襞。

(4) 牙根外形:在基托唇、颊面相当于牙根的部位,顺着各个牙根的自然趋势,使根部微微隆起形成隐约可见的牙根外形。上颌前牙根部外形以尖牙最长,中切牙次之,侧切牙最短;下颌前牙为尖牙最长,侧切牙次之,中切牙最短。后牙根部外形不宜太明显,前磨牙牙根外形不明显,逐步往后形成短浅的根部外形(图 13-77)。

(二) 蜡型的完成

雕刻结束后,将蜡型表面进行喷光处理,使基托磨光面光滑,自然。在使用酒精喷灯时应掌握火焰的大小、距离和方向。火焰尖端应细而尖。喷灯距蜡型表面不易太近,以免将人工牙烫焦、变色。火焰方向在牙间隙处可垂直走向;边缘和腭侧可水平走向。使蜡型表面呈熔而不流状,既保证磨光面的光滑,又保持良好的外形。

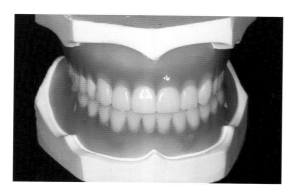

图 13-77　在基托唇颊面形成牙根外形

压塑和注塑两种方法完成全口义齿制作。

（三）压塑法

上、下颌石膏模型从𬌗架上敲下，采用反装法将模型固定在下层型盒中，人工牙和蜡基托完全暴露，翻到上半层型盒中。装盒前，模型在水中浸泡 10 分钟，将带蜡型的模型压入石膏浆中。待石膏结固后，其表面均匀涂一层分离剂。灌注石膏浆时要振动型盒以排除气泡，注满上半层型盒后，加盖，放压榨器上压紧。待包埋石膏完全硬固后，将型盒置入 80℃ 以上热水中浸泡 5 ~ 10 分钟，使蜡型软化。开盒去蜡，用热水冲净型腔中的残余软蜡。用毛笔蘸藻酸盐分离剂，在型盒内包埋石膏表面涂上一层。全口义齿所需基托树脂粉上、下各约 15g，根据型腔的大小调基托树脂，粉与单体的调和比为 2 ∶ 1（重量比）或 3 ∶ 1（体积比）。面团期是塑料填塞的最佳时期。面团期持续时间约 5 分钟，填胶一定要在此期内完成。当塑料进入面团期时，迅速将塑料揉捏均匀。在树脂两面各衬一张湿玻璃纸，放压榨器上试压。使树脂胶充满型腔的各个角落，并压紧上、下型盒后，开盒，去掉玻璃纸。最后关闭上、下型盒，放压榨器上压紧。型盒置于水浴锅中缓慢加温至 70℃，保持恒温 60 分钟，再继续升温至 100℃，保持 30 分钟，待自然冷却后开盒。

（四）注塑法

步骤见图 13-78 ~ 图 13-85。

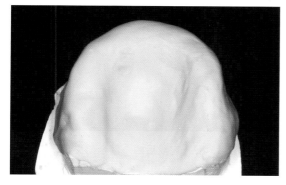

图 13-78　将硅橡胶压盖于石膏模型表面

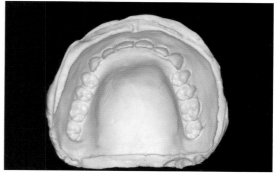

图 13-79　从模型上取下硅橡胶印模

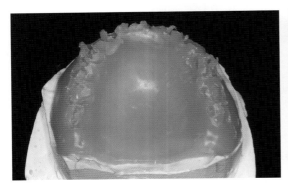

图 13-80　取下蜡基托上的人工牙

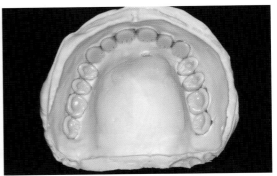

图 13-81　人工牙复位于硅橡胶印模中

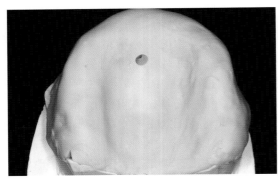

图 13-82　在硅橡胶印模的腭部钻注塑孔

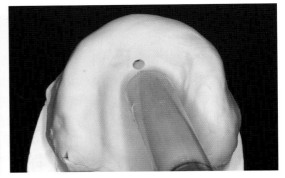

图 13-83　将注塑枪对准注塑孔,注入基托流动塑料

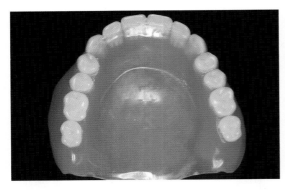

图 13-84　完成后的上颌全口义齿

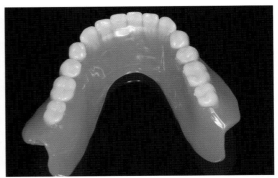

图 13-85　完成后的下颌全口义齿

第四节　全口义齿的初戴

将全口义齿戴入患者口中,观察患者微笑时的开唇露齿情况(图 13-86),检查咬合关系(图 13-87)和调磨,以及指导患者正确使用全口义齿。

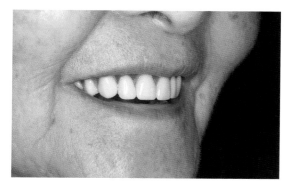

图 13-86　检查微笑时前牙露齿情况

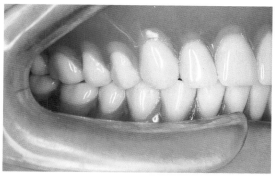

图 13-87　检查后牙咬合关系

一、义齿就位

全口义齿就位前,应先用手指检查义齿的组织面有无塑料小刺或结节,边缘是否过锐。如果有应先修整,然后再戴入。若不能就位,多为基托局部有倒凹,应仔细检查确定部位,然后磨改。

二、检查义齿的平稳度

检查全口义齿的平稳度,可上、下颌分开测试。将上颌全口义齿戴入患者口中,用两手的示指分别置于两侧前磨牙区,检查是否平稳。如有左右翘动多为硬区相应的基托未做缓冲引起。然后戴入下颌全口义齿,同法检查是否平稳。如有翘动多为外斜嵴、下颌隆突相应的基托未做缓冲引起。若经缓冲处理后仍翘动,则考虑印模、模型不准和基托变形等因素,通常需要重做。

三、检查基托

检查基托包括边缘长度和磨光面形态。检查基托边缘长度,可嘱患者依次做唇、颊、舌的活动,或牵拉患者的唇、颊部,若义齿有松动或脱落,说明边缘过长,或系带区缓冲不够。部位确定后磨去过长部分;基托边缘过短,也会影响固位,可用自凝塑料在口内直接加长。

四、检查颌位关系

检查做正中咬合时咬合关系是否正确。临床中,经常会出现以下问题:

1. 下颌后退　表现为上、下前牙间水平开𬌗,后牙间呈尖对尖接触状态,致垂直距离增高。原因是医师在下颌前伸状态下确定了颌位记录。如果后退不严重,可通过适当调磨牙尖解决。

2. 偏𬌗　表现为下颌偏向一侧,上、下义齿中线不一致。要重新制作上颌或下颌义齿,甚至全口义齿。

3. 前牙开𬌗　表现为后牙接触而前牙不接触。轻度者,可磨改后牙牙尖,重度者,要重做。

五、检查咬合关系

在正确的颌位关系前提下,检查咬合关系。将咬合纸放在上、下牙𬌗面之间,嘱患者做正中、前伸和侧方咬合。个别部位印迹明显,或咬合纸个别地方穿孔,说明此处有早接触点,应磨改消除。

六、检查有无疼痛

初戴时如出现疼痛,可能由以下原因引起:①组织面有塑料小瘤;②有骨尖、骨突部位未做缓冲;③基托边缘有倒凹,或过长、过锐;④有早接触点;⑤模型变形,使基托组织面与口腔组织面形态不一致。

七、选磨

全口义齿在制作过程中,因各方因素可能引起个别牙或几个牙的位置改变,影响平衡𬌗。选磨,是指全口义齿初戴时,有选择地磨改,去掉这些干扰,达到良好的正中𬌗、前伸𬌗和侧方𬌗平衡。选磨方法如下:

（一）正中𬌗的选磨

正中𬌗早接触可分为支持尖早接触和非支持尖早接触。对于非支持尖早接触,应磨改非支持尖,即调磨上后牙颊尖和下后牙舌尖。对于支持尖早接触,即上后牙舌尖和下后牙中央窝,或下后牙颊尖和上后牙中央窝的早接触,应结合侧方𬌗的平衡侧接触情况选磨。

（二）前伸𬌗的选磨

嘱患者前伸下颌做咬合动作,若前牙接触而后牙不接触,则选磨下前牙唇斜面为主。在不影响美观的前提下,上前牙舌面也可以选磨,一直选磨到至少两侧第二磨牙都有接触为止;若后牙接触而前牙不接触,则根据咬合印迹,选磨上后牙远中斜面或下后牙近中斜面,直到前后牙至少有"三点接触的平衡𬌗"为止。

（三）侧方𬌗的选磨

工作侧𬌗干扰发生在上后牙颊尖舌斜面和下后牙颊尖颊斜面之间,或在上后牙舌尖舌斜面和下后牙舌尖颊斜面之间。平衡侧的𬌗干扰发生在上后牙舌尖颊斜面和下后牙颊尖舌斜面之间,要结合正中𬌗情况进行选磨。选磨原则:如果平衡侧𬌗干扰牙尖在正中𬌗也存在早接触,则调磨此牙尖。否则分别少量调磨上、下功能尖的干扰斜面,避免降低牙尖高度。另外,侧方𬌗选磨时要特别注意上、下尖牙的干扰,会妨碍侧方𬌗运动的进行。选磨是在下尖牙唇斜面或上尖牙舌斜面,通常以选磨下尖牙为主,选磨上尖牙时,不可选磨过多而使上尖牙短于上切牙。

（四）修整

𬌗面经选磨后,可能使牙尖变低,窝沟变浅。应再加深窝沟,以保障修复体恢复形态和功能。

八、戴牙指导

在全口义齿初戴时,医嘱如下:

1. 初戴义齿时异物感明显,甚至出现恶心、发音不清、不会咽唾液等现象。要事先让患者知晓,有充分的思想准备。帮助患者建立信心,坚持将义齿戴在口中练习使用。

2. 初戴义齿时,患者多有咬合困难,从而影响义齿的固位和咀嚼功能。这多是因患者长期缺牙,或长期戴用不合适的旧义齿,造成下颌习惯性前伸或偏侧咀嚼。应教会患者先做吞咽动作再做后牙咬合动作。

3. 开始时先吃软的、小块食物,咀嚼要慢,用两侧后牙咀嚼食物,不要用前牙咬碎食物。锻炼一段时间后,逐渐吃一般食物。

4. 每次进食后要摘下义齿,用冷水冲洗或牙刷刷洗后再戴上,以免食物残渣积存在基托组织面,刺激口腔黏膜,影响组织健康。晚上睡觉时应将义齿摘下并浸泡于冷水中,可使义齿承托区组织得到适当的休息。每天至少应用牙膏彻底刷洗清洁义齿一次,最好能做到每次饭后都刷洗。

第五节 复诊常见问题及处理

复诊时,医师首先要听取患者叙述戴全口义齿后出现的问题,然后再进行仔细的检查,找出原因,及时进行处理。

一、疼痛

疼痛是最常见的问题,可导致疼痛发生的原因很多。通常有两种疼痛类型。

一种是定位明确、局限的疼痛。通常表现为局部黏膜红肿、溃疡或黏膜灰白。主要原因有:

1. 基托边缘伸展过长或边缘过锐,基托在系带部位缓冲不够。

2. 牙槽嵴上有骨刺、骨棱的区域;上颌隆突、上颌结节的颊侧;下颌舌隆突、下颌舌骨嵴骨质隆起处,有组织倒凹的区域。由于覆盖的黏膜较薄,受力后容易造成组织压伤。

处理方法:找出磨伤或压伤而致组织发红、充血、甚至破溃处。在黏膜上涂甲紫做记号,将义齿组织面擦干后戴入口中,在压伤部位相应的基托组织面上会印出甲紫颜色。用磨石将着色处的基托组织面磨除少许,这种处理称为缓冲,直到压痛消失。

另一种是定位不明确或弥漫性疼痛。表现为不明显或弥漫的黏膜红肿。主要原因有:

1. 正中咬合和侧方𬌗时有早接触或𬌗干扰

处理方法:将下颌全口义齿戴在患者口中,医师用两手的示指或右手的拇指和示指放在下颌全口义齿两颊侧基托上,使下颌义齿固定在下颌牙槽嵴上,然后嘱患者下颌后退,在正中𬌗位闭合,在患者的上、下牙有接触时不动,然后咬紧。如发现下颌全口义齿或下颌有滑动或扭动,表明咬合时有早接触点,必须找出早接触点部位,给予磨改,达到𬌗平衡。

2. 义齿不稳定　义齿在行使功能时,由于义齿不稳定,会在口内形成多处压痛点和破溃处。当患者在张口、说话时义齿有固位力,而咀嚼时义齿发生移位,表明义齿不稳定。

造成义齿不稳定的原因是:

(1) 人工牙排列位置不正确。上颌后牙排列过于偏向颊侧而造成上颌义齿翘动。下颌后牙排列过于偏向舌侧而影响舌活动。下颌𬒗平面太高时,影响舌将食物送到𬒗面上,而造成义齿不稳定。

(2) 正中𬒗关系不正确,并且有早接触点,尤其易发生在第二磨牙之间。在牙槽嵴上会产生连续性压痛点,其疼痛不明显,或仅有不适感。

(3) 侧方𬒗时,牙有干扰。

处理方法:首先认真鉴别诊断,找出产生疼痛原因。查清是因义齿基托组织面局部压迫造成的,还是因咬合因素使义齿移动产生摩擦造成的。

3. 垂直距离过高　患者戴用义齿后,下颌牙槽嵴普遍出现疼痛或压痛,无法坚持较长时间戴义齿。面颊部肌肉酸痛。上腭部有烧灼感。检查口腔黏膜无局部异常表现。这种情况多由垂直距离过高或夜磨牙所致。

处理方法:如前牙覆𬒗不大,可重新排列下颌后牙以降低垂直距离。否则应重新做全口义齿。

二、固位不良

全口义齿固位不良常见于下颌,主要原因为:

(一) 患者口腔条件差

如牙槽嵴因吸收变得低平,黏膜较薄,唇、颊组织向内凹陷,舌体变大。

(二) 义齿的问题

1. 休息状态时义齿容易松动脱落　原因是基托组织面与黏膜不密合,基托边缘伸展不够,边缘封闭作用不好。

处理方法:可用重衬或加长边缘的方法解决。

2. 运动状态时义齿容易松动脱落　当口腔处于休息状态时,义齿固位尚好。但说话、张口、打哈欠时义齿易脱位。这是由于基托边缘过长、过厚,唇、颊、舌系带区基托边缘缓冲不够,影响软组织活动;人工牙排列位置不当,排在牙槽嵴顶的唇颊或舌侧,影响周围肌肉的活动;义齿磨光面外形不好等原因造成的。

处理方法:磨改基托过长或过厚的边缘,缓冲系带部位的基托。适当磨除部分人工牙的颊舌面,减少人工牙的宽度。形成基托磨光面应有的外形。

3. 咀嚼食物时容易脱位　义齿固位尚好,但在咀嚼食物时,却容易脱位。是由于𬒗不平衡,牙尖有干扰,使义齿产生翘动,破坏了边缘封闭;上颌𬒗平面较低,下颌磨牙后垫部位基托伸展过长,与上颌结节后缘基托相接近甚至接触。当咀嚼运动前伸下颌时,上、下颌基托后缘接触或上颌第二磨牙远中颊尖与下颌磨牙后垫部位基托接触,使下颌义齿前部翘起,而影响义齿固位。

处理方法:进行选磨调𬒗,消除早接触和牙尖干扰。将基托边缘磨短或磨薄。

三、发音障碍

全口义齿初戴时,常会出现发音不清楚的现象,但通常很快就能适应和克服。若戴用一段时间,仍有发音不清或有哨音,多因牙排列的位置不正确所致。如下颌前部舌侧基托太厚,会造成发"S"音不清楚。

四、恶心

有的患者在初戴全口义齿时,可能出现恶心,甚至呕吐。常见原因是上颌义齿后缘伸展过长或义齿基托后缘与口腔黏膜不密合。唾液刺激黏膜发痒可引起恶心;上、下前牙接触而后牙无接触,义齿后端翘动刺激黏膜,也会使患者感到恶心;上颌义齿后缘基托过厚,下颌义齿远中舌侧基托过厚挤压舌体也可引起恶心。

处理方法:如上颌义齿后缘伸展过长,将基托后缘磨短至颤动线;如后缘与黏膜不密合,用自凝塑料重衬,加强后缘封闭作用;如接触不好,调𬌗消除前牙早接触点;如基托过厚,修改义齿基托的厚度。

五、咬唇、颊和舌

后牙缺失时间久,没能及时修复的患者,两颊部多明显向内凹陷,或舌体变大而造成咬颊或咬舌现象。戴用一段时间义齿后,常可自行改善。必要时可加厚颊侧基托,将颊部组织推向外侧。如果由于后牙排列覆盖过小,而出现咬颊或咬舌。可磨改上后牙颊尖舌斜面和下后牙颊尖颊斜面,以加大覆盖,解决咬颊现象;磨改上后牙舌尖舌斜面和下后牙舌尖颊斜面,以解决咬舌现象。有时颊部软组织也会被上颌结节和磨牙后垫部位的上、下颌基托夹住,这种情况下可将基托磨薄,增加上、下基托之间间隙,不需将基托磨短。

六、咀嚼功能不良

全口义齿咀嚼功能不好,多因上、下颌牙咬合接触面积小;或在调磨咬合过程中,磨去了𬌗面的解剖形态;或垂直距离低,导致吃饭时用不上力。

处理方法:通过调𬌗增加咬𬌗接触面积,形成尖窝解剖外形和食物溢出道。垂直距离不够时,要增加义齿高度,取正中𬌗记录,将上、下颌义齿按正中𬌗记录固定在𬌗架上重新排牙。

七、心理因素的影响

全口义齿修复是需患者参与配合的一种治疗方法。有些患者认为戴全口义齿后应和真牙一样,但戴用后多与原来的想象不一样。因此,患者对全口义齿特点的了解、主动练习、积极使用是非常重要的。戴全口义齿前,要向患者认真介绍全口义齿的特点以及和天然牙的差别。介绍初戴义齿时容易出现松动脱位、咀嚼、说话不清楚、唾液多等情况。对于不良反应较大的患者,医师应细致地检查全口义齿是否有问题,并仔细加以修改;若是患者不适应或不会使用,应耐心进行解释。

第六节　全口义齿的修理

一、基托折裂和折断

（一）原因

1. 因不慎将义齿摔坏，或因咬过硬食物。

2. 𬌗力不平衡

（1）人工牙排列不合要求：两侧后牙排列在牙槽嵴顶的颊侧，咬合时以牙槽嵴或上颌硬区为支点，产生翘动，造成义齿的𬌗力不平衡，这样不仅影响义齿的固位，而且造成义齿基托的纵裂。

（2）前伸𬌗或侧方𬌗不平衡：牙尖有早接触或干扰，使咬合不平衡。

3. 由于牙槽嵴的吸收，使口腔组织与基托组织面之间不密合，义齿翘动而折裂。

（二）修理方法

按照折裂情况和部位不同，采取以下不同的方法进行修理。

1. 义齿纵折的修理　上、下颌义齿多在中间部位出现裂纹或折断。可采用以下方法进行修理：①用粘接剂粘接。先将折断面清洗干净并擦干，用黏合剂（502胶）涂布在断面上，将折断的义齿对合粘接成整体。②用热凝树脂修理。将义齿拼合一起，用小木棒横贯折断线，两端用蜡固定。调拌石膏灌注模型。石膏凝固后，如能将义齿从模型上取下，就用轮形石加宽基托的折断面并达到组织面，在石膏模型上涂分离剂，将义齿按原位置放在模型上。如组织面有倒凹，义齿无法从模型上取下时，可用轮形石将折断处两侧基托磨去一部分，深达组织面，但不能损坏石膏模型。折断处用蜡恢复外形，装盒时，只露出用蜡恢复的基托，其余部分全部用石膏包埋，常规热处理，完成义齿修理。③用自凝塑料修理。可直接将塑料放在折断处，待其硬固后，将义齿和模型分离然后磨光。

修理过程中需注意在基托折断面磨除后，放回模型上时位置要准确。尤其是下颌基托面积窄小，基托磨除后，两断端难以复位，易造成修理的失败。还要特别注意修补塑料不要进入基托组织面。

2. 唇、颊侧基托折断的修理　若患者仍保留折断的唇颊侧基托，其修理方法同上。

如折断的唇颊侧基托已丢失或呈碎块，无法拼合时，可用蜡或印模膏放在基托缺损的部位，在口内修复缺损的基托外形。然后灌模型、装盒。在模型上可直接用自凝塑料恢复缺损的基托。或用热凝塑料修复后按常规热处理。

若是因𬌗力不平衡或基托组织面与黏膜组织之间不密合造成的折断。在修理好后，需在口内调𬌗，必要时重衬。

二、人工牙折断或脱落

根据人工牙的材料不同可采取不同的方法。

如果人工牙是塑料牙,先用轮形石将折断的人工牙残留部分及其舌侧基托磨除,注意保留原有唇侧龈部基托,避免唇侧新旧塑料颜色不一致,影响美观。如果人工牙是瓷牙,先去除瓷牙残留部分,可用喷灯在折断人工牙的周围加热,使塑料变软,用蜡刀将瓷牙撬出。也可用裂钻从舌侧龈缘处磨除塑料,并将折断瓷牙去除。再按照义齿上人工牙的形状、颜色、大小选择相近似的人工牙,经磨改后按要求排列在牙弓上。用蜡将其与邻牙的唇面黏着固定,用调拌好的自凝塑料,从舌侧基托被磨去部位填入。塑料硬固后,去除粘蜡,磨光后完成。

若需修补的牙数目较多,可按常规热凝树脂制作方法处理。后牙折断、脱落或破裂的修理,要注意咬合关系,勿形成早接触点。

三、全口义齿重衬

全口义齿使用一段时间后,会在义齿基托组织面与黏膜间产生间隙。致使空气和食物残渣进入,影响义齿固位,且易造成基托破裂、折断。

重衬是在全口义齿的组织面上添加一层塑料,让其充满上述间隙。使基托组织面与黏膜组织紧密贴合,增加义齿的固位力。

重衬也适用于初戴义齿时固位不好者,或因基托不密合所致的义齿折断,修理后也需要进行重衬。

修理的方法有两种:

(一) 直接法重衬(自凝塑料重衬法)

将义齿刷洗干净,均匀地磨去重衬部位组织面约1mm,使呈粗糙面。为避免塑料粘在磨光面和牙面上,用凡士林或蜡涂在磨光面及牙面上。患者口腔黏膜上涂液状石蜡或其他油剂。在磨粗糙的基托组织面及周围边缘涂单体,将调和好的自凝塑料置于义齿的组织面上,将义齿戴入患者口内,嘱患者作正中咬𬌗,并作肌功能整塑。待自凝塑料稍变硬时,将义齿从口内取出。为防止取下时义齿变形,可让患者漱口使义齿松动再取下。检查组织面及边缘有无缺损或缺陷,如有则在此区域加自凝塑料,再戴入口内修整。也可在上颌后缘加少量自凝材料,做吞咽动作达到后缘封闭。自凝塑料硬固后,去除表面多余塑料,将义齿浸泡在温水中3~5分钟,然后将边缘及表面磨光。再次戴入患者口内,检查义齿的固位、稳定和咬合。

因为此法在口内采取大面积自凝塑料重衬,易引起过敏反应,所以事先要询问患者有无过敏史。重衬时,应及时取下义齿,否则自凝塑料硬固时放热,易灼伤黏膜。

(二) 间接法重衬(热凝塑料重衬法)

间接法重衬适用于义齿基托边缘短;重衬范围广;基托组织面和黏膜之间空隙大;患者对自凝塑料过敏者。

1. 将义齿刷洗干净,同直接重衬法处理组织面。

2. 调拌适当的弹性印模材料置于义齿基托组织面,戴入口内,嘱患者正中咬合,并做肌功能整塑。印模材料量不宜过多、过稠,以免影响义齿垂直距离和正中关系。

3. 印模材料凝固后,在义齿基托边缘处注水或让患者漱口,破坏边缘封闭后,从口内取出义齿。去除多余的印模材料,直接装盒。也可灌注石膏模型后装盒。注意组织面灌注石膏不应有气泡。其他制作步骤同常规。

(三) 自凝软衬材料重衬

自凝软衬材料是一种柔韧、有弹性的高分子材料,它能与义齿基托牢固结合,可在口内直接进行重衬,无刺激性。适用于刃状牙槽嵴和黏膜较薄的无牙颌患者。全口义齿软衬后可改善义齿的固位,消除压痛和其他的不适感,并提高咀嚼效率。重衬前将义齿清洗拭干,将基托组织面均匀磨除一层,然后涂软衬单体。将一定比例自凝软衬材料的粉和单体调和,呈糊状即可使用。将糊状混合物均匀地涂布在基托组织面上,将基托置入口内,嘱患者正中咬合,并作肌功能整塑。取出义齿,检查表面是否光滑、清晰,如有缺损需添加材料。自凝软衬材料的缺点是不宜抛光,且易老化。

小　结

全口义齿是对无牙颌患者进行的常规修复治疗方法。本章围绕着全口义齿修复有关的基本知识、无牙颌的口腔检查和修复前准备、全口义齿的制作、全口义齿的初戴、复诊常见问题及处理、全口义齿的修理六个方面的内容对常规全口义齿进行了介绍。重点对全口义齿的组成、无牙颌解剖标志及其临床意义、颌位关系记录与转移、排牙原则等几个方面进行阐述。

（任　旭）

思　考　题

1. 与全口义齿有关的无牙颌解剖标志有哪些?
2. 牙列缺失后软硬组织的改变是什么?
3. 影响全口义齿固位和稳定的因素有哪些?
4. 有哪些确定垂直距离的方法?
5. 确定水平颌位关系的方法有哪些?
6. 验证颌位关系是否正确的方法有哪些?
7. 排列全口义齿人工牙的原则及方法有哪些?
8. 全口义齿修复的步骤与过程是什么?
9. 全口义齿戴牙后复诊常见问题及处理有哪些?
10. 全口义齿重衬的方法有哪些?

第十四章　可摘局部义齿

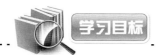

口腔医学专业：

1. 掌握：可摘局部义齿的适应证、类型及支持方式、组成和作用；Kennedy 牙列缺损的分类；可摘局部义齿的设计原则；可摘局部义齿修复前的准备；确定颌位关系；模型设计；可摘局部义齿的初戴；可摘局部义齿戴入后常见问题及处理。

2. 熟悉：模型预备、制作支架和卡环、排牙、完成基托蜡型、装盒、填塑、磨光等可摘局部义齿制作工艺。

3. 了解：可摘局部义齿的修理。

口腔医学技术专业：

1. 掌握：可摘局部义齿的组成和作用；模型设计；模型预备、制作支架和卡环、排牙、完成基托蜡型、装盒、填塑、磨光等可摘局部义齿制作工艺；可摘局部义齿就位困难的原因及处理；可摘局部义齿的修理。

2. 熟悉：可摘局部义齿的适应证、类型及支持方式；Kennedy 牙列缺损的分类；可摘局部义齿的设计原则；可摘局部义齿修复前的准备；确定颌位关系。

3. 了解：可摘局部义齿初戴后的检查及处理；戴牙指导；可摘局部义齿戴入后常见问题及处理。

第一节　概　　述

可摘局部义齿（removable partial denture，RPD）是利用天然牙、基托下黏膜和骨组织作支持，依靠义齿的固位体和基托等部件装置获得固位和稳定，用人工牙和基托恢复缺失牙及相邻软硬组织的形态和功能，且患者能够自行摘戴的一种修复体。目前可摘局部义齿仍然是我国牙列缺损常用的修复方法。

牙列缺损修复方法有可摘局部义齿、固定义齿以及固定-可摘联合修复体等三大类。与固定义齿相比，可摘局部义齿具有许多优点：牙体预备时磨除基牙牙体组织较少；对基牙的要求不高、适应范围广,可修复牙列中任何部位的缺损;患者能自行摘戴,便于清洗,夜间摘除义齿后,基牙及支持组织可得到休息;制作简单、费用低、易修理。

但可摘局部义齿体积较大、部件较多,初戴时异物感明显,有时会影响发音,甚至引起恶心;其稳定性和咀嚼效率均不如固定义齿;卡环对美观有一定影响,且卡环覆盖处基牙可能会龋坏,此外,若设计和基牙预备不当可导致基牙负荷过重。

近年来固定-可摘联合修复体的应用将可摘局部义齿和固定义齿的优点结合在一起,获得了良好的效果。

一、可摘局部义齿的适应证

1. 各种牙列缺损。
2. 过渡性修复。
3. 即刻义齿修复。
4. 牙缺失伴有牙槽骨、颌骨和软组织缺损者。
5. 修复缺失牙的同时需要升高垂直距离者。
6. 牙周病需活动夹板固定松动牙者。
7. 不能耐受固定义齿修复,牙体预备时过敏不适或不能接受麻醉,或者主动要求做可摘局部义齿修复者。

可摘局部义齿的使用范围虽广,但也有临床注意事项,有以下情况不宜采用:

1. 缺牙间隙过小或𬌗龈距过低,造成义齿强度不足者。
2. 牙冠形态异常,不能为义齿提供足够固位力者。
3. 对可摘局部义齿不能方便摘戴、保管、清洁,甚至有误吞义齿危险的患者,如精神病、上肢功能障碍等生活不能自理者。
4. 严重的牙体、牙周或黏膜病变未得到有效治疗控制者。
5. 对义齿材料过敏或对义齿异物感明显而又无法克服者。

二、可摘局部义齿的类型及支持方式

(一) 按义齿承受𬌗力的方式

分为三种类型,即牙支持式可摘局部义齿、黏膜支持式可摘局部义齿和混合支持式可摘局部义齿(图 14-1~图 14-3)。

1. **牙支持式义齿** 牙支持式义齿指缺隙两端均有余留天然牙,两端基牙上均设置𬌗支托,义齿的𬌗力主要由天然牙承担。

2. **黏膜支持式义齿** 黏膜支持式义齿所承受的𬌗力主要由黏膜及其下的牙槽骨负担,适用于缺牙多,余留牙条件差或咬合关系差的病例。

3. **混合支持式义齿** 混合支持式义齿的𬌗力由天然牙、黏膜和牙槽嵴共同

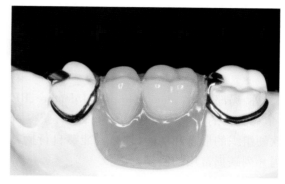

图 14-1 牙支持式可摘局部义齿

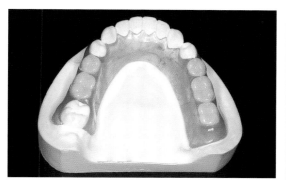

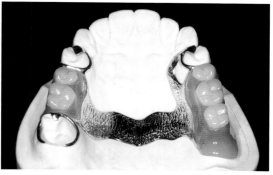

图 14-2　黏膜支持式可摘局部义齿　　　　图 14-3　混合支持式可摘局部义齿

承担,基牙上设支托,基托适当伸展,其修复效果介于前两者之间。

（二）按义齿制作方法和材料

可摘局部义齿按其制作方法和材料可分为塑料胶联式可摘局部义齿和金属铸造支架式可摘局部义齿。

1. 塑料胶联式可摘局部义齿　以卡环固位,靠塑料基托将义齿各部分连接在一起。

2. 铸造支架式可摘局部义齿　用金属大连接体取代部分塑料基托,义齿体积明显减小,强度较高,稳定性较好,增加了美观和舒适感。

第二节　牙列缺损及可摘局部义齿的分类

由于牙列缺损的部位和缺牙数目各有不同,必须加以归纳、分类,使之条理化、简易化,以便于临床记录、病例书写以及收费、统计等。本节仅就目前国内外公认并常用的分类法,介绍 Kennedy 分类法。

Kennedy 根据牙列缺损的情况,即根据缺牙所在部位及其与存留天然牙的关系,将牙列缺损分为四类。

第一类:牙弓两侧后牙缺失,远中无天然牙存在,即双侧游离缺牙(图 14-4)。

第二类:牙弓一侧后牙缺失,远中无天然牙存在,即单侧游离缺牙(图 14-5)。

第三类:牙弓一侧牙缺失,缺牙区两端都有天然牙存在(图 14-6)。

第四类:牙弓前部牙连续缺失并跨过中线,天然牙在缺隙的远中(图 14-7)。

除第四类为单缺失,无亚类外,其余三类都有亚类。亚类为除主要缺隙外,另存的缺隙数。即除主要缺隙外尚有另外一个缺隙,则为第一亚类,有两个缺隙为第二亚类,依此类推。若前后都有缺牙,则以最后的缺牙间隙决定分类。若牙弓两侧后牙都有缺失,且一侧为非游离端缺牙,另一侧为游离端缺牙,则以游离端缺牙为基准,归入第二类。若牙弓的最远端牙(如第三磨牙或第二磨牙)缺失但不修复,则不在分类之列。

Kennedy 分类法表达了缺牙间隙所在的部位,表明了义齿鞍基与基牙间的关系,简单、易掌握,但它只能表明缺牙部位及缺隙的数目,不能表明缺牙的数目及前牙复杂的缺失情况,也不能表明亚类的位置,因而不能反映缺牙对患者生理、心理以及功能的影响。尽管存在上述问题,该分类法仍是目前国内外应用最普遍的一种分类方法。

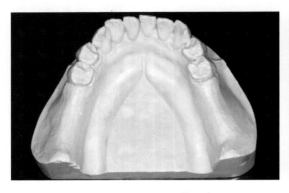

图 14-4 Kennedy 第一类

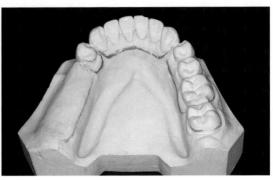

图 14-5 Kennedy 第二类

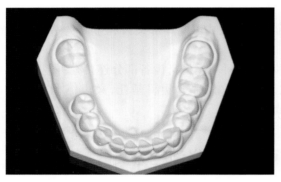

图 14-6 Kennedy 第三类

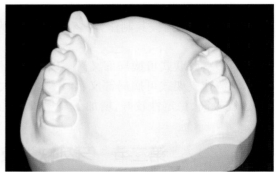

图 14-7 Kennedy 第四类

第三节 可摘局部义齿的组成和作用

可摘局部义齿一般由人工牙、基托、固位体和连接体等部件组成（图 14-8）。按其各部件所起的作用,可归纳为三个部分,即修复缺损部分（人工牙、基托）、固位稳定部分（固位体、基托、𬌗支托）及连接传力部分（连接体、基托、𬌗支托）。

一、人工牙

人工牙是义齿结构上替代缺失的天然牙,以恢复牙冠外形、咀嚼和发音等功能的部分。

（一）人工牙的作用

1. 替代缺失牙,恢复牙弓的完整性。

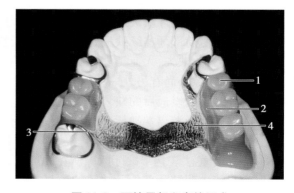

图 14-8 可摘局部义齿的组成
1 人工牙 2 基托 3 固位体 4 连接体

2. 建立正常咬合、排列和邻接关系,恢复咀嚼功能。

3. 辅助发音。

4. 恢复牙列外形与面型、改善美观。

5. 防止余留牙伸长、移位、倾斜及𬌗关系紊乱。

（二）人工牙的种类

1. 按制作材料分类　可分为塑料牙、瓷牙、金属牙三种。

2. 按人工牙𬌗面形态不同分类　可分为解剖式牙和非解剖式牙两种。解剖式牙:牙尖斜度为30°～33°;非解剖式牙:又称为无尖牙,其𬌗面无牙尖和斜面。

3. 按制作方法分类　可分为成品牙与个别制作牙。

4. 按人工牙与基托的连接方式分类　可分为化学连接(塑料牙)、机械连接(钉、孔瓷牙)以及混合连接(金属𬌗/舌面牙)等方式。

（三）人工牙选择

1. 人工前牙选择的原则

（1）尽量满足美观和发音的要求,并有一定的切割功能。

（2）形态、大小和色泽应与同名牙对称,和邻牙协调,并与面型、性别等相适应。

（3）要在自然光线下进行比色,多个前牙缺失,人工牙颜色应与患者的肤色、年龄相适应,达到自然、逼真的美观效果。

（4）尽量选用成品塑料牙,所选前牙应在与患者充分沟通的基础上,取得患者的同意和认可。

2. 人工后牙选择的原则

（1）后牙的功能以咀嚼为主,即以压碎、研磨食物为主,因而尽量选用硬度大、耐磨耗的硬质塑料牙或铸造金属牙。

（2）减少人工后牙的颊、舌径、加大食物排溢沟,以减小基牙及支持组织的𬌗力负荷。

（3）外形、颜色应与同名牙和邻牙对称、协调,与对𬌗牙有适当的超覆𬌗及咬合接触关系。

二、基托

（一）基托的功能

1. 连接作用　将义齿各组成部分连接成为一整体。

2. 修复缺损　修复牙槽骨、颌骨和软组织的缺损。

3. 传递𬌗力　在基托上排列人工牙,承担、传递和分散𬌗力。

4. 固位及稳定作用　借助吸附力、摩擦力、约束反力,以增加义齿的固位及稳定,防止义齿旋转和翘动。

（二）基托的种类

按材料的不同,可分为金属基托、塑料基托和金属塑料基托三种。

（三）基托的要求

1. 基托的伸展范围　应根据缺牙部位、数目、基牙健康状况、牙槽嵴吸收程度和邻近软组织缺损情况、𬌗力的大小等决定,原则上在保证义齿固位、支持和稳定的条件下,应适当缩小,让患者舒适美观。远中游离缺失时,上颌基托后缘的两侧应盖过上颌结节,伸展到翼上颌切迹,后缘中部最大可达软、硬腭交界处稍后的软腭处;下颌基托的后缘应伸展至磨牙后垫的 1/3 ~ 1/2。上下颌基托的唇、颊侧及下颌基托的舌侧边缘应伸展至黏膜转折处;在系带区,基托局部应形成切迹,以不妨碍唇颊组织及舌的活动。基托的边缘形态要圆钝,与局部黏膜密贴,以获得良好的边缘封闭。

2. 基托厚度 一般金属基托厚度为 0.5mm,边缘可稍厚而圆钝,达 1mm 左右;塑料基托的厚度不少于 2mm。上颌腭侧基托的前 1/3 区应尽可能薄些,以减少对发音的影响。唇颊侧基托一般以能恢复面部丰满度,并不妨碍唇颊部肌和黏膜的活动为度,若唇侧牙槽嵴丰满,也可不要唇基托,美观效果更好。舌侧基托的厚度,应保证义齿的坚固和戴用舒适为准。除人工牙颈部、基托边缘的封闭区及需要缓冲的部位(如上颌硬区、下颌隆突和下颌舌骨线区)稍厚外,其他部位均应厚薄均匀。

3. 基托与基牙的接触关系 缺牙区基托不应进入基牙邻面倒凹区,舌(腭)侧基托应位于基牙及相关牙舌(腭)侧非倒凹区,边缘与牙密贴,但又对牙齿无压力。这样既可防止食物嵌塞,又可起到对抗颊侧卡环臂的作用。龈缘区基托组织面应做缓冲,以免损伤牙龈组织,且又便于义齿摘戴。余留前牙若为深覆殆,其舌侧基托可离开龈缘 4 ~ 6mm,以免影响咬合。

4. 基托与黏膜的关系 基托组织面应与黏膜密合,无小瘤、毛刺等缺陷,除局部缓冲区外,一般不打磨或抛光。在上颌结节颊侧、上颌硬区、下颌隆突、下颌内斜嵴,以及一些骨尖、骨嵴等相应部位基托的组织面应做适当缓冲。有时在切牙乳头区和颏孔区也要做缓冲,以免基托压迫组织产生疼痛。

5. 基托的形态和美学要求 基托磨光面需高度磨光,边缘曲线应圆钝;基托的颊、舌(腭)侧应形成凹型磨光面,以适应颊肌、舌肌的运动,有利于义齿的固位和稳定;上下颌唇颊侧基托相当于牙根的位置,可设计成隐约可见的牙根长度和突度外形,使得立体感强,自然逼真;在腭面形成腭隆突、龈乳头及腭皱形态;人工牙颈缘应有清晰的颈缘曲线,并与相邻天然牙颈缘曲线相协调,有较好的连续性和对称性;对未设计唇基托的前牙缺失患者,可将人工牙盖嵴部接触部位的石膏,均匀地刮除 0.5mm,义齿戴入后对黏膜有轻微压迫,使其更加密合、形态自然;对于前牙区牙牙槽骨缺损、唇裂术后等患者,可应用基托恢复缺损的外形。

三、固位体

固位体是可摘局部义齿用以抵抗脱位力作用,获得固位、支持与稳定的重要部件。

(一) 固位体的功能

固位体主要有固位、支持、稳定三种作用。

(二) 固位体的要求

1. 有一定固位力,保证义齿在行使功能时不致脱位。

2. 非功能状态时,对基牙不应产生静压力(移位力)。

3. 摘戴义齿时,对基牙应无侧向压力,不损伤基牙。

4. 符合美观要求,尽量减少金属的显露,尤其前牙区。

5. 设计合理,不应对口内的软硬组织造成损伤。

6. 与基牙密合,外形圆钝光滑,不易存积食物,以免菌斑堆积,造成牙龋坏和牙周病变。

7. 制作固位体的材料应具有良好的生物学性能,对口腔组织无致敏、致癌作用并尽量避免在口内使用异种金属,以免产生电流刺激,影响健康。

（三）固位体的种类

按固位体的作用不同分为直接固位体和间接固位体。

1. 直接固位体　防止义齿𬌗向脱位,起主要固位作用的固位部件。一般位于邻近缺牙间隙的天然牙上,按固位形式不同,分为冠外固位体和冠内固位体。

（1）冠外固位体:包括卡环型固位体、套筒冠固位体和冠外附着体。其中卡环型固位体为目前临床上最广泛应用的固位体。

（2）冠内固位体:主要是冠内附着体,最常用的是栓道式附着体(图14-9)。

2. 间接固位体　是辅助直接固位体起固位作用,主要是增强义齿的稳定性,防止义齿翘起、摆动、旋转、下沉而设计的一些固位装置,常用于游离端义齿。

（1）间接固位体的作用

1）主要是防止游离端义齿𬌗向脱位(翘起),减少因义齿转动而造成对基牙的损伤。

2）对抗侧向力,防止义齿旋转和摆动。

3）分散𬌗力,减轻基牙及基托下组织承受的力。

（2）间接固位体的种类:常用的间接固位体有前牙舌隆突上放置的舌支托;前牙切缘处放置的切支托;第一前磨牙近中舌侧𬌗边缘嵴处的𬌗支托,以及前牙多数牙缺失时后牙特定部位的𬌗支托,如下颌磨牙舌沟处的𬌗支托或最后磨牙处的远中𬌗支托;下前牙舌隆突上的舌隆突杆;Kennedy杆,即舌杆和舌隆突杆合并使用,亦称双舌杆(图14-10)。另外,特定部位的附加卡环、前牙邻间钩、金属舌板、金属腭板、延伸基托等,除发挥本身的作用外,还具有间接固位作用。如后牙游离缺失时,支点线前部的金属舌板、金属腭板或安置在前磨牙上的隙卡;后牙游离缺失合并有前牙缺失,此时前牙区的义齿鞍基等都有间接固位作用,也可把它们称为间接固位装置。

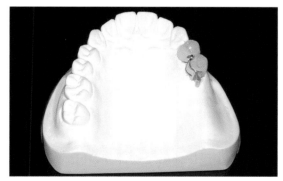

图14-9　栓道式附着体

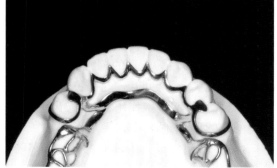

图14-10　双舌杆

（3）间接固位体的设计:间接固位体作用力的大小一般与其放置的位置有关系,而设计的位置又与支点线密切相关。支点线是指起支点作用的𬌗支托的连线,分四类(图14-11 ~ 图14-14)。

（四）直接固位体——卡环

传统可摘局部义齿的直接固位体主要是卡环,是直接卡抱在基牙上的金属部分。其主要作用为防止义齿𬌗向脱位,亦能防止义齿下沉、旋转和移位,也起一定的支承和稳定作用。卡环的连接体还有加强义齿基托的作用。

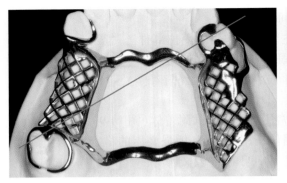

图 14-11　支点线：第一类斜线式

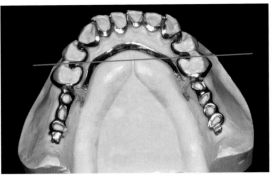

图 14-12　支点线：第二类横线式

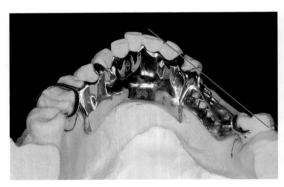

图 14-13　支点线：第三类纵线式

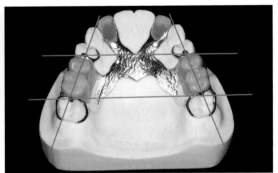

图 14-14　支点线：第四类平面式

1. 卡环的结构、作用和要求　以铸造三臂卡环为例，卡环由卡环臂、卡环体、𬌗支托和小连接体组成（图 14-15）。

（1）卡环臂：为卡环的游离部，卡环臂由比较坚硬的起始部分和富有弹性的卡环臂尖组成。卡环臂尖位于倒凹区，起固位作用，防止义齿𬌗向脱位。卡环臂的起始部分应较坚硬，位于非倒凹区，起稳定作用，防止义齿侧向移位。根据材料与制作方法不同，卡环臂的形态常用的有圆形、半圆形和扁平形。

（2）卡环体：又称卡环肩，为连接卡环臂，𬌗支托和小连接体的坚硬部分，环抱于基牙的非倒凹区，从邻面包过颊舌轴面角，防止义齿侧向和龈向移位，起稳定与支持作用。

（3）𬌗支托：𬌗支托是卡环体伸向基牙𬌗面产生支持作用的部分，无弹性，具有较高的强度。

1）𬌗支托的功能

①支承、传递𬌗力：𬌗支托可将义齿承受的𬌗力传递到天然牙上，义齿受力时不会导致龈向下沉。

②稳定义齿：与卡环整铸连用时可保持卡环在基牙上的位置。除防止下沉外，还可阻止义齿游离端翘动或摆动，起到稳定义齿的作用。

③防止食物嵌塞：若余留牙之间有间隙，放置𬌗支托可防止食物嵌塞。

④恢复殆关系:基牙因倾斜或低位等原因,与对颌牙无殆接触或殆接触不良者,还可以扩大殆支托,以恢复殆关系并起到防嵌塞作用(图14-16)。

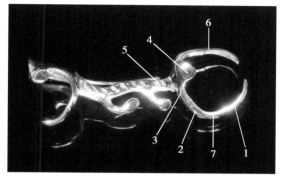

图 14-15 卡环的组成
1. 卡环臂的固位部 2. 卡环臂的卡抱部
3. 卡环体 4. 殆支托 5. 小连接体 6. 对抗臂 7. 固位臂

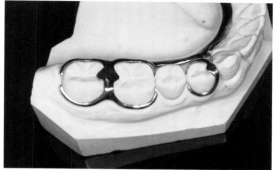

图 14-16 防止食物嵌塞的牙间卡环、联合卡环等卡环

2) 殆支托的设计要求

①殆支托的位置:殆支托应位于天然牙殆面的近远中边缘嵴上,尤其是基牙近缺隙侧的殆边缘嵴上。如果磨牙因咬合过紧,不易获得殆支托位置,可设计在下颌磨牙的舌沟或上颌磨牙的颊沟处。殆支托连接体不应进入基牙倒凹区,以免影响义齿就位,且与牙龈保持一定距离,以免压迫牙龈。

②殆支托与基牙长轴的关系:殆支托传导到基牙的作用力应与牙体长轴一致或接近。当殆支托长度为基牙近远中径的1/4,殆支托或殆支托凹底与基牙长轴成110°(磨牙)(图14-17)或100°(前磨牙)夹角。

③殆支托的大小、形态和厚度:最理想的铸造金属殆支托应呈圆三角形或勺形,其宽度应为磨牙颊舌径的1/3或前磨牙颊舌径的1/2,长度约为磨牙近远中径的1/4或前磨牙近远中径的1/3。铸造殆支托的厚度应为1~1.5mm。

(4) 小连接体:为卡环、支托等与大连接体或基托相连的部分,主要起连接作用,使卡环与义齿其他部分连成一整体。连接体不能进入基牙和软组织倒凹区,以免影响义齿就位。

2. 卡环与观测线的关系

(1) 模型观测仪:是用来确定基牙的倒凹区、非倒凹区和义齿共同就位道的一种仪器。

(2) 观测线:将分析杆绕基牙牙冠轴面转动一周,铅笔在牙冠轴面最突点所画出的连线称为观测线。观测线殆方是基牙非倒凹区,观测线龈方是倒凹区(图14-18)。观测线的作用是确定基牙的倒凹区与非倒凹区,确定卡环的位置与类型,确定义齿的共同就位道。

(3) 观测线类型:由于各个基牙倾斜的程度和方向不同,所画出的观测线也不同,归纳起来,一般可有三种基本类型(图14-19)。

Ⅰ型观测线:为基牙向缺隙相反方向倾斜时所画出的观测线。主要倒凹区位于基牙的远缺隙侧。

Ⅱ型观测线:为基牙向缺隙方向倾斜时所画出的观测线。主要倒凹区位于基牙的近缺隙侧。

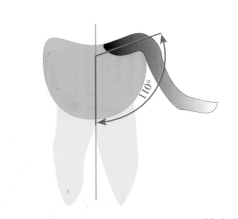

图 14-17 磨牙𬌗支托与基牙长轴夹角成 110°

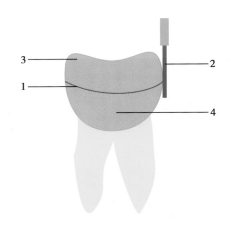

图 14-18 观测线的绘制
1. 观测线 2. 分析杆 3. 非倒凹区 4. 侧凹区

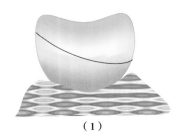 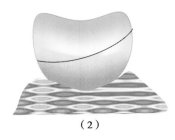 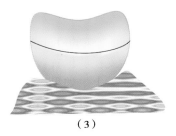

（1） （2） （3）

图 14-19 观测线类型
（1）Ⅰ型观测线 （2）Ⅱ型观测线 （3）Ⅲ型观测线

　　Ⅲ型观测线：为基牙向颊侧或舌侧倾斜时所画出的观测线，基牙的近、远缺隙侧均有明显倒凹。此线在近、远缺隙侧距𬌗面都近，倒凹区都较大，非倒凹区都较小。

　　（4）卡环与观测线的关系：三种类型的观测线可选择与之相应的卡环类型（图 14-20），使卡环更好地发挥固位、稳定作用。

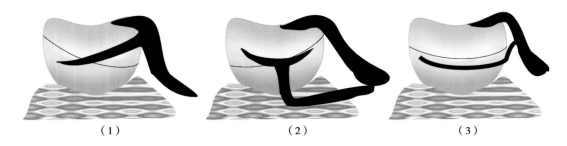

（1） （2） （3）

图 14-20 观测线与卡环
（1）Ⅰ型观测线卡环 （2）Ⅱ型观测线卡环 （3）Ⅲ型观测线卡环

　　Ⅰ型观测线卡环：一般为简单圆环型，铸造、锻造（弯制）卡环均为正型卡环，卡环臂在倒凹区，卡环体在非倒凹区，有良好的固位、卡抱稳定作用。

Ⅱ型观测线卡环:铸造卡环为分臂卡环,锻造卡环为上返卡环。分臂卡环有两个水平向的臂,一个臂进入近缺隙侧的倒凹区,另一端置于远缺隙端的非倒凹区,起对抗平衡作用。此类卡环有一定的固位作用,因无卡环体,故稳定作用较差。

Ⅲ型观测线卡环:因导线较高,为靠近𬌗缘的高臂卡环,或用下返卡环臂,卡环臂端在倒凹区,有一定的卡抱和稳定固位作用,但不如Ⅰ型卡环理想。卡环臂常用弹性大的合金丝或牙用不锈钢丝弯制而成。卡环臂端不能进入倒凹过深,因基牙舌侧倒凹区大,否则在摘戴卡环通过突点时,超过金属的弹性限度,卡环臂会产生永久变形。因非倒凹区小,应注意卡环体不能影响咬合。Ⅲ型观测线卡环也可以铸造而成,但弹性较小。

(5) 卡环臂与倒凹深度的关系:倒凹深度是指观测线以下分析杆垂直至倒凹区表面某一点的水平距离,又称水平倒凹。倒凹区部位不同,倒凹深度也不同。倒凹深度通常由观测器的倒凹计来测量。

(6) 共同就位道:是指可摘局部义齿各组成部分在口内戴入时的共同方向和角度。

(7) 卡环的对抗:为了防止摘戴时卡环固位臂产生水平向力造成对基牙牙周的损害,需要在此力发生过程中始终在基牙的另一侧轴面产生一个与此力大小相等,方向相反的力作用到基牙上,以抵消此力,这种作用称为对抗。

3. 卡环的种类　按照制作方法分类介绍如下:

(1) 铸造卡环:一般临床常用钴铬或镍铬合金以及纯钛、钛合金、金合金等通过制作熔模、包埋、失蜡铸造而成,其优点是可根据基牙条件及基牙上观测线的位置,充分利用基牙上的有利倒凹,设计制造成各种所需形式的卡环臂(包括卡环臂的形状、宽度和走向等),精度高,其固位、支持、卡抱作用都较好。

1) 圆环形卡环:又称 Aker 卡环。圆环形卡环包绕基牙 3 个面和 4 个轴面角,环绕基牙牙冠的 3/4 以上。

常用的圆环形卡环的种类有:

①三臂卡环:由颊侧固位臂、舌侧对抗臂和𬌗支托组成,为标准的圆环形卡环(图 14-21)适用于牙冠外形好、牙周健康、无明显倾斜的基牙。

②圈形卡环:适用于远中孤立的磨牙,基牙向近中舌侧(多为下颌)或近中颊侧(多为上颌)倾斜(图 14-22)。

③对半卡环:由颊、舌侧两个相对的卡环臂和近、远中两个𬌗支托及两个小连接体组成。

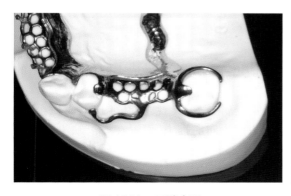

图 14-21　三臂卡环

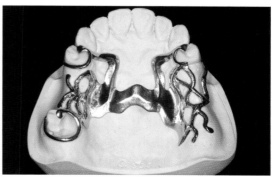

图 14-22　圈形卡环

167

颊侧卡环臂为固位臂,舌侧卡环臂为对抗臂,临床上常用舌侧基托代替舌侧卡环臂,起对抗臂作用。主要用于前后有缺隙、孤立的前磨牙或磨牙。

④回力卡环和反回力卡环:多用于后牙游离缺失,基牙为前磨牙或尖牙,牙冠较短或呈锥形。卡环臂尖位于基牙颊(唇)面的倒凹区,绕过基牙的远中面并与𬌗支托相连,再转向基牙舌侧非倒凹区形成对抗臂,在基牙舌侧近中通过小连接体与支架相连。在基牙向舌侧严重倾斜,颊面无倒凹时,此时常设计反回力卡环,其结构和回力卡环相同,仅方向相反,卡臂尖位于舌侧倒凹区,颊侧对抗臂位于颊侧非倒凹区,在颊侧近中与小连接体相连接。

⑤联合卡环:两个卡环通过共同的卡环体相连。卡环体位于相邻两基牙的𬌗外展隙并与𬌗面的𬌗支托相连。适用于基牙牙冠短而稳固,需要增加固位力、相邻两牙之间有间隙或防止食物嵌塞者(图14-23)。

⑥尖牙卡环:用于尖牙上,近中切嵴的切支托,沿尖牙舌面近中边缘嵴向下到舌隆突,再向上经过远中边缘嵴至远中切角,下降到唇面,卡环臂进入近中倒凹区。

⑦延伸卡环:亦称长臂卡环。适用于邻近缺隙的基牙有松动或外形无倒凹,无法获得足够固位力者。卡环臂延伸至相邻基牙颊面倒凹区以获得固位,此卡环的任何部件不应该进入近缺隙基牙的倒凹区。

⑧倒钩卡环:适用于倒凹区在支托同侧下方的基牙,当组织倒凹较大无法设计杆形卡环时使用,又称下返卡环。卡环固位臂由卡环体水平向远离缺隙的颊面延伸,再龈向转折,然后再向缺隙侧延伸至倒凹区。

⑨间隙卡环:也称为牙间卡环,主要放置在远离缺隙的后牙基牙上,具有分散𬌗力,辅助固位以及稳定义齿的作用,特定部位的间隙卡环还具有间接固位的作用(图14-24)。

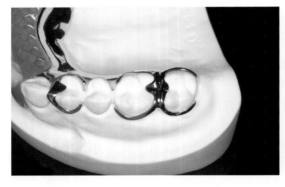 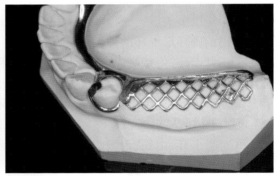

图14-23 联合卡环　　　　　　　　　　　图14-24 间隙卡环

2) 杆形卡环:杆形卡环可根据基牙的外形、倒凹位置和大小,设计成不同形状。常用的杆形卡环的种类有:

①I型卡环:卡环的固位臂成杆形,较隐蔽,暴露金属少,较美观,与基牙接触面积小,且接触点或在基牙轴线上或在近缺隙侧倒凹区,固位力产生向前推力,设置在游离缺失的末端基牙上,对基牙损伤小,不对基牙产生远中扭力(图14-25)。

②T型卡环:根据导线的情况,固位臂的两个卡臂尖可以一侧进入倒凹区,也可以都进入倒凹区(图14-26)。

③U型卡环:当导线形成的倒凹区主要位于基牙颊面近远中轴面角区时,常设计U型卡

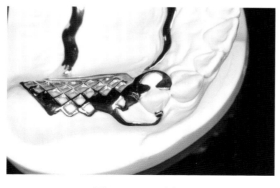

图 14-25　I 型卡环

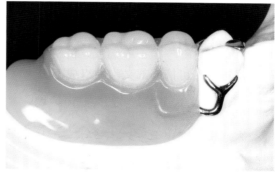

图 14-26　T 型卡环

环。它相当于两个杆形卡环,并分别位于基牙颊面近中和远中倒凹区,适用于牙冠长大,近远中均有倒凹,导线又偏低的基牙和孤立磨牙。

④L 型卡环和 C 型卡环:基牙倒凹区偏远中颈部时可选用。有明显推型固位作用,与基牙呈点状接触,弹性好,较美观,舌侧需要对抗臂。

3)组合式的铸造卡环

①RPI 卡环组:由近中𬌗支托、远中邻面板和颊侧 I 型杆式卡环三部分组成,常用于远中游离端义齿。

②RPA 卡环组:RPA 型卡环是在 RPI 卡环组的基础上提出来的,它由近中𬌗支托、远中邻面板和圆环形卡环固位臂三部分组成(图 14-27)。

(2)锻丝弯制卡环:是用圆形不锈钢丝弯制而成。主要的锻丝卡环介绍如下:

①单臂卡环:只有一个弹性卡环臂,位于基牙颊侧,基牙的舌侧用高基托对抗。单臂卡环无𬌗支托,所以无支持作用,多用于黏膜支持式可摘局部义齿。

②牙间卡环:也称隙卡,只有一个安置在基牙颊面的固位臂,经过颊外展隙转向𬌗外展隙,再经过舌外展隙延伸成卡环的小连接体进入基托,舌侧需用基托对抗。

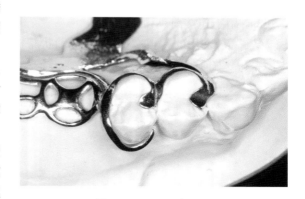

图 14-27　RPA 卡环组

③双臂卡环:由颊侧固位臂和舌侧对抗臂组成,无𬌗支托,故无支持作用。主要用于牙周组织条件差,有一定松动或倾斜的基牙上,或因咬合过紧,不易获得𬌗支托凹预备空间的基牙上。常设计在黏膜支持式义齿的基牙上。

④其他卡环:三臂卡环、圈形卡环、尖牙卡环、倒钩卡环、对半卡环、连续卡环等,其形态、功能均同铸造同类型卡环。

(3)铸造锻丝混合卡环:为了满足设计需要还常将铸造卡环和锻丝卡环的卡环臂混合应用。混合卡环常用于游离端缺失中近缺隙处的基牙,当基牙上只有近中倒凹,或基牙的颊侧有较大的组织倒凹不能采用杆形卡环时,锻丝固位臂能够提供比铸造卡环臂更大的弹性,以缓解可摘局部义齿承受𬌗力时对基牙产生的扭力。

四、连接体

连接体是可摘局部义齿的组成部分之一,它可将义齿各部分连接在一起。连接体分大连接体和小连接体两类。

(一)大连接体

大连接体亦称连接杆,主要有腭杆、舌杆、腭板、舌板及唇/颊杆等。连接杆仅用于牙支持式和混合支持式双侧设计。

1. 大连接体的作用

(1)连接义齿各部分成一整体。

(2)传导并分散𬌗力至基牙及邻近的支持组织。

(3)缩小义齿体积,增加义齿强度,减轻异物感。

2. 大连接体的种类

(1)腭杆:根据在腭部的位置不同,可分为前腭杆、后腭杆和侧腭杆(图14-28)。

1)前腭杆:位于腭皱襞之后,硬区之前,大概位于上颌双侧第一前磨牙之间。形态薄而宽,厚约1mm,宽约6~8mm,离开龈缘至少4~6mm,与黏膜组织密合而无压力。

2)后腭杆:位于上颌硬区之后,颤动线之前,其两端弯向前至第一、第二磨牙之间,厚约1.5~2mm,宽约3.5mm,游离端义齿可适当加宽。后腭杆与黏膜的关系是两端密合,与腭中缝不接触。

3)侧腭杆:位于上颌硬区两侧,离开龈缘4~6mm,与牙弓平行,宽约3~3.5mm,厚约1~1.5mm,用于连接前、后腭杆。

(2)腭板:常用的腭板有前腭板、马蹄状腭板、关闭型马蹄状腭板、全腭板和变异腭板五种(图14-29~图14-31)。

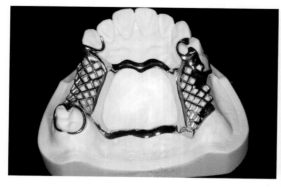

图14-28 前腭杆和后腭杆

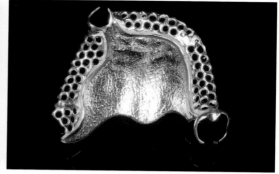

图14-29 全腭板

(3)舌杆、双舌杆(图14-32~图14-33)和舌隆突杆。

1)舌杆:位于下颌舌侧龈缘与舌系带和口底黏膜皱襞之间,通常距离牙龈缘3~4mm。厚约1~1.5mm。

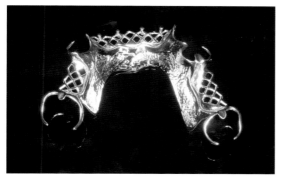

图 14-30　马蹄状腭板

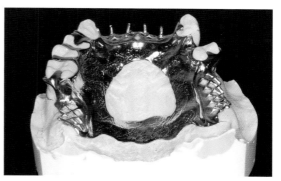

图 14-31　关闭型马蹄状腭板

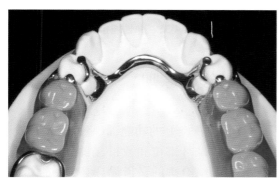

图 14-32　舌杆

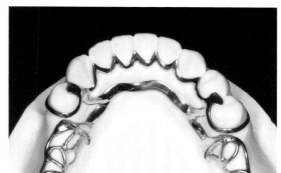

图 14-33　双舌杆

2）双舌杆:舌杆和舌隆突杆联合应用形成双舌杆,又称 Kennedy 杆。双舌杆的支持力强,稳定性好,但舒适度稍差。

3）舌隆突杆:远中游离缺失义齿,为了间接固位,通常在下前牙舌隆突上作连续的舌支托,形成连续杆,即舌隆突杆,在下颌尖牙远中处与支架相连。由于其位置高,不影响龈缘和口底,但异物感较强。

（4）舌板:舌板是金属铸造而成的舌侧高基托,覆盖于下前牙舌隆突之上,并进入下前牙舌侧外展隙,上缘薄呈扇形波纹状,下缘厚呈半梨形。舌板常用于口底浅,舌侧软组织附着高（口底到龈缘的距离在 7mm 以下）,舌隆突明显者;特别适用于前牙松动需牙周夹板固定者;舌侧倒凹大用舌杆不易取得就位道者;舌系带附着过高不能容纳舌杆者（图 14-34）。

（二）小连接体

小连接体的作用是把义齿上的各个部件与大连接体相连接。这些部件包括直接固位体和间接固位体,如卡环、支托、增力网等。小连接体应坚硬无弹性,具有足够的强度和硬度。与大连接体呈垂直相连,需离开牙龈少许,不能进入倒凹区,以免影响义齿就位。

（三）弹性连接体

弹性连接体是一种用于游离缺失可摘局部义齿设计时使用的有应力中断作用的连接体,亦称应力中断连接体。它将安置在牙弓末端基牙上的固位体和舌杆间,用较长的有弹性的连接体连接,可使基托传导的𬌗力,经过网架和舌杆传到弹性连接体,再传到基牙的固位体上,使𬌗力得到减缓,减轻,较好达到基牙与黏膜共同承受𬌗力。这种连接体多用弹性好的金属铸造而成(图14-35)。

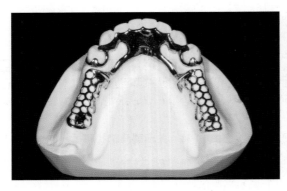

图14-34 舌板

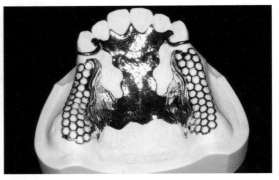

图14-35 弹性连接体

第四节 可摘局部义齿的设计原则

一个理想的可摘局部义齿,既要有美观外形,又要能发挥良好的功能;既坚固耐用,又不会对患者造成不良后果。由于患者的口腔情况各不相同,缺牙部位和数目、余留牙的情况、使用的修复材料等也不相同,使义齿的设计十分复杂,因此,合理的义齿设计必须遵循一定的设计原则和要求。

一、可摘局部义齿设计的基本原则

(一) 义齿应能保护口腔软硬组织的健康

设计良好的可摘局部义齿应正确恢复上、下颌位置关系和𬌗关系以及缺牙牙弓及相邻组织的外形。义齿的形态、范围不应妨碍周围组织、器官的正常功能活动。而设计不正确会造成对口腔余留牙的牙体组织、牙周组织、缺牙区的牙槽嵴、口腔黏膜、咀嚼肌、颞下颌关节等组织器官的损伤和功能紊乱,所以义齿设计必须要保护口腔软硬组织的健康。

(二) 义齿应有良好固位和稳定

可摘局部义齿良好的固位和稳定状况,是能否发挥良好功能的前提。如果义齿的固位和稳定性能差,不但不能达到修复形态和恢复功能的目的,还会导致基牙及基托下支持组织的损伤和其他口腔疾患。

(三) 义齿应能恢复有效的咀嚼功能

义齿修复应以维护口腔组织健康为前提,义齿的咀嚼功能应根据基牙的情况、咬合关系、缺牙区牙槽嵴的状况,恢复到一个合适的程度。

(四) 坚固耐用经济方便

可摘局部义齿应有足够强度,不因𬌗力作用变形、折断或磨损。义齿设计要符合生物力学原则,选用合适的材料,使义齿坚固耐用。

（五）美观

美观即是恢复面容的自然状态。人工牙的大小、形态、颜色及排列应与相邻天然牙相协调,表现自然;基托颜色应尽量与牙龈、黏膜的色泽一致,必要时利用基托恢复邻近缺损软硬组织的自然形态;卡环等金属部件应尽量不显露或少显露。一般前牙区偏重美观和发音,后牙区偏重咀嚼功能的恢复。

（六）摘戴方便,使用舒适

患者应能方便摘戴义齿,以便清洁口腔和义齿。设计时应尽量减小义齿体积,合理安置义齿各个部件,使患者减少异物感,易于适应,感觉舒适。

二、基牙的选择

基牙的选择对可摘局部义齿的固位、支持和稳定起重要的作用。基牙的选择从以下几方面加以考虑:

1. 选择健康的基牙　牙冠长短合适、有一定倒凹、牙周膜面积大、牙根及周围支持组织健康,牙支持力强者为首选基牙。切牙牙周膜面积小,又与美观有关,除特殊情况外,一般不选作基牙。

2. 患牙经治疗后作基牙　在缺牙多、余留牙健康条件差的情况下,对有牙体、牙髓病但可保留的牙必须经牙体、牙髓治疗后选用。轻度牙周病、经治疗炎症得到控制的天然牙,可选作基牙。支持力不足的牙,如松动Ⅱ度或牙槽骨吸收Ⅱ度的牙不宜单独选作基牙。

3. 选择固位形好的牙作基牙　基牙应具有适宜的固位形态,其倒凹深度不超过1mm,坡度应大于20°。

4. 基牙数目恰当　一般情况下基牙数目2～4个为宜。基牙选择过多,不但磨切牙体组织过多,就位道也不好确定,造成义齿摘戴困难。缺牙间隙较多时,可适当减少基牙数目。

5. 基牙的位置合适　首选近缺牙间隙两端的天然牙作基牙。选用多个基牙时,彼此越分散越好,使在基牙上的义齿固位体呈面支承状态,有利于增强固位。越靠近缺隙的牙作基牙,固位、支持作用越好。另外,基牙的位置还要考虑患者的要求,从美观、舒适、摘戴方便等方面加以考虑。

三、义齿的固位和稳定

（一）义齿的固位

义齿的固位力主要由直接固位体提供,包括摩擦力、吸附力、表面张力、大气压力。其中最主要的是摩擦力。

1. 固位力及其影响因素

（1）摩擦力:义齿的各部件和天然牙摩擦产生的力称为摩擦力。可摘局部义齿和天然牙产生的摩擦力有三种:弹性卡抱状态下产生的力、制锁状态产生的力以及相互制约状态产生的力。

1）弹性卡抱力及其影响因素:影响卡环与基牙表面间摩擦力的因素有:

①基牙倒凹的深度和坡度:基牙倒凹的深度是指观测器的分析杆至基牙倒凹区牙面间垂直距离,常用倒凹计来测量。在卡环臂的弹性限度内,倒凹深度越大,在义齿就位或脱位时作用于基牙的正压力就越大。倒凹坡度是指倒凹区牙面与基牙长轴间构成的角。倒凹深

度相同时,倒凹坡度大,固位力就越大,固位就越好。

②脱位力的大小和方向:义齿脱位力指使义齿从就位道相反方向脱出的力,如食物的黏着力等。义齿就位后,正常情况下所有部件只与基牙贴合而无任何压力施加于基牙上,只有在侧向力或黏着力的作用下,才使卡环臂对基牙产生摩擦力。在脱位力相等的条件下,脱位力的方向与牙面间构成的角度越大,对牙面的正压力越大,所能获得的起固位作用的摩擦力也越大。

③卡环的弹性:卡环的弹性越大,所产生的正压力就越小,故摩擦力就越小。

④卡环系统的稳定平衡设计:义齿戴入口内就位后卡环臂对基牙并无作用力,而当义齿在外力作用下具有弹性的卡环固位臂经基牙就位道方向外形高点进出倒凹区的过程中,相应设计的卡环对抗臂、小连接体或导平面板等应同时与基牙牙体的导平面接触,从而抵消掉卡环固位臂对基牙产生的水平分力、避免侧向力对基牙的损伤,同时产生弹性卡抱作用、阻止义齿在𬌗向脱位力作用下脱位。为此,卡环固位系统应环绕基牙超过180°或包绕基牙至少三个面,并与基牙至少有3点以上接触,以保证良好的稳定平衡作用。

⑤卡环材料的刚度和弹性限度:卡环材料的刚度是指使材料位移的力与位移程度之比。弹性限度是指材料从弹性到发生永久变形的临界点。材料受到超过其弹性限度的力的作用后,会发生永久形变。因此,相同刚度的卡环材料,弹性限度大者,所产生的正压力也较大。卡环的刚度越大,在相同位移下所产生的正压力越大,所能获得者的固位力也越大。在卡环臂的长度范围内,任何方向位移超过1mm,则可能会超出材料的弹性限度而发生永久变形。

2)制锁状态所产生的摩擦力及其影响因素:制锁状态是指义齿由于设计的就位道与功能状态中义齿实际的脱位方向不一致而造成的约束状态。利用义齿就位方向和脱位方向不一致而获得的摩擦固位作用称为制锁作用,义齿受相邻牙约束的部分称为制锁区。义齿就位道与脱位道之间的夹角称为制锁角。进入制锁角内的义齿部件(主要为基托)与阻止其脱位的牙体之间产生的摩擦力称为制锁力。若制锁角越大,越能维持制锁状态,则固位力越大。若弹性卡抱力较小时,可采用多制锁区,以便取得更多的制锁力,使义齿获得更好的固位。

3)相互制约状态下产生的摩擦力及其影响因素:当义齿有多个固位体或存在多个缺牙间隙时,在行使功能中脱位力不同,表现出相互牵制的作用,产生摩擦力,有利于固位。

(2)吸附力、表面张力和大气压力:可摘局部义齿修复较多缺失牙,尤其是游离端缺牙时,往往可利用的基牙较少,甚至只有个别牙,此时与全口义齿类似,必须充分利用基托、黏膜和唾液间的吸附力、表面张力和所产生的大气压力来增强义齿的固位作用,这就要求基托必须有足够的伸展范围,与黏膜组织密合,边缘封闭作用良好。

2. 固位力的调节　义齿的固位力需适当,过大容易损伤基牙,摘戴困难;固位力过小,又容易使义齿脱落。调节固位力的具体措施如下:

(1)增减直接固位体的数目:一般情况下,2~4个固位体足以达到固位要求。

(2)基牙固位形的调改:基牙牙冠应该有一定的倒凹,但深度应该在卡臂的弹性限度之内,而且坡度较大。基牙的倒凹深度过大或过小,倒凹的坡度过小,都不利于义齿的固位。为此可以调整就位道方向,以达到要求。

(3)基牙间的分散度调整:基牙在牙弓中越分散,各固位体间相互制约作用越强。

(4)调整就位道的方向:改变就位道的方向,使基牙的倒凹深度和坡度及制锁角的大小变化处于最佳状态。

（5）调节卡环臂进入倒凹区的深度和部位：可通过将卡环固位臂设置在不同倒凹深度的位置上，以调节固位力的大小。

（6）选用刚性及弹性限度较大的卡环材料：刚性及弹性限度越大的材料，固位体的固位作用越强，但不能过大，否则会损伤基牙。

（7）选择不同类型的卡环：需纵向固位者，选用铸造卡环；需横向固位者，选用锻丝卡环。

（8）尽量利用制锁作用来增加义齿固位：当就位道和脱位道不一致时可通过制锁作用获得更大的固位力，适用于缺牙少、基牙颊侧倒凹小的病例。

（9）充分利用吸附力、表面张力和大气压力来协同固位：当缺牙多，基托面积大时，应充分利用吸附力、表面张力和大气压力来增强固位。

（二）义齿的稳定

义齿的稳定是指义齿在行使功能时，不会发生翘起、摆动、旋转、下沉等现象。义齿的稳定与义齿有良好的固位是分不开的，固位良好的义齿，其稳定性不一定也好，但稳定性良好则有利于义齿的固位和咀嚼功能的发挥。

1. 义齿不稳定的原因　义齿不稳定的原因有以下几个方面：

（1）支持组织的可让性：如远中游离端义齿，由于黏膜的可让性使义齿末端发生向黏膜方向的移位，此不稳定现象称为下沉。

（2）支持组织之间可让性的差异：由于基牙与牙槽嵴黏膜间可让性不同，腭部硬区与非硬区之间，以及牙槽嵴不同部位黏膜组织的可让性（厚度）存在差异，造成义齿以卡环、支托或上颌硬区等为支点产生翘动等不稳定现象。

（3）可摘局部义齿结构上形成转动中心或转动轴：如双侧远中游离端义齿，两侧邻缺隙侧基牙𬌗支托的连线形成转动轴，在𬌗力不均匀的情况下易使义齿沿转动轴发生转动。

（4）作用力与平衡力之间的不协调：对于游离端义齿，如果后牙缺失多，余留牙少，设计时作用力与平衡力力矩之间有时会造成不平衡，致使义齿发生下沉或转动等现象。

2. 义齿不稳定的临床表现　义齿不稳定在临床上有翘起、摆动、旋转和下沉等现象。

3. 义齿不稳定的消除方法　从力矩平衡和消除支点两方面着手。

（1）设置平衡力：临床上常通过加大平衡力矩以增加平衡力，如在设计游离端义齿时，除选用近缺牙间隙的天然牙为基牙外，还应选择增加离支点或支点线较远的天然牙作平衡基牙，设置间接固位体以增强抵抗义齿黏着力的平衡力量。

（2）增加支持力：是在义齿的支点或支点线同侧增加支持力，如增加义齿游离端基托面积以获得更大的牙槽嵴黏膜支持力，以及利用覆盖基牙、种植体等来增加支持力。

（3）减少不稳定作用力：通过适当减少游离端人工牙的数目如不排第二磨牙以减小游离距，降低人工牙的牙尖高度以减小侧向力等，达到减少造成义齿不稳定的作用力的目的。

（4）消除或减弱支点作用：可摘局部义齿的某些部件与口腔组织间形成支点，造成义齿转动性不稳定。义齿存在的支点有两种，一种是𬌗支托、卡环等在余留牙上形成的支点；另一种是义齿的基托或连接体与其下组织形成支点，如上颌硬区、颧突区、下颌隆突区等，通常由人工牙排列在牙槽嵴顶之颊侧和咬合关系不当等原因造成。

4. 义齿不稳定现象的临床处理方法

（1）下沉：常见于游离端义齿的设计中，是最常见突出的问题，经常会造成基牙及牙槽嵴黏膜的损伤。其处理措施主要有：游离端缺牙区取功能印模；尽量伸展义齿游离端区的基托面积，充分利用牙槽嵴区的对抗作用；游离端缺牙区保留牙根或植入种植体作覆盖基牙以增加对义齿的支持力；人工牙排列时在近远中方向减径减数以减小游离端的𬌗力。

（2）翘起：支点的平衡侧放置间接固位体或增加基牙；利用基牙远中倒凹固位或远中邻面的制锁作用来阻止义齿游离端翘起。

（3）摆动：支点对侧加设直接固位体或间接固位体；减小人工牙牙尖斜度，以减小侧向𬌗力；双侧连接形式；缩短游离距；加大基托面积。

（4）旋转：沿支点线发生，可通过缩短游离距，增加平衡距来解决。

5. 义齿稳定的设计原则

（1）应用对角线二等分原理：在支点线的二等分处，作垂直平分线，此垂直线所通过的牙齿上安放间接固位体。临床可根据此牙是否适合安置间接固位体，在局部选择合适的牙齿和部位。

（2）应用三角形原理：按三角形放置固位体。

（3）应用四边形原理：按四边形放置固位体。四边形面式结构形成的稳定优于三角形结构。

（4）尽量使义齿固位体连线形成的平面的中心与整个义齿的中心一致或接近，将使义齿获得最佳的稳定。支点呈纵线式时，支点线的中心应与义齿中心基本一致。

四、义齿就位道的设计

就位道是指可摘局部义齿戴入口内的方向和角度。义齿的固位体和其他组成部分，必须从同一方向戴入就位。由于患者的缺牙部位和缺牙数目不同，各个基牙的位置、形态、倾斜度、倒凹状况、牙周健康情况和缺隙情况不同，确定义齿就位道的方式就有所不同。通常确定就位道的方法有平均倒凹法和调节倒凹法两种情况。

（一）选择就位道原则

1. 应便于患者摘戴义齿。

2. 根据义齿的固位需要选择就位道。

3. 根据义齿的稳定需要选择就位道。如果固位和稳定有矛盾时，应首先从义齿的稳定来选择就位道。

4. 所选择的就位道不应导致义齿与邻牙间出现过大的空隙而影响美观。

5. 在口腔预备时，应根据所设计的就位道，对基牙外形进行必要的修整，既要满足固位、稳定的需要，又不出现过大间隙。较复杂病例，应先取研究模型，经观测仪仔细观察后再决定就位道方向。

（二）确定就位道的方式

1. 平均倒凹法（均凹式、垂直戴入）　把模型固定在观测台上，将模型方向调节在各基牙的近远中向和颊舌向倒凹比较平均的位置，然后画出基牙的观测线，并根据观测线设计卡环的位置和类型。这样制作的义齿，其共同就位道的方向为两端基牙长轴交角的平分线方向。适用于缺隙多，复杂型义齿。

2. 调节倒凹法（调凹式、旋转与斜向戴入）　使缺隙两侧基牙的倒凹适当地集中在一侧基牙端,义齿斜向就位,适用于基牙牙冠短,基牙长轴彼此平行者。

（三）就位道选择的一般规律

1. 前牙缺失,一侧后牙非游离端缺失,或前后牙同时缺失(有两个缺隙)　一般采用由前向后倾斜的就位道。

2. 后牙游离端缺失　采用由后向前倾斜的就位道。

3. 缺牙间隙多、倒凹大　采用均凹式垂直向就位道。

第五节　可摘局部义齿的临床技术和制作工艺

一、修复前的准备

（一）口腔检查

牙列缺损可摘局部义齿修复前,除了对患者的全身健康状况有所了解外,还需对口腔局部情况进行详细检查和做好修复前的准备。口腔检查主要包括以下内容:

1. 了解患者的主诉和要求,对缺牙原因和时间,曾接受过的修复治疗及效果,以及现在对修复治疗的要求,都应有详细的了解和记录。

2. 详细检查患者缺牙部位和数目,缺牙间隙的大小和高度、缺牙区伤口愈合情况,剩余牙槽嵴的形态和丰满度,牙槽嵴有无骨尖、骨嵴、倒凹、有无压痛等。

3. 检查余留牙的数目和部位,牙体和牙周健康状况,排列位置和咬合情况。对拟选作基牙者要特别注意其牙冠形态、牙稳固程度和牙周及支持组织的健康状况等情况。

4. 必要时应对某些部位拍 X 线片检查,以查明病变情况。

5. 口腔黏膜检查,尤其是缺牙区软组织黏膜的形态、色泽、弹性、厚薄、移动性。黏膜较厚弹性较好的,有利于义齿的支持、稳定;否则,则应行修复前外科手术予以纠正。

6. 患者如患有颞下颌关节紊乱病,出现关节弹响、张口受限、疼痛、头晕、耳鸣等症状,需进一步进行专科检查和治疗。根据需要也可在修复治疗时先采用𬌗垫或临时修复体治疗,待症状解除后再进行永久修复。

7. 对口腔情况比较复杂的患者,应先取研究模型并上𬌗架,了解上下颌牙齿的𬌗关系、牙齿的磨损、倾斜、移位和伸长情况;了解咬合接触情况是否过紧,有无安放𬌗支托和卡环的间隙,上下牙槽嵴的相互关系,颌间距离的大小,边缘伸展程度,覆𬌗、覆盖情况等。

（二）修复前的口腔处理

经过口腔检查,了解患者具体口腔情况之后,作出诊断和治疗计划,为了提高修复效果,在牙体预备前,应进行必要的口腔处理,为可摘局部义齿设计和制作创造必备条件。

1. 余留牙的准备

（1）可以保留的余留牙:包括有利于可摘局部义齿修复的牙,如拟选作基牙的牙或有利固位的牙;经过治疗后,不妨碍义齿固位的牙,如残冠、残根,可经过相应治疗后予以保留或做人造冠修复及覆盖基牙等。

（2）无法保留的余留牙:主要有滞留乳牙,妨碍义齿设计的畸形牙、错位牙;根尖有严重病变的残冠、残根,牙周病变严重超过Ⅱ度以上松动牙或被疑为心、肾疾病病灶的残根、残冠等应尽快拔除,以免影响修复。

2. 缺牙间隙的准备

(1) 缺隙两端牙齿倾斜移位,邻面倒凹过大,应减小其倒凹以利义齿就位和避免修复后义齿与天然牙之间出现间隙,导致食物嵌塞和影响外观。

(2) 唇、颊、舌系带附着接近牙槽嵴顶,影响基托伸展和排牙者,应手术矫正。

3. 颌骨的准备　牙槽嵴有骨尖、骨突形成组织倒凹者,骨突及上颌结节较大形成倒凹者,上颌结节下垂及前牙牙槽嵴丰满者,下颌隆突形成明显倒凹者,均应做牙槽骨修整术。如牙槽嵴呈刃状或吸收变平者,可做牙槽嵴加高术。

4. 口腔黏膜的准备　口腔有炎症、糜烂、溃疡、增生物、肿瘤或其他黏膜病变,应经过治疗后再考虑行义齿修复。

(三) 牙体预备

1. 基牙和余留牙的调磨　牙列缺损后若未及时修复,常出现缺隙两侧的邻牙倾斜、移位、对颌牙伸长等现象,造成余留牙倒凹加大,𬌗关系紊乱,时间越长这些现象越明显,直接影响义齿的修复,因此在修复前必须进行调磨,以利于义齿就位,同时获得正常的人工牙𬌗龈高度,恢复正常的𬌗平面和𬌗曲线。

(1) 磨除伸长的牙尖或下垂的牙,以及尖锐牙尖,使之恢复正常的𬌗平面和𬌗曲线。对低𬌗牙则应用人造全冠恢复牙冠高度。

(2) 磨改基牙轴面过大倒凹,调整基牙倒凹的坡度和深度。

(3) 必要时适当调磨基牙的邻颊或邻舌线角,以避免卡环肩部的位置过高影响咬合。

(4) 前牙缺失伴深覆𬌗者,没有足够放置基托的间隙,可调改下前牙切缘,以留出间隙放置基托。

2. 支托凹的预备　为了使支托不妨碍上下颌牙的咬合,使𬌗力能顺着牙体长轴方向传送,须在基牙𬌗面的相应部位预备安置支托的支托凹。

(1) 预备原则

1) 𬌗支托凹一般预备在缺隙两侧基牙𬌗面的近、远中边缘嵴处,尖牙的舌隆突和切牙的切缘也可设置。

2) 若上下颌牙咬合过紧,或对颌牙伸长,或牙齿𬌗面磨损而牙本质过敏时,则不要勉强磨出𬌗支托凹,可以改变支托的常规位置,放置在不妨碍咬合接触的𬌗面如上颌牙的颊沟区、下颌牙的舌沟区等。

3) 支托凹的位置应尽量利用上下牙咬合状态的天然间隙,或在不妨碍咬合接触处。

4) 𬌗支托凹可放在釉质上,也可放在修复体上,𬌗支托凹的底与邻面相交的线角应磨圆钝。

5) 必要时可调磨对颌牙,但不应磨除过多牙体组织。

(2) 预备方法

1) 后牙支托凹的预备:用刃状或轮状砂石在基牙的釉质上按𬌗支托的要求磨出𬌗支托凹的外形和深度。预备后,应在牙尖交错𬌗关系下,用口镜和探针观察和探测,也可用咬蜡片的方法观察𬌗支托凹的外形和深度是否达到要求。𬌗支托凹预备合乎要求后,所磨牙面或𬌗边缘嵴要用橡皮轮或纸砂片磨光,以防龋坏。

2) 前牙支托凹的预备:前牙舌隆突支托一般放在尖牙的舌隆突上,支托凹的位置在近颈

1/3 和中 1/3 交界处,呈 V 形,近远中长度为 2.5～3mm,唇舌径宽为 1.5mm,切龈径深为 1.5mm,用刀状或倒锥石预备,最后磨光。前牙的切支托放置于尖牙或切牙的近中切缘上,宽约 2.5mm,深约 1～1.5mm,外形圆钝,不能留有锐利线角。

3. 隙卡沟的预备

(1) 预备原则

1) 隙卡沟位于相邻两牙的𬌗外展隙处。

2) 通过加深和加宽𬌗外展隙,并圆钝,保证隙卡通过外展隙时不妨碍咬合接触。

3) 沟的深度和宽度应根据牙的大小和选用卡环材料铸造、锻造的粗细形状而定。铸造卡环的间隙一般不少于 1.5mm,弯制卡环的间隙一般在 1mm,要注意侧方时,隙卡沟是否足够。

4) 隙卡沟底部呈 U 形,与钢丝圆弧度一致。不要预备成楔形,以免使两邻牙遭受侧向挤压力而移位。在颊、舌外展隙转角处应磨圆钝,以方便卡环弯制,避免成为应力集中区域。

5) 设计时尽量利用天然牙间隙,减少牙体组织的磨除量,必要时可调磨对颌牙牙尖以获得足够的间隙。

(2) 预备方法:用锥形或细柱状车针沿相邻两牙颊、舌方向和近远中方向移动磨切两牙的釉质,注意不能破坏接触点,然后用刀状橡皮轮或砂纸片磨光隙卡沟和对颌牙被磨牙尖。若上下牙之间有自然间隙,也必须修整沟底,使之与卡环丝外形一致,最后用刀状橡皮轮磨光。最后将调磨处清洗干净,吹干,用防龋窝沟封闭剂涂擦并光敏固化。

二、制取印模和模型

详见第五章印模与模型。

三、确定颌位关系和上𬌗架

(一) 确定颌位关系

因缺牙的部位和数量不同,确定颌位关系的难易程度和操作方法也不一样,但必须在模型和𬌗架上,准确地反映出上下颌牙齿的𬌗关系,此为可摘局部义齿制作中不可缺少而又十分重要的步骤。确定正中咬合关系的方法有以下几种:

1. 利用模型上余留牙确定上下颌的𬌗关系　此法适用于缺牙少,余留牙的上下𬌗关系正常者。只要将上、下颌模型按咬合关系相对咬合,即能确定上、下颌牙的正确位置。然后用有色铅笔在模型的颊面画出对位线,以便于制作义齿时反复校对𬌗关系。

2. 用蜡𬌗记录确定上下颌关系　此法适用于口内仍有可以保持上、下颌垂直关系的后牙,但在模型上却不能准确确定𬌗关系者。方法是将两层约 10mm 宽的蜡条烤软后,放置于口内下颌余留牙的𬌗面上,嘱患者做正中咬合,待蜡条变硬后从口内取出放回模型上,根据蜡𬌗记录,对好上下颌模型,即可得到正确的颌位关系。

3. 用𬌗堤记录上下颌关系　此法适用于单侧、双侧后牙游离缺失两个以上或上下颌后牙交错缺失而无接触者。先在模型上制作蜡基托和𬌗堤,放入口内嘱患者做正中咬合,待蜡堤变硬后从口内取出,放回模型上,根据𬌗堤的咬合印迹,准确对准上下颌模型,即可取得正确的颌位关系。如果后牙缺失,前牙形成深覆𬌗,导致垂直距离降低时,必须在口内重新确定垂直距离和正中关系。详见第十三章的有关内容。

（二）上𬌗架

将上下颌模型与蜡𬌗记录固定在一起,用水浸泡模型,调拌石膏将模型固定在𬌗架上,先固定下颌,再固定上颌,要求中线对准切导针,𬌗平面对准下刻线,前后正对𬌗架的架环,固定好有关螺丝,上𬌗架即完成。

四、模型设计

模型设计是指在制作可摘局部义齿支架和蜡型之前,对工作模型上的基牙、余留牙以及邻近组织的外形、倾斜度和倒凹大小等进行全面的观测分析,并制订出义齿的最终设计。

（一）观测模型

观测模型是使用观测仪对模型进行测量分析。

1. 方法 将模型安放并固定于观测仪的观测平台上,用观测仪的分析杆检查各基牙以及和义齿有关的余留牙轴面、黏膜组织与分析杆的关系,判断其倒凹情况。

2. 目的 确定义齿的就位道,画出基牙的观测线,结合临床检查情况,在模型上确定基牙的数目和分布,卡环和大连接体的位置和类型;确定基牙倒凹的大小和可供利用的有利固位倒凹;检查软组织倒凹,设计基托伸展范围,进一步确定修复体的最终设计方案。

（二）确定义齿的就位道

由于倒凹是由观测线确定的,而观测线又是根据就位道绘出的,所以,观测模型首先就是要确定义齿的就位道。

1. 就位道 义齿的就位道是指义齿在口内戴入的方向和角度。就位和摘出的方向相反,但角度相同。摘出时的方向和角度称为脱位道。

2. 确定义齿就位道的必要性 因各个基牙的位置、形态、倾斜度的大小、倾斜方向、倒凹大小、缺牙部位以及骨组织倒凹都不相同,会影响义齿就位。所以,在制作义齿前,必须用观测仪观测基牙和组织倒凹的大小,并在基牙上画出其观测线,以确定义齿各部分的共同就位道。

3. 确定就位道的方法 均凹法和调凹法。详见本章第四节。

4. 义齿的就位方向与模型倾斜的关系

（1）模型平放:在上颌者,共同就位道由下向上;在下颌者,共同就位道由上向下。就位道为平行式就位,采用均凹法。

（2）模型向后倾斜:共同就位道由前向后,为斜向平行就位,采用调凹法。

（3）模型向前倾斜:共同就位道由后向前,为斜向平行就位,采用调凹法。

（4）模型向左或右侧倾斜:模型向左倾斜时,共同就位道由右向左;模型向右倾斜时,共同就位道由左向右,即为斜向平行就位。

5. 就位道设计举例

（1）前牙缺失

1）牙槽嵴丰满,唇侧倒凹大,模型向后倾斜,义齿由前向后就位,使唇侧倒凹减小,有利于美观。

2）唇侧无倒凹或倒凹小时,如果基牙倒凹不大,可将模型向前倾斜,使倒凹集中在基牙的近中侧,有利于固位,义齿由后向前就位。如果基牙倒凹较大,则模型还是向后倾斜。

（2）后牙非游离缺失:应根据基牙的健康状况和缺牙区靠前还是靠后来决定模型的倾斜方向。

1）如果缺隙后端的基牙不健康,而缺隙前端的基牙较好,可将模型向前倾斜,将固位作用好的Ⅰ型卡环放在缺隙前端的基牙上,Ⅱ型卡环放在缺隙后端的基牙上,义齿由后向前倾斜就位。

2）如果缺隙后端的基牙牙体、牙周情况良好,基牙稳固,可将模型向后倾斜,将固位作用好的Ⅰ型或Ⅲ型卡环放在缺隙后端的基牙上,义齿由前向后倾斜就位。

3）如果缺隙前后基牙都没有显著倒凹,可采用均凹法,缩小基牙与义齿之间的缝隙。

（3）后牙游离缺失:可将模型向后倾斜,增加基牙远中倒凹,利用Ⅱ型或T型卡环固位,可防止义齿翘起,减轻基牙负担,义齿由前向后倾斜就位。

（4）前后牙均有缺失

1）模型可向后倾斜,使前部倒凹减小,则前牙与人工牙间的缝隙减小,义齿由前向后就位。

2）如果前牙区倒凹小,则将模型平放,不做任何倾斜,义齿的就位方向与𬌗力方向一致。

3）前牙全部缺失兼后牙缺失,模型应该向易脱位的一侧倾斜,如后部基托易脱位,模型应向后倾斜,利用Ⅱ型卡环固位。

（5）一侧牙缺失,另一侧牙舌侧倒凹明显者:模型应向有牙侧倾斜,以减小舌侧倒凹,义齿由缺牙侧向有牙侧就位。

（三）义齿设计方案的最终确定

根据上述原则和方法,确定就位道方向,并按此方向选择好模型的倾斜角度,画出基牙的观测线,然后用有色笔画出固位体的位置和形态、卡环臂的走向、𬌗支托的位置和大小等。并由观测线确定大连接体、小连接体、网状支架等义齿各部件的位置,并确定组织倒凹大小,以便以后缓冲。最后,画出基托伸展范围的边缘线。

五、模型预备

（一）去除不利倒凹

在完成模型设计后,应对基牙和组织的不利倒凹进行处理,同时又要保留有利于义齿固位的倒凹。

1. 目的　使义齿顺利就位,提高戴牙效率,消除基托对牙龈的压迫。

2. 方法　去除不利倒凹的方法有填凹法和磨托法两种。

（1）填凹法:就是填补模型上妨碍义齿就位的不利倒凹,包括基牙倒凹和组织倒凹。填凹法是目前临床上最常用的去除不利倒凹的方法。

1）填凹材料:可选择石膏、人造石、磷酸锌粘固剂、蜡或其他填凹材料。若用石膏或人造石来进行填凹,最好加少许色素,使之与石膏模型材料有所区别。若制作整体铸造支架,则可选用蜡来填补模型上的倒凹。

2）填塞的部位

①近缺隙侧基牙邻面的倒凹。

②基托覆盖区内余留牙舌、腭面倒凹区及龈缘区。

③妨碍义齿就位的组织倒凹。

④义齿覆盖区内的小气泡或缺损。

⑤骨尖处、硬区和未愈合的拔牙创。

3）填凹方法:若选择有色石膏或人造石填塞倒凹,在填塞前应浸湿模型,用小调拌刀取调和好的填凹材料涂布于需填塞的倒凹区内,把模型放回到观测仪的平台上,保持其原有的就位道方向,用带刃的分析杆去除多余的填倒凹材料,如有不足处再添加材料。最后用小排笔从龈方向殆方将其表面抹光。若选择磷酸锌粘固剂、蜡等材料时,应在干燥的模型上进行。

4）注意事项

①填凹材料不宜过多或过少。若填凹材料过多,义齿虽戴入容易,但与天然牙之间留有间隙而易造成食物嵌塞,在前牙区影响美观;过少则达不到填倒凹的目的。填凹材料的多少可使用观测仪的分析杆进行检查确定。

②填凹材料应止于观测线之下,这样才能使义齿就位后,支架、基托与天然牙牙冠之间保持接触。尤其是殆支托窝、隙卡沟等不能填塞,若有填塞石膏进入,则应清理干净。

③卡环固位臂进入基牙倒凹区处不能填塞,因为该处为有利倒凹,填补后会影响固位。

(2)磨托法:在塑料基托将要覆盖的组织倒凹部分,用小刀刻画出不利倒凹的范围,这样在义齿完成后,塑料基托的组织面就会形成突起的线条,其范围内即为不利倒凹的所在,在戴牙前将基托进入不利倒凹的部分磨除即可。

(二)缓冲模型

在义齿基托覆盖区内的骨突、骨嵴或骨尖、未愈合的伤口等,即为义齿的缓冲区,如上颌隆突、上颌结节、下颌隆突、下颌舌骨嵴等,因其表面覆盖的黏膜很薄,义齿受力时会产生压痛,故可在模型上的骨突区薄薄地涂一层磷酸锌粘固剂予以缓冲,也可采用磨托法来达到缓冲的目的。

(三)边缘封闭

当缺牙较多,余留牙较少,主要依靠腭板的边缘封闭作用来加强固位时,应在模型的后缘刮去少许石膏形成后堤区,也可在边缘区轻轻刻线。

六、制作支架和卡环

铸造支架的制作详见第二十二章铸造技术。

七、排牙

可摘局部义齿排牙的特点是口腔内有余留牙存在,一方面给排牙提供了依据,另一方面由于邻牙、对颌牙的存在,限制、妨碍了人工牙的排列,因此应根据缺牙部位及余留邻牙、对颌牙的关系进行排牙。

(一)选择人工牙

应根据人工牙的种类、颜色、形态和大小四个方面来进行选择。

1. 人工牙的种类　根据缺牙的部位和数目来选择相应种类的人工牙。如前牙缺失,覆殆关系正常,可选用成品塑料牙或瓷牙;若后牙缺失,缝隙正常,殆龈距离较大,最好选用塑料牙,也可选用瓷牙;若殆龈高度或近远中距离小,可选用金属殆面牙;若缺隙不便排列人工牙,可根据咬合关系雕刻蜡牙,再填胶置换成塑料牙。

2. 人工牙的颜色 人工牙的颜色应与邻牙或对颌牙相协调,否则会影响美观。

3. 人工牙的形态 人工牙在形态上应与邻牙或对颌牙协调一致,尤其是上中切牙。若上下前牙均有缺失,应参照患者的面型、颌弓形态,尽可能与之协调一致。

4. 人工牙的大小 人工牙的大小取决于缺隙的大小。后牙人工牙应选择𬌗面较天然牙颊舌径稍小的人工牙,游离端人工牙更应如此。人工牙的长度应与天然牙长度协调。若前牙全部缺失,可按全口义齿选牙原则来选牙。

(二) 前牙的排列

1. 排牙的要求

(1) 前牙排列应满足恢复美观、切割、发音三大主要功能的要求。

(2) 个别前牙缺失,可参照同名牙或邻牙的唇舌向、近远中向倾斜度及与𬌗平面的关系,以求协调和对称。

(3) 多数前牙缺失,或上下前牙全部缺失时,人工牙排列的中线应与面部中线一致,尤其是上颌中切牙的中线,更应居中,以免影响美观。

(4) 前牙应有正常的覆𬌗、覆盖关系。若覆𬌗过大,会妨碍下颌的前伸运动;若覆盖过小,会影响美观、发音以及切割功能。

(5) 前牙应尽量排在牙槽嵴顶上,不要过分偏向唇、舌侧,以免形成不利的杠杆作用或妨碍唇舌的功能活动,从而影响发音和切割功能。

(6) 前牙排列应因人而异,应能体现患者的性别、年龄、肤色、面型甚至性格特征,给人以逼真的感觉。

2. 排牙方法

(1) 个别前牙缺失:个别前牙缺失的排牙一般不需要在口内进行试戴。将选好的人工前牙在模型上比试,若人工牙略宽,主要磨改人工牙的邻面和舌侧轴面角,应尽量保留其唇面形态。若人工牙略长,则主要磨改人工牙颈部的盖嵴部,并注意与牙槽嵴的贴合,必要时可磨改人工牙的切缘。若人工牙唇舌向过厚,则主要磨改人工牙的舌面。若人工牙唇面突度不协调,也可磨改其唇面,但要边磨边调整人工牙的形态。若缺牙区牙槽嵴丰满,可不作唇基托,排牙前用小刀将模型上缺隙区唇侧的石膏刮去一薄层,可使完成后的人工牙颈部与唇侧黏膜紧密贴合。若缺牙区牙槽嵴吸收较多,则应作唇侧基托。最后,将预备好的人工牙用蜡固定在模型的缺牙区,并按上下颌的咬合关系及与邻牙的相邻关系,调整人工牙至合适的位置。

(2) 多数前牙缺失:排牙前先将模型在水中浸湿,以便排牙后可将人工牙连同蜡基托取下后在患者口内试戴,同时也不会损坏模型。然后,取一小块基托蜡片,烤软后铺于缺牙区,修去蜡片多余部分,用热蜡刀烫软基托蜡,再将选好的人工牙经过调磨固定在上面,以中线为准,分别对称排列左右中切牙、侧切牙和尖牙,并按上下颌的咬合关系及与邻牙的关系,调整人工牙至合适的位置。注意蜡刀不宜过热,以免将蜡过度熔化而粘于模型上,使蜡基托不易取下而损坏模型。最后,在患者口内试戴排好的人工牙后,再继续完成义齿制作。

3. 几种异常情况的排牙

(1) 缺隙小于原天然牙:此时人工牙不能按正常位置和数目排列。若缺隙稍窄,可考虑将人工牙减径、扭转、改变倾斜度、选择略小于原天然牙的人工牙或者在排牙时略与邻牙重叠,以弥补间隙的不足;若缺隙过窄,除采取减径、选择较窄的人工牙外,亦可采用减数排牙的方法,但应注意与中线的协调。采用何种方法排牙,还应征求患者的意见。

(2) 缺隙大于原天然牙:若缺隙稍大,多为原天然牙间存在间隙。可选择略大于对侧天然牙的人工牙进行修复,且应将其近远中邻面唇侧的轴面角稍稍磨改;切角稍磨圆钝,使其看起来显得略窄;或增加人工牙近远中向倾斜度;或使牙齿间保留小的间隙,但注意间隙要留在人工牙的远中。若缺隙过大,可采用加数排牙的方法加以解决,同样,也应注意中线的位置,特别是上颌,一般增牙的位置应位于对中线偏移影响较小的一侧。

(3) 前牙为反𬌗关系:前牙轻度反𬌗者,可排成浅覆𬌗;中度者,可排成对刃𬌗;严重者,可排成反𬌗。但应注意在人工牙与相邻天然牙相接处,排成自然的弧形,使之协调一致。

(4) 上颌前突下颌后缩:此类情况若是个别上前牙缺失,人工牙排列应与邻牙和对侧牙协调;若为深覆𬌗关系,则可采用适当磨除下前牙切缘或使用金属基托等方法解决。若是上前牙多数或全部缺失,可将上前牙适当向腭侧排列,甚至唇侧不设基托,以减小覆盖又不至于过多影响面容;也可加厚人工牙的舌面或腭侧基托,以保证上下前牙的正中咬合与非正中咬合的恢复。如上颌前突严重,可建议患者作牙槽骨修整术后再进行修复。

(5) 咬合关系异常或患者有特殊要求:在模型上排好前牙后,在患者口内试戴,检查人工牙位置、形状、颜色及咬合关系是否符合功能及美观的要求,并征求患者的意见,然后,再进行适当的调整。

(三) 后牙的排列

1. 排牙的要求

(1) 后牙排列的主要目的在于恢复咀嚼功能,要求不论排列成品牙还是雕刻蜡牙,均应与对颌牙有正常的𬌗接触关系。

(2) 后牙应尽量排列在牙槽嵴顶上,使𬌗力直接传递到牙槽嵴顶,有利于义齿的稳定和减少牙槽嵴的吸收。

(3) 适当减小人工后牙的颊舌径和牙尖斜度,以减轻𬌗力,保护牙槽嵴。

(4) 前磨牙的排列应兼顾到美观的要求。如第一前磨牙缺失时,人工牙牙冠的𬌗龈高度应与尖牙牙冠的𬌗龈高度协调一致,以利于美观。

(5) 人工后牙应尽可能排成正常的覆𬌗、覆盖关系,不能排成对刃𬌗,以免出现咬颊或咬舌现象。

(6) 上下颌双侧后牙均有缺失,应按照全口义齿的排牙原则进行排牙,𬌗平面要平分颌间距离,有适当纵𬌗曲线和横𬌗曲线,达到前伸𬌗与侧方𬌗平衡。

(7) 若缺隙不便排列人工牙,可雕刻蜡牙,再填胶置换成塑料牙。若𬌗力较大者,可选用金属𬌗面牙。

2. 排牙方法

(1) 单个后牙缺失:取一小块蜡片烤软后,铺置于模型上的缺隙区形成基托,也可用滴蜡法形成基托。如采用雕牙的方法,则根据缺隙的大小,取一段软蜡块放入缺隙内,趁蜡软时与对颌模型做正中咬合。蜡块硬固后,用雕刻刀雕刻出缺失牙的轴面外形和外展隙,并形成与邻牙协调的颈缘线,最后,根据缺失牙的解剖形态,按照蜡牙𬌗面的咬合印迹,适当加深沟窝并雕刻出牙尖形态即可。亦可根据缺隙的大小,选择一合适的成品塑料牙,经适当的磨改,以避开𬌗支托和卡环连接体,并与对颌牙建立良好的𬌗关系,最后用蜡固定于缺隙内,不足之处用蜡填补并雕刻成型。

　　若缺隙的𬌗龈径或近远中径较小时,可连同𬌗支托一起先制作金属𬌗面,然后将其连接体部分与卡环的连接体用焊接法固定。再用滴蜡法封闭金属𬌗面之下的牙冠部分,并雕刻出颊、舌面和颈缘线的外形。

　　(2) 单颌多数后牙缺失:若缺牙间隙正常,对颌天然牙位置也正常,可选用型号合适的成品塑料牙来排列后牙。为获得良好的咬合接触,在排牙过程中应适当磨改塑料牙的𬌗面和盖嵴部。若对颌天然牙伸长或排列不整齐,排列成品牙有困难,则可雕刻蜡牙,再置换成塑料牙。如前后牙都有缺失,只有很少的余留牙,𬌗关系也不正常,则应在𬌗架上排好牙后,再在患者口内试戴,并进行必要的修改。

　　(3) 上下多数后牙缺失:一侧或双侧上、下颌多数后牙缺失,可排列成品塑料牙,按全口义齿的排牙原则进行。

　　3. 雕刻蜡牙的注意事项　雕刻的顺序按照牙冠的颊面→舌面→咬合面进行;雕刻颊、舌面应注意轴面凸度、颈缘线和外展隙与邻牙协调一致;咬合面的雕刻应抓住各个后牙𬌗面的基本特征与对颌牙的咬合关系来进行雕刻,而非完全按照解剖形态雕刻。

　　4. 排列成品牙与雕刻蜡牙的比较　成品牙型号多、硬度大、耐磨、色泽好、排牙操作简单,因此,应尽量选择成品牙。雕刻蜡牙的优点是适应范围广,咬合关系好,能在各种不同情况下雕刻出良好的形态。缺点是硬度差、不耐磨、色泽差,不能满足患者的美观要求,而且操作复杂。

　　5. 几种异常情况的排牙

　　(1) 缺隙小于或大于原天然牙:缺隙过窄或过宽的排牙,原则上与前牙的排列类似。

　　缺隙小于原天然牙时,可将人工牙减径、选择略小于原天然牙的人工牙或排牙减数来进行排牙。还可考虑用解剖形态较小的牙代替较大的牙来排牙,如磨牙缺失使用前磨牙代替。亦可采用雕刻蜡牙,但要注意增减人工后牙的外展隙。

　　缺隙大于原天然牙时,可选择略大于原天然牙的人工牙,甚至采取增加人工牙的方法来进行排牙,也可考虑用解剖形态较大的牙来代替较小的牙进行排列,如前磨牙缺失用磨牙代替,排牙时应注意美观,特别是靠近前牙处的缺失。当然还可采用雕刻蜡牙的方法。

　　(2) 反𬌗关系:轻度者,可将上后人工牙稍排向颊侧或下后人工牙稍排向舌侧,以建立正常的咬合关系;中度者,可适当磨改下后牙的颊面,或将上后牙颊面加蜡,以建立一定的覆𬌗、覆盖关系,避免排成对刃𬌗而发生咬颊、舌的现象;严重者,可排列成反𬌗,但应保证后牙排列在牙槽嵴顶上。

八、完成可摘局部义齿

(一) 完成基托蜡型

　　基托是可摘局部义齿的重要组成部分,是排列人工牙的基底。在人工牙排好后,根据模型设计要求确定基托伸展范围,完成基托蜡型。

　　1. 基托蜡型的要求　详见本章第三节中基托的要求。

　　2. 完成基托蜡型

　　(1) 根据基托的范围,将 2~3mm 厚的基托蜡烤软贴压在模型相应部位上,使基托大小、厚薄符合要求,磨光面初具外形。

(2) 用热蜡勺将基托蜡型的边缘和牙颈缘封牢,以免装盒时石膏流入蜡基托和模型之间,影响基托边缘的形态和密合度。

(3) 用雕刻刀修整基托的厚薄与外形,雕刻出颈缘线。在两牙之间雕出龈乳突和略微凹陷的外展隙,雕出各牙根部外形。

(4) 修整蜡基托边缘的位置和形状,并避开系带,然后用喷灯喷光蜡型表面。

(5) 最后检查咬合关系,将模型从𬌗架上取下,准备装盒。

3. 注意事项

(1) 在制作蜡型过程中,不能移动金属支架和人工牙的位置。

(2) 正确使用酒精喷灯,掌握好火焰的大小、距离和方向。火焰尖端应细而尖,注意移动火焰,让蜡基托表面呈熔而不流的状态。火焰距离蜡型不能过近,以免将人工牙烧焦或变色。火焰方向在牙间隙处可垂直走向,边缘和舌侧可水平走向。

(3) 将模型从𬌗架上取下时避免损坏蜡型和模型。

(二) 装盒

装盒的目的是在型盒内形成蜡型的阴模,便于填塞塑料,经热处理后用塑料代替蜡型。

1. 装盒的要求

(1) 支架和人工牙必须包埋牢固,不能移位。

(2) 蜡型应充分暴露,便于填塞塑料。

(3) 下层型盒石膏表面应光滑且不能有倒凹和气泡,使上下型盒容易分开。

(4) 在修整模型和装盒过程中,不能损坏模型、蜡型和支架。

2. 装盒方法

(1) 正装法:又称整装法。将模型、支架及人工牙的唇面用石膏包埋固定于下层型盒内,只暴露蜡基托和人工前牙的腭(舌)侧磨光面。石膏硬固后,在其表面涂分离剂,再装上层型盒。此方法的优点是人工牙和支架不易移位,咬合关系稳定,便于在下层型盒内填塞塑料,适用于前牙缺失而唇侧又无基托的可摘局部义齿。

(2) 反装法:又称分装法。修整模型时将石膏基牙修除,使卡环悬空在下层型盒内,并暴露人工牙和基托,只将模型包埋固定于下层型盒内,支架、人工牙和蜡基托全部暴露。涂分离剂,后装上层型盒,开盒去蜡,支架、人工牙和基托都被翻置于上层型盒内,填塞塑料是在上层型盒内进行。该方法的优点是便于涂布分离剂和在上层型盒内填塞塑料,缺点是支架容易移位。最适用于全口义齿的装盒,此外,卡环在下层型盒内不便操作的义齿,缺牙多而余留牙少的局部义齿,也可采用此法装盒。

(3) 混装法:又称混合法。装下层型盒时将模型和支架包埋固定在下层型盒内,而暴露人工牙及蜡基托。开盒去蜡后,人工牙被翻置于上层型盒内。该方法的优点是支架和模型被包埋在一起,填塞塑料时支架不易移位;填塞牙冠塑料和基托塑料分别在上下型盒内进行,便于修整人工牙颈缘,使人工牙颈缘与基托的分界清楚。混装法是可摘局部义齿最常用的一种装盒方法。

3. 装盒步骤

(1) 选择大小合适的型盒。

(2) 将模型浸泡水中5分钟,吸足水分,用石膏修整机修整模型,要求模型与型盒顶应有 10mm 以上的距离,与型盒边缘应有 5～10mm 以上的距离。

(3) 用雕刻刀修平石膏牙的牙尖,以便覆盖在其上面的石膏有一定的厚度。若是反装法,则应将支托和卡环的石膏牙全部修去,使支架游离。

(4) 调拌石膏注入下层型盒内,石膏量约占下型盒的 1/2～2/3 高度,再将模型压入石膏中,按要求包埋需要包埋的部分。

(5) 在石膏半凝固状态时,用手指沾水轻抹包埋石膏表面,冲去多余的石膏,使其表面光滑,形成圆缓的坡面。

(6) 最后,用小排笔或雕刀去除人工牙外展隙、颈缘、𬌗面、型盒边缘和基托表面残留的石膏,同时检查包埋石膏有无倒凹,在卡环臂下方、蜡基托的近远中边缘处是最容易产生倒凹的区域,应特别注意。

(7) 石膏硬固后,将分离剂涂在石膏表面,对好上层型盒,调拌石膏,从上型盒一侧边缘注入上型盒内,同时边倒石膏边振动型盒,以排除气泡。石膏灌满后,盖上型盒盖,并适当加压,然后除去型盒外多余的石膏,装盒即告完成。

4. 注意事项

(1) 修整石膏模型时,应防止模型折断、损坏支架或蜡型,前者往往需返工重做,而支架和蜡型的破坏可视损坏情况进行修理或重做。

(2) 装下层型盒是整个装盒的关键,装盒所有的变化都始于下层型盒。因此,应严格按照要求进行操作,并特别注意:

1) 包埋石膏的外形需形成平坦的缓坡,这样,既可避免倒凹的产生,又可防止过高的包埋石膏在开盒时折断。

2) 装下层型盒时,应防止倒凹的产生。在暴露蜡型和避免产生倒凹两者出现矛盾时,应考虑以包埋部分蜡型为主,防止倒凹的产生。若下层型盒包埋石膏表面有倒凹出现时,应及时修去,或再调和石膏将倒凹处填平,以免开盒时破坏上层型盒的包埋石膏。如果倒凹较小(如卡环臂下方的倒凹)可用软肥皂填塞,完成义齿以后再磨去该处的塑料。

3) 装下型盒一定要将模型、支架等包埋牢固。

(3) 装上层型盒时要防止气泡的产生。上层型盒的气泡将造成以后的塑料牙冠和基托的表面出现大小不等的塑料结节,导致咬合升高、刺伤口腔黏膜,并且增加打磨的时间。

(三) 去蜡

去蜡的目的是将型盒内模型上的蜡型去除干净,为填塞塑料准备好阴模。

1. 去蜡的方法

(1) 烫盒:待型盒内的石膏完全硬固后,将型盒浸泡于 80℃ 以上热水中数分钟,使蜡型加热软化。然后取出型盒,用石膏调刀轻轻撬开上下型盒,使之分开,用雕刻刀去除软化蜡质,并修去石膏型腔周围锐薄的边缘,以免填胶时石膏锐边破碎压入塑料内。

(2) 冲蜡:烫盒完成后,将上、下型盒放在漏网上,用沸水彻底冲净型盒中的余蜡和石膏碎屑。趁型盒还未完全冷却时,立即在石膏型腔表面涂以分离剂,以备填塞塑料。

2. 注意事项

(1) 烫蜡和冲蜡时间不宜过长,并且一定要用干净的开水冲蜡,不要用烫蜡的水冲蜡,否则熔化的蜡浸入石膏表面,会影响分离剂的涂布。

(2) 烫盒时间过短,蜡型软化程度不够,分离型盒时易损坏石膏或使支架移位。

（3）冲蜡时水温应高，并有一定的冲击力，才能将残余的蜡质去除干净。

（4）冲蜡时勿使人工牙及支架移位，如有松动或脱落的支架、人工牙或折断的石膏时，不要丢弃，待蜡冲净后，再放回原处对位。

（四）填塞塑料

填塞塑料又称填胶，是指将塑料填入型盒去蜡后的型腔内的整个过程。

1. **填塞塑料前的准备**

（1）器材准备：填塞塑料前要准备好玻璃纸、分离剂、热凝造牙粉和牙托粉、单体、毛巾、清水、调拌杯、玻片、小刀、充填器、雕刻刀、压榨器等。

（2）涂布分离剂：型盒经去蜡后，用气枪吹去型盒内的石膏碎屑和水分，用毛笔蘸海藻酸钠分离剂，沿一个方向在上下型盒的石膏型腔表面进行涂布，目的是防止充填塑料时石膏吸收单体，保证义齿经热处理后组织面光滑并容易与石膏分离。要求分离剂涂布均匀，不能涂在支架和人工牙上，如支架和人工牙上不慎涂上分离剂，可用蘸有单体的棉签擦去。

（3）调拌塑料：根据义齿蜡型的大小，取适量的牙托粉（白塑料）和牙托粉（红塑料）分别置于调拌杯中，可先调白塑料，数分钟后再调红塑料。从杯的边缘慢慢滴入单体，直至塑料粉完全浸湿（粉和单体的比例按重量为 2.5∶2，按体积为 2∶1 或 5∶3），然后立即调拌，使其混合均匀，颜色一致。调拌杯应加盖，防止单体挥发。粉和单体调和后聚合体发生溶胀，开始聚合反应，变化过程大致分为六个期：湿砂期→稀糊期→黏丝期→面团期→橡胶期→坚硬期。其中，面团期为最佳充填时期，也称填塞期。此期有丝而不粘器械，在压力下有一定的流动性和可塑性。由于调拌后塑料的反应快慢与室温的高低有密切关系，在室温 20℃时，塑料调拌后 15~20 分钟进入面团期，所以，应注意掌握好填塞时间。

2. **填塞塑料的方法**　塑料进入填塞期后，即可将牙冠塑料和基托塑料分别填入上下型盒内，先填塞牙冠部分塑料，后填塞基托部分塑料。

（1）填塞牙冠塑料：牙冠塑料的填塞在上层型盒内进行。填塞塑料前首先将手洗净，取适量面团期的塑料，放在清洁润湿的玻璃纸上，用手捏揉均匀，压入型盒牙冠的石膏空腔内，牙冠塑料的填塞量加至与牙冠颈缘线平齐。若超过颈缘线，完成的义齿基托上将出现白色的塑料，所以要用剪刀修去颈缘线以外多余的牙冠塑料；若牙冠塑料的填塞量少而不到颈缘线，则完成的义齿的牙冠上会出现红色的塑料，此时应添加牙冠塑料。

（2）填塞基托塑料：基托塑料的填塞一般在下层型盒内进行。取适量面团期的基托塑料，捏揉均匀后同法压入基托部分的石膏空腔内，特别注意应使塑料进入支架下方及基托边缘处。再在上、下型盒之间隔以湿润玻璃纸后盖好上下型盒，将其置于压榨器上逐渐加压，使塑料在压力下填紧、填满，直到上下型盒完全对位密合，多余的塑料从上、下型盒之间的缝隙溢出。保持该压力状态 1 分钟，打开上下型盒，去除玻璃纸，检查塑料的用量是否足够，卡环及牙冠是否移位等。若边缘无塑料挤出，并且塑料表面不光滑，出现皱纹，表明塑料不足，则应补加塑料后再次隔以湿玻璃纸关闭型盒加压。若边缘有多余的塑料挤出，塑料表面光滑无皱纹，表明塑料的量已足够。然后打开型盒，用雕刀去除基托边缘多余的塑料，取出玻璃纸，仔细检查有无残留的玻璃纸和石膏碎屑、遗失的卡环及人工牙等。分离剂若有脱落，可再补涂一次。最后在牙冠和基托之间涂少量单体，将上下两型盒对位闭合，用压榨器压紧，放在型盒夹内夹紧固定或以型盒螺丝固定，以备热处理。

3. 注意事项

（1）填塞用具、手和桌面均应清洁，以免污染塑料，影响义齿美观效果。

（2）塑料调和后，调和器皿应加盖，以防单体挥发。

（3）一定要在面团期填塞塑料。若填塞过早，塑料聚合后可出现散在的小气泡；而填塞过迟，塑料变硬，可塑性变差，易压坏模型或造成人工牙和支架移位。

（4）加压型盒时应缓缓施力，使多余的塑料能从型盒边缘溢出，不致压坏模型和型盒。

（5）塑料用量应合适。第一次填塞的塑料可稍多于实际用量，但不能过多，否则，会压坏模型，导致基托增厚、咬合升高；塑料过少则可造成基托质地松软、强度下降，基托内出现散在的小气泡或缺损。

（6）填塞塑料牙冠时，注意修剪牙冠的颈缘线和近远中𬌗缘，不能使其红白相杂，影响美观。

（7）用型盒夹固定型盒时，上下型盒的边缘必须压紧，密合固定后再进行热处理，否则会使义齿变形、咬合升高。

（8）关闭型盒前切记取出玻璃纸，以免影响人工牙与塑料基托的结合。

（五）热处理

热处理的目的是使塑料在一定的温度和压力下逐渐完成聚合反应，变成坚硬的固体，使义齿成形。

1. 热处理的方法　是将固定好的型盒置于盛有冷水或温水50℃的锅内，水面淹没型盒，慢慢加热至65~74℃，恒温0.5~1.0小时，然后加热至沸点维持0.5~1.0小时，待其自然冷却后开盒。

2. 注意事项　热处理时切忌升温过快、过高，以免在基托内形成气泡，影响义齿的质量。热处理完成后应撤离热源，让型盒继续浸泡在热水中，待自然冷却后再打开，不能骤然冷却，也不能在型盒冷却前开盒，否则温度收缩大，易引起义齿变形。

（六）开盒

开盒是指经热处理塑料硬固并冷却后，将义齿从型盒内取出的过程。

1. 开盒的方法　待型盒完全冷却后，先拧松型盒螺丝或型盒夹，用小刀插在上下型盒之间轻轻撬动，使之分开。用木槌敲打型盒周围，使整块石膏从型盒内脱出。用石膏剪、工作刀等工具将义齿从模型石膏中分离出来。用小刀刮除附在义齿上多余的石膏，用流水冲刷。若仍有石膏不易去掉，可将义齿浸泡于30%枸橼酸钠饱和溶液中数小时到24小时，石膏则被溶解，极易洗刷干净。

2. 注意事项　开盒时应注意首先了解义齿在型盒中的位置，细心操作，避免损伤义齿；剪石膏时应先剪模型外围石膏，再剪模型石膏；注意石膏剪分力方向，防止基托折断和义齿变形，切忌在义齿的舌侧剪石膏，对下颌义齿尤其应注意，可采用少量多次的方法进行。

（七）磨光

详见第二十三章磨光抛光技术的有关内容。

（八）可摘局部义齿制作中常见的问题

1. 人工牙或基托气泡　该现象最为常见，可导致该处基托强度的下降，并且影响美观。产生气泡的主要原因有：

（1）充填塑料不足或缺损：会产生散在性的小气泡或局部大气泡。

（2）充填塑料过早：基托表面出现散在性气泡。

（3）热处理速度太快：多在基托较厚的舌腭侧出现较大气泡。

（4）单体过多或过少：单体过多，可导致聚合体收缩过大，且不均匀，在基托表面形成不规则的大气泡或空腔；单体过少，由于牙托粉未完全溶胀，可在整个基托内形成分布均匀的微小气泡。

（5）压力不足：基托会出现不规则较大气孔或空腔。

2. 支架移位　支架移位的原因主要有：

（1）装盒时在下层型盒的石膏表面有倒凹的存在。

（2）包埋时未将支架包埋牢固。

（3）包埋用的石膏强度不够，去蜡开盒时出现石膏折断，当冲蜡时支架即发生移位或脱落，填塞塑料前又没有将其复位固定。

（4）填塞时塑料量过多或塑料过硬。

（5）支架本身焊接不牢。

3. 咬合增高　主要原因有：

（1）填塞时塑料过硬、过多。

（2）型盒内石膏强度不够。

（3）热处理前型盒未压紧。

4. 基托颜色不一致　是指基托颜色斑驳不均的现象。造成的原因有：

（1）塑料调拌不均匀。

（2）塑料过硬。

（3）单体挥发。

（4）填塞时手和用具不干净。

（5）填塞时反复添加塑料。

5. 人工牙与基托结合不牢固

（1）填塞牙冠塑料和基托塑料时，两者先后间隔时间过长，造成单体挥发。

（2）塑料填塞时未压紧。

（3）关盒前在人工牙与基托间未加单体。

（4）牙冠与基托结合处有玻璃纸或分离剂未去除干净。

6. 塑料不凝固

（1）塑料变质。

（2）热处理方法错误。

（3）自凝和热凝塑料混用。

（4）开盒过早。

7. 义齿变形

（1）模型不准确。

（2）填塞时塑料过硬，压坏模型石膏。

（3）上下型盒对位不准，造成人工牙和基托错位结合。

（4）开盒过早。

（5）热处理完成后骤然冷却。

第六节　可摘局部义齿的初戴

戴义齿前应对义齿进行检查,如有问题应处理后再戴牙。检查内容包括:核对义齿设计是否正确;支架和基托的伸展范围是否合理;基托组织面有无多余的凸起;卡环臂尖端是否已磨光等。戴义齿时应按义齿设计的就位道方向试戴,轻轻施以压力,观察其能否顺利就位,如有阻力或患者有疼痛表情,应分析原因予以修改,不能强行戴入,以免损伤口腔组织。

一、义齿就位困难的原因及处理

（一）卡环不能就位

卡环体区域有多余突出的塑料阻挡时,可将多余的塑料磨除。倒凹填塞不够,制作支架时磨损模型,以致卡环体部进入倒凹区。如因卡环体坚硬部分进入倒凹区,则不能磨改卡环,只能磨改与卡环体相应部位对应的牙体组织。间隙卡环在𬌗面部分与基牙不密合而形成支点,轻者可磨改基牙与卡环间隙处的牙体组织,重者需重做卡环。如卡环臂过紧,可稍将之放松,这种情况多系在制作卡环时磨损了模型所致。

（二）𬌗支托移位

因制作过程中模型受损,或装盒、填胶时发生𬌗支托移位,可使义齿不能就位。若轻微移位,可修改𬌗支托或磨改𬌗支托凹;严重者,则需去除𬌗支托修理或取模重做。

（三）义齿非弹性部分进入倒凹区

基托和人工牙进入软、硬组织倒凹区明显的突起部分,可以直接磨除。若阻挡部位不明显,可用脱色笔涂色于基牙邻面、余牙舌侧或衬以脱色纸检查。将义齿试戴后摘下,检查着色点,用钢钻或小轮状石磨除代表阻碍处的着色点,即可磨去进入倒凹区的塑料基托,经如此反复试戴和调改,直至完全就位。但每次磨改量不宜过多,以免使义齿与基牙间形成间隙而造成食物嵌塞。

（四）义齿变形

义齿变形常见原因有:印模和模型不准确;装盒和充填塑料时支架移位;开盒和磨光时支架、基托变形。轻度变形可以通过修改支架或基托加衬等措施来解决,明显变形者应取模重做义齿。

（五）铸造支架变形

1. 琼脂印模材料质量不好,由于含水量高,强度和韧性差,在翻制模型过程中失水过多,造成阴模收缩变形。

2. 高温包埋料质量差,热膨胀系数不够,不能补偿铸造后金属的收缩而使支架变形。

3. 脱模铸造过程中,未能很好地控制熔模的变形因素。

4. 铸道设置不合理,铸件未避开热中心区,造成支架各部分不均匀收缩。

5. 模型有缺损,特别是𬌗支托窝,牙冠轴面外形等部位有缺损,或在铸造过程中𬌗支托、卡环体部有粘砂、瘤块,都会影响义齿就位。

6. 开盒去除包埋石膏时,用力过大或方向不当也会造成义齿变形。

7. 打磨过程中支架被磨损,甚至被甩出均会造成变形。

（六）设计不当

模型设计时共同就位道选择不当；不利倒凹填补不够或缓冲区未作处理等，致使卡环体、连接体进入倒凹区，造成义齿就位困难。

若义齿变形，使之不能完全就位时，可根据造成义齿变形原因和变形程度做不同的处理。一般可用目测、脱色纸检查或指示剂（弹性印模料、氧化锌糊剂）作衬垫检查，将问题排除。若仍不能完全就位者，常常需要对义齿做大的修理直至取模重做。

二、义齿初戴后的检查及处理

（一）卡环

卡环与牙面密合，卡环臂端在倒凹内，卡环体在非倒凹区，𬌗支托与𬌗支托凹应密合，𬌗支托、卡环体不影响咬合。若卡环在基牙上的位置不合适，可用技工钳加以调整；𬌗支托过高时，可磨改早接触点，但不能磨改过多，以免造成支托折断，必要时还可少量磨改对颌牙。

（二）基托

基托边缘不能妨碍唇、颊、舌的功能性活动，基托边缘过长者应予以磨除。基托组织面应与黏膜贴合、平稳、无翘动，若有翘动现象，应查出支点予以消除。基托组织面有压痛者应采用义齿压力指示剂检查。将指示剂均匀涂在基托的组织面；戴上义齿，嘱患者做正中、前伸及侧向咬合动作后；取下义齿，观察基托组织面，有指示剂被粘掉的部分即基托的早接触部分，需进行磨改。而上颌结节、腭隆突、下颌舌隆突和内外斜嵴区，应做缓冲。

（三）连接杆

连接杆与黏膜接触应适当，若接触过紧，则会压迫黏膜产生疼痛；若两者之间有较大间隙，可能造成食物嵌塞，唾液滞留而引起不适，并影响舌的运动和正常的发音。

（四）颌位及咬合

缺牙过多，上下颌牙无正常𬌗接触，需要确定颌位关系的可摘局部义齿，检查其垂直距离是否过高或过低，正中关系是否正常。若颌位正常亦应检查人工牙有无早接触或无接触，对早接触者需调𬌗，使人工牙和天然牙都有均匀接触；若个别牙无接触，可用自凝塑料加高恢复咬合关系。

三、戴牙指导

1. 初戴义齿时，口内可能暂时会有异物感、恶心或呕吐等不良反应，有时发音亦可能受到影响，同时也会感到咀嚼不便。一般经耐心戴用 1~2 周后即可改善。

2. 摘戴义齿不熟练，需要耐心练习。不要用力过大，戴义齿时不要用牙咬合就位，以防止卡环变形或义齿折断。

3. 初戴义齿，一般不宜吃硬食。若是前牙义齿，也不应咬切食物，暂用后牙咀嚼食物，最好先吃软的小块食物。

4. 初戴义齿后，有时可能有黏膜压痛，可暂时取下义齿泡在冷水中，复诊前 2~3 小时戴上义齿，以便能准确地找到压痛点，以利于对义齿进行修改。

5. 饭后和睡前应取下义齿刷洗干净，用清水蘸牙膏刷洗即可。

6. 为减轻支持组织负担，使之有一定时间休息，最好夜间不戴义齿，取下义齿浸泡在冷水中或义齿清洁液中，但切忌放在开水或酒精溶液中。

7. 如感觉戴义齿有不适的地方,应及时复诊,不要自己动手修改。

8. 若义齿发生损坏或折断时,应将折断的部分带来复诊,及时修理。

9. 除了给予患者正确的维护义齿指导外,还必须建议患者今后对口腔进行维护,以确保余留牙及牙槽骨的健康持久。义齿戴多长时间应该再次复诊,取决于患者的口腔和身体状况。易患龋者、牙周病患者及牙槽嵴萎缩患者检查频率应更高。如果条件正常,最好每半年至一年复诊一次。

第七节 可摘局部义齿戴入后常见问题及处理

一、基牙疼痛

基牙疼痛的常见原因及处理方法有:

1. 咬合早接触,卡环过紧或人工牙与基牙接触过紧,义齿设计不当,对基牙产生的力量过大,导致基牙负担过重。可通过调𬌗,调整卡环、人工牙与基牙的关系,减轻基牙负担。

2. 牙体预备时造成牙本质过敏者可通过牙本质脱敏治疗解决。

3. 长期戴用义齿使基牙发生牙体、牙髓、牙周病变。应查明原因并进行牙体、牙髓、牙周病的治疗,以消除患者基牙的疼痛。

二、软组织疼痛

软组织疼痛的常见原因及处理方法有:

1. 基托边缘过长、过锐;基托组织面有多余的塑料突起;基托进入牙槽嵴倒凹区或牙槽嵴上有骨尖和骨性隆起,对软组织造成刺激、压迫和擦伤,黏膜发生炎症和溃疡。应磨改基托边缘,缓冲基托组织面,同时辅以药物治疗。

2. 上颌硬区缓冲不够,当义齿下沉,基托挤压上颌硬区黏膜出现疼痛,应对疼痛区域的基托组织面进行缓冲。

3. 义齿的𬌗支托未起到支持作用。𬌗支托折断引起义齿下沉所致的疼痛,应重新放置𬌗支托。

4. 咬合压力过大或过于集中,尤其是游离端义齿,造成黏膜负担过重引起疼痛,应调整咬合减小𬌗力,加大基托面积以分散𬌗力。

5. 牙槽嵴狭窄,特别是下颌,黏膜较薄,耐受力较低,可引起较大面积黏膜压痛及黏膜红肿,可采用软衬材料加衬,以减轻黏膜负担。

6. 咬合时义齿发生移动,致使基托摩擦软组织而发生疼痛,应找出义齿不稳定的原因,改进义齿的稳定性。

7. 卡环臂过低刺激牙龈,舌侧卡环臂过高或过于突出而刺激舌缘引起疼痛,应调整卡环臂的位置或改变卡环设计。

三、固位不良

义齿在咀嚼食物过程中有松脱、摆动等现象,其常见原因及处理方法有:

1. 卡环问题

（1）卡环不密合，未合理利用倒凹，导致不能充分发挥卡环的卡抱作用，应调整卡环改善固位；基牙固位形差，应增加基牙或另行设计固位力强的固位体。

（2）卡环数量和分布不当，对抗义齿转动移位的间接固位体设计不当，应改善义齿的设计形式和加强抗转动、移位的措施。

（3）卡环弹跳，卡环臂尖未进入基牙倒凹区，而是抵住了邻牙，咬合时基托与黏膜密合，开口时卡环的弹力使基托又离开黏膜，只要修改卡环臂即可纠正。

2. 基托问题

（1）基托不密合，边缘密封性差，未能充分利用基托的吸附力和大气压力的作用而影响义齿固位、稳定，可通过衬垫解决。

（2）基托面积过小，可通过增大基托面积解决。

（3）基托边缘伸展过长，影响唇（颊）、舌系带及周围肌的活动，也可导致义齿固位不好，可将基托边缘磨短，使基托让开各系带处。

3. 存在支点

（1）义齿某个区域或部件与基牙、牙槽嵴之间存在支点，使义齿发生翘动等不稳定现象，如𬌗支托、间隙卡环的体部与基牙有早接触点。

（2）上颌硬区基托缓冲不够，除了容易造成固位、稳定不良外，还易导致义齿的折裂。

（3）人工牙的排列不当，如覆𬌗过深，在前伸运动时上颌义齿前后翘动；后牙若排在牙槽嵴顶颊侧，咬合时以牙槽嵴顶为支点发生翘动；若排在牙槽嵴顶舌侧，当咀嚼食物时，影响舌的正常活动，致使义齿松动。

找出原因后，通过消除支点，缓冲硬区，调整人工牙的排列等方法，对义齿加以修改，达到改善义齿的稳定性。

4. 基牙固位形差　如牙冠短小、畸形牙等，影响义齿固位，应增加基牙或改变卡环类型。

四、义齿咀嚼功能差

造成义齿咀嚼功能差的原因和处理方法有：咬合关系不正确，人工牙𬌗面过低过小与对𬌗牙接触不良，𬌗面平坦，无适当的牙尖斜度或沟窝不明显，或义齿恢复的垂直距离过低，都可能降低咀嚼效能。可升高咬合，加大𬌗面，改变𬌗面形态，在𬌗面增加食物排溢道，增加牙尖斜度。如基牙和牙槽嵴支持不够造成的，可增加基牙和加大基托面积，以提高基牙及牙槽嵴的支持力。

五、人工牙咬颊黏膜、咬舌

义齿戴用一段时间后，如果出现人工牙咬颊黏膜、咬舌现象，主要原因和处理方法有：由于上下颌后牙的覆盖过小，或由于缺牙后，颊部软组织向内凹陷，天然牙的牙尖锐利都会造成咬颊黏膜。应加大后牙覆盖，调磨过锐的牙尖，加厚基托推开颊肌。咬舌多因下颌后牙排列偏向舌侧或因𬌗面过低而造成的。可适当升高下颌𬌗平面，磨改人工牙的舌面或重排后牙。

六、食物嵌塞

义齿戴入后出现食物嵌塞和滞留,主要是由于基托和组织不密合,卡环和基牙不贴合,基托与天然牙之间有间隙等原因所造成。改善方法是应选择适当的义齿就位道,尽量减小不利倒凹,嘱患者加强口腔卫生保健和义齿的清洗,防止天然牙发生龋病和牙周病。如倒凹填补过多或磨除基托过多造成不应有的空隙,应用自凝塑料局部衬垫处理。

七、发音障碍

1. 暂时性发音障碍　戴义齿后由于口腔空间变小,舌运动受限,加上有暂时性的不适应与异物感,常造成发音障碍,经过一段时间适应与练习,多能自行适应与改善。

2. 义齿缺陷性发音障碍　由于基托过厚、过大或人工牙排列过于偏向舌侧引起的发音障碍,应将基托磨薄、磨小或调磨人工牙的舌面,以改善发音,必要时重新排列人工牙。

八、咀嚼肌和颞下颌关节不适

由于垂直距离恢复过低或过高,改变了咀嚼肌张力和颞下颌关节的正常状态,患者常感到肌疲劳、酸痛和张口受限等颞下颌关节病症状,可通过增高或降低垂直距离以及调𬌗来解决。

九、恶心和唾液增多

恶心多见于戴上颌可摘局部义齿者,由于基托后缘伸展过多、过厚,或基托后缘与黏膜不贴合,两者之间有唾液刺激而引起恶心。应适当磨改基托后缘或进行重衬,使基托密合。如唾液分泌过多、口内味觉降低,只要坚持戴用义齿,逐渐习惯后,这些现象会自然消失。

十、戴义齿后的美观问题

有的患者戴义齿后提出唇部过突或过凹陷,人工牙大小、颜色不满意,影响美观,可酌情进行修改。对合理的要求,尽量修改,必要时重做,但对过分、不切实际的要求,则应向患者耐心解释。

第八节　可摘局部义齿的修理

可摘局部义齿戴用一段时间后,患者可因基托、卡环、𬌗支托折断,人工牙折断或脱落,义齿基托与黏膜组织不密合等原因前来复诊。如果义齿没有变形,可经修理后继续使用。如果多次折断、塑料老化、义齿基托翘动以及余留牙拔除过多等无法再修理,则义齿需重做。

一、人工牙、𬌗支托及固位体的修理

(一)原因

1. 因技工操作不当或铸造的瑕疵,导致人工牙与基托结合不牢,卡环、𬌗支托受力后折断与脱落。

2. 卡环、𬌗支托间隙预备不足,戴牙、调𬌗后使其过于薄弱而折断。

3. 深覆𬌗,咬合紧,患者咀嚼不当,使卡环、𬌗支托被咬断。

4. 不慎将卡环、𬌗支托摔断。

5. 基牙因牙体、牙周疾患自行脱落或拔除,而患者认为原修复体使用良好,不愿重作新义齿,要求在旧义齿的基础上增加人工牙、卡环和𬌗支托。

（二）方法

1. 人工牙的修理

（1）直接法:不需取模,用自凝塑料在口内直接完成的加牙方法。

1）磨除义齿上的残留牙冠以及舌侧基托,并注意保持唇、颊侧龈缘形态,切勿磨除过多,以免自凝塑料与原基托颜色不一致的部分暴露过多而影响美观。选择与同名牙的形态、大小及颜色近似的人工牙或利用脱落的原人工牙,将其盖嵴面及邻面打磨粗糙。

2）人工牙与基托的连接区应清洁干燥,并涂适量单体溶胀表面,以利与自凝塑料结合。按咬合关系,用自凝塑料固定,待其完全固化修形磨光。有条件者,在自凝塑料固化之前放入气压锅内,在一定压力的作用下固化,能减少气泡,提高硬度。

（2）间接法:即取戴义齿印模,将其转移至口外,在模型上完成人工牙脱落的修理。磨除加牙部位的支托、卡环,以利于人工牙的排列,选牙原则及人工牙与基托相关部位的处理方法参阅直接法加牙的有关内容。

2. 𬌗支托及固位体的修理

（1）更换𬌗支托或卡环时,应检查原间隙卡环及𬌗支托的间隙是否符合要求,必要时在原基础上再作预备,再去除原𬌗支托或卡环的连接体部分,磨除其残端,在人工牙或基托相应的部位磨出沟槽,磨除部分用蜡暂封。

（2）做好以上预备后,将义齿戴入口内取模,待印模材料凝固后与义齿一起取出,将义齿翻至在模型上,在模型上重新制作𬌗支托和卡环,将连接体部分准确地置入预备好的沟槽内。

（3）用自凝塑料或热凝塑料修补平。

添加的𬌗支托、卡环为铸造者,应按要求在模型上制作熔模,完成铸造后再按上述方法修理。

二、基托折裂、折断的修理

（一）原因

1. 修复较小缺隙 由于缺隙的近远中径过小或由于对颌牙伸长、前牙区深覆𬌗等原因造成𬌗龈距过小,义齿在这些部位只能做得很窄或很薄。此外,缺隙较小,用钢丝加固塑料结构的义齿,在较小的缺牙间隙中埋入较多的支架,致使包裹支架的塑料很少,也很易造成基托折裂或折断。

2. 应力集中 破坏力剧增在以下区域较易发生:与基托内的应力相交的支架处及应力集中的剪切力区;前后牙均有较多缺失,余留牙的舌、腭侧基托区;游离端下颌义齿的前部舌侧基托区;上颌牙大部缺失的腭中部基托区。

3. 其他原因 人工牙的磨损;塑料部件的老化;金属构件的疲劳;患者使用不当等。

196

（二）方法

修理时应首先查出原因,才能取得好的修理效果,修理步骤如下:

1. **断端吻合** 基托折断如无残缺,对接位置准确,可在折裂缝处用烧红蜡刀烫接,再用火柴梗数根,横跨裂缝并用蜡固定,使折断义齿成一整体。也可先将义齿的断端吻合,用502胶粘接固定。

2. **灌石膏** 在基托组织面灌石膏,待其结固后,在裂缝两侧基托磨光面磨去一层,注意保护石膏模型组织面。

3. **放置金属丝**。

4. 最后用自凝塑料或热凝塑料加以修理。

5. **完成修理** 为保证后加的塑料与原来基托塑料颜色的一致,应使用与原基托相同的塑料填胶。

若基托折断且伴有较大的缺损而不能对接复位者,应将折断的义齿戴入口中,并用自凝塑料在口内将义齿作暂时粘接固定,然后取模、修理。若义齿仅为裂缝而不需对接,可直接在义齿组织面灌注石膏后进行修理。修理完成后戴入口内,还应检查咬合以及基托密合等情况,必要时给予调整和修理。

三、义齿𬌗面磨耗或咬合过低的处理

义齿在使用过程中,由于人工牙不断磨耗或牙槽嵴吸收萎缩致义齿下沉,使上下颌牙无咬合接触或接触得不紧,致使咀嚼效率降低。若个别后牙𬌗低,可用自凝塑料在口内直接加高恢复正常咬合关系。若人工牙较多且磨耗严重,则应在𬌗面上咬蜡𬌗记录,利用蜡𬌗记录上𬌗架,在模型的人工牙上雕刻外形,按常规装盒,用热凝塑料恢复正常咬合或重新排牙,按常规完成义齿制作。

四、重衬

义齿戴用一段时间后,由于牙槽嵴的吸收,使基托组织面与黏膜组织不密合,嵌塞食物,基托翘动,咬合不平衡,甚至造成基托折断。此外,对修复游离端缺失的义齿,为使基托组织面稍加压于黏膜,亦采用重衬处理。重衬的方法有以下两种:

（一）直接法重衬

将义齿刷洗干净并擦干,将组织面均匀磨除一层,使之粗糙。用小棉球蘸单体涂在组织面上。调拌自凝塑料,在黏丝早期时涂布于基托组织面上,用棉球蘸液状石蜡或藻酸钠分离剂涂于患者需做重衬区的黏膜上。将义齿戴入口内并使其就位,嘱患者自然咬合。同时检查卡环及𬌗支托是否与隙卡沟和𬌗支托凹密合。让患者做功能性整塑,使多余的塑料从基托边缘溢出,形成良好的边缘封闭。在塑料尚未硬化之前,从口内取出义齿,置于温水中浸泡,以便加速完成聚合过程,待塑料完全硬固后,去除倒凹区塑料,磨光即可。必须注意的是在塑料未硬固之前,必须将义齿从口内取出,否则塑料进入倒凹区的部分变硬后,义齿便无法从口内取出。

（二）间接法重衬

适用于需要重衬的范围较大的义齿或不能接受自凝塑料对黏膜刺激的患者。此法是先将基托组织面磨去较厚的一层,然后在基托组织面放入适量的印模材料,在口内取咬合印模,即先做印模材料重衬,取出后修去多余的印模材料,然后装盒,去除印模材料,按常规进行填塞塑料、热处理、打磨、抛光,完成重衬制作。

小　　结

可摘局部义齿是牙列缺损修复治疗的方法之一,尽管牙列缺损的固定修复、种植修复迅速发展,并得到医师和患者的青睐,但可摘局部义齿修复治疗方法仍有其重要地位。尤其随着近代口腔医学设备、材料、工艺和修复观念的迅速发展,同时也赋予了可摘局部义齿修复治疗更多新的内容,因此,此修复方法在牙列缺损修复治疗中起重要作用,不能被其他修复方法所替代。本章节介绍了可摘局部义齿的概念、适应证和非适应证、分类、组成、设计原则、制作过程、义齿的初戴以及义齿戴入后出现的问题及解决方法。

（丁存善）

思　考　题

1. 简述可摘局部义齿的适应证及非适应证。
2. 论述 Kennedy 牙列缺损分类,其优点及局限性。
3. 简述可摘局部义齿的组成及其主要作用。
4. 简述观测线的类型,简述卡环与观测线的关系。
5. 基牙的选择应从哪几个方面考虑?
6. 论述调节可摘局部义齿固位力的具体措施。
7. 论述可摘局部义齿不稳定的原因及处理方法。
8. 简述确定就位道的必要性,举例说明就位道设计。
9. 简述支托凹和隙卡沟的预备原则。
10. 论述确定颌位关系的方法及适用情况。
11. 论述可摘局部义齿就位困难的原因及处理。
12. 论述可摘局部义齿戴入后常见问题及处理。

第十五章 粘 接 修 复

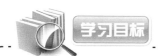学习目标

口腔医学专业：
    1. 掌握：粘接原理和粘接修复技术。
    2. 熟悉：口腔粘接材料和粘接面的处理方法。
    3. 了解：贴面修复技术。

口腔医学技术专业：
    1. 掌握：粘接修复技术。
    2. 熟悉：口腔粘接材料和粘接面的处理方法。
    3. 了解：粘接原理和贴面修复技术。

第一节 粘接原理与材料

一、原理

（一）粘接概念

粘接是两种不同质的物体接近并紧密结合在一起。一般情况下，用于粘接目的的物质称为粘接剂，被粘接的物质称为被粘体。将粘接在一起的物体分开所需要的力量，这个力称为粘接力。单位面积上的粘接力称为粘接强度。

（二）粘接机制

1. 机械作用　是指被粘体表面经过酸蚀或喷砂形成粗糙面，粘接剂渗入结固后形成树脂突，其本质是一种摩擦力。

2. 吸附作用　是由分子间的相互作用力（范德华力和氢键力）和原子间的相互作用力（化学键力）共同产生。粘接力是粘接剂和粘接体分子在界面上相互吸引而产生的，包括化学吸附和物理吸附。

3. 扩散作用 由于粘接剂分子与被粘物表面分子间的链段运动,而引起分子间的扩散作用,所以在两者之间形成相互"交织"结合。这种作用是由于分子的热运动,高分子链链节的挠曲性所致的。用自凝树脂修理塑料基托时两者之间发生的情形类似于此。

4. 化学作用 粘接剂与被粘体的分子间发生化学反应而形成的结合。比如,玻璃与硅偶联剂之间、金属与偶联剂之间形成的结合即为化学结合。

5. 静电吸引作用 两种不同的物质相互接触时,其界面产生正负双电子层,由于静电吸引作用而产生了粘接力。比如,粘接剂中的氢原子与被粘物表面的氧化物之间形成结合,可产生很强的粘接力。

二、粘接材料

(一)组成

口腔粘接修复材料有釉质粘接剂、牙本质粘接剂、具有粘接性能的复合树脂、起调色、遮色、偶联作用的调色剂、遮色剂、偶联剂等,其品种繁多,但均以高分子树脂为基质,加入无机填料、交联剂或稀释剂、引发体系、少量阻聚剂、颜料以及紫外线吸收剂等。根据需要选择不同的树脂基质、填料粒度以及不同成分适当配比而成。

(二)理想粘接材料应具有的条件

1. 生物相容性好,对人体组织无毒性、无刺激性,还具有一定的防龋能力。

2. 物理性能良好,无体积收缩,与牙体热膨胀系数近似;有足够的强度可承担咀力,与牙耐磨损程度基本一致,不易折断,为非热导体、非电导体。

3. 化学稳定性较好,吸水率低,在口腔环境内不溶解,不变色、抗老化性好。

4. 对釉质、牙本质、金属、陶瓷、复合树脂以及塑料粘接强度高而持久。

5. 在常温下 3~5 分钟内固化,或光照下可快速固化。

6. 操作简便,易塑形、可高度磨光,色泽良好。

(三)种类

1. 按使用部位分类 可分为:釉质、牙本质粘接剂、前牙、后牙粘接修复材料、乳牙粘接修复材料、遮色剂、调色剂以及偶联剂等。

2. 按固化方式分类 可分为:化学(自凝)固化、光敏固化(可见光、紫外线固化)、化学-光敏双固化等。

3. 按剂型分类 可分为:单组分(糊剂型或胶剂型)、双组分(胶、粉剂型或双糊剂型)、三组分(胶、液和粉剂以及催化剂)等。

4. 按化学结构分类 可分为:聚丙烯酸酯类、环氧-丙烯酸酯类、芳香族和脂肪族多甲基丙烯酯类、聚氨酯类、磷酸酯类以及氰基丙烯酸酯类等。

5. 按填料粒度分类 可分为:普通型、超微型、复合超微型、混合型等。不加填料型称为单一树脂。

第二节 粘接面的处理

由于牙体和修复体表面均吸附了所在环境的各种杂质,造成表面能降低,粘接剂液体难以形成良好的润湿和产生分子原子间的相互作用力,因此,粘接前进行表面预处理成为不可缺少的重要步骤。

一、釉质粘接面的处理

一般采用30%~50%磷酸液处理釉质表面30秒。对于发育异常的釉质(如氟牙症)、乳牙表面有一层无结构层(又称无釉柱层),在酸蚀处理前应将该层磨除。

(一) 酸蚀釉质粘接面的机制

1. 釉质粘接面清洁与粗糙化 酸蚀剂不仅可清除釉质粘接面的无机和有机质污垢,而且还可使釉质粘接面脱矿,形成凹凸不平的粗糙面,呈现出无数微小的孔隙,在电镜下可见酸蚀后的釉质如同蜂窝状、鱼鳞状、斑纹状或漏斗状,微孔约4万个/mm^2,酸蚀深约20~40μm,从而显著增加了釉质粘接面表面积,粘接剂可渗入无数微小的孔隙中,形成机械嵌合。

2. 釉质粘接面极性化 经过酸蚀处理的釉质表面脱矿而形成羟基膜和氨基膜,成为极性物质,与粘接剂中羟基、羧基等极性基团间产生氢键结合或静电引力而提高粘接强度。

3. 釉质可湿性增加 酸蚀釉质表面有利于树脂的渗入,从而增加釉质可湿性。可湿性程度可用接触角大小来表示。接触角大小与可湿性成反比,与粘接强度成正比。

(二) 釉质粘接面处理方法

1. 无釉柱层、斑釉的磨除 磨除乳牙和恒牙表面的无釉柱层,磨除氟牙症患牙的斑釉。

2. 清洁牙面与保护牙髓

(1) 去除牙垢、牙石、色渍,有龈炎者应消炎后再进行其他步骤。釉质发育异常者应适当磨除其表层。

(2) 用水清洗后干燥、隔湿(用棉条或橡皮障)以利于酸蚀。

(3) 对近髓牙本质应进行护髓,比如深龋洞用双层垫底或用氢氧化钙、聚羧酸锌粘固剂、玻璃离子水门汀等对牙髓无明显刺激性材料进行牙髓保护。

3. 酸蚀处理 用30%~50%磷酸溶液、糊剂、胶体,用小毛刷、小棉球或泡沫塑料蘸磷酸均匀地涂敷,时间为30秒。

4. 冲洗 酸蚀后釉质表面彻底用水冲洗,一般用水冲洗10秒,将磷酸及碎屑清除干净。

5. 干燥 冲洗干净后,进行严格隔湿、防潮,用温热空气或无油压缩空气干燥,应立即进行粘接。

二、牙本质粘接面的处理

牙本质的处理有别于釉质,而且所用的处理剂应对牙髓无明显刺激性并能保护牙本质胶原不变性,这样才能获得较高的粘接强度。不同的牙本质粘接面处理剂应与不同的粘接材料互相匹配,同时有的必须采用相应的偶联剂才能获得较高的粘接强度。目前有两种牙本质粘接技术:

(一) 全酸蚀粘接技术

即用稀磷酸同时对釉质、牙本质进行酸蚀处理,为下一步的粘接提供良好的粘接界面。现在不再强调牙本质在粘接时必须干燥粘接面,微湿性环境更利于粘接的形成。

(二) 自酸蚀粘接技术

是在粘接牙本质表面直接应用含酸性功能成分的偶联剂/粘接剂,通过功能成分自身的

201

酸性,溶解牙本质表面的玷污层,形成粘接剂的渗入通道,同时与仍保留的部分玷污层及有机胶原纤维的混合,待粘接剂固化后即形成了强有力的粘接。自酸蚀粘接技术省却了单独酸蚀后冲洗步骤,不但简化了操作,缩短临床工作时间,而且由于可以对玷污层溶解而不去除,保留了牙本质小管口的管栓,因而显著减少了牙本质粘接术后的敏感症,与此同时,避免了牙本质粘接面湿润程度、酸蚀脱矿时间等因素对牙本质粘接的影响。

三、金属粘接面的处理

常用的方法有机械打磨处理法、化学氧化处理法、电化学氧化处理法,目的在于除去金属表面结构疏松层和油污等杂质,形成粗糙面,并获得清洁、结构紧密的表面氧化膜,再使用硅烷处理功能单体。

四、陶瓷粘接面的处理

粘接树脂与陶瓷直接粘接,其强度较低。粘接前将陶瓷粘接面用不同的方法处理产生不同的粘接强度(表 15-1)。在临床上多数情况下采用单一处理法不能满足临床的要求,往往需要将几种处理法结合使用,以提高粘接强度。通常情况下,硅酸盐类陶瓷粘接面喷砂处理多采用 $50\mu m$ 的氧化铝颗粒,压力为 0.4MPa;酸蚀处理时硅酸盐类陶瓷多采用 2.5% ~ 10% 氢氟酸,处理时间约 60 秒;陶瓷粘接面处理所用的偶联剂为硅甲烷。新型高强度氧化铝氧化锆瓷的处理方式为粘接面先做喷砂处理,再使用摩擦化学涂层技术专用的表面处理剂处理。

表 15-1　复合树脂与瓷贴面的粘接强度

处理方法	粘接强度(MPa)
瓷粘接面轻度喷砂	1.30
瓷粘接面轻度喷砂不酸蚀但涂硅甲烷	6.80
瓷粘接面用氢氟酸处理	9.47
瓷粘接面经酸蚀处理后再涂硅甲烷	11.80

五、复合树脂粘接面的处理

复合树脂贴面或嵌体粘接面处理:

1. 将复合树脂粘接面清洁干净并干燥。
2. 用笔式喷砂机轻喷砂处理粘接面。
3. 在粘接面上涂布一薄层釉质粘接剂,用温热空气吹匀后进行粘接。

六、塑料粘接面的处理

1. 塑料与含有 4-META 的甲基丙烯酸甲酯粘接剂有良好的粘接强度。先用乙醇擦去粘接面的污物,然后用牙托水浸润后即可粘接。
2. 塑料与胶、粉型化学固化复合树脂粘接。先用氯仿处理粘接面 1 分钟,然后再粘接,注意不能涂及光洁面。

3. 塑料与可见光光固化复合树脂粘接。先用氯仿处理塑料粘接面,再涂布一薄层光固化粘接剂,然后再与可见光光固化复合树脂粘接。透过塑料面进行光照固化时,应适当延长光照时间。

第三节　贴　面　修　复

贴面(Veneer)修复是采用粘接技术,对前牙牙体表面缺损、变色牙、着色牙、釉质发育不良以及畸形牙等,在保存活髓、少磨牙或不磨牙的情况下,采用修复材料直接或间接粘接覆盖,恢复牙体的正常形态和改善色泽的一种修复方法。贴面按照修复方法可分为直接贴面修复和间接贴面修复;按照修复材料可分为复合树脂贴面、烤瓷贴面、铸造玻璃陶瓷贴面及CAD/CAM玻璃陶瓷贴面等。

一、适应证与禁忌证

(一) 适应证
1. 四环素牙、着色牙、变色牙。
2. 过小牙、釉质或牙本质发育不良、氟牙症、畸形牙。
3. 牙间隙过大。
4. 牙体表面缺损。

(二) 禁忌证
1. 安氏Ⅲ类错殆畸形者。
2. 上颌牙严重唇向错位。
3. 严重深覆殆、下前牙唇面严重磨损无间隙者。
4. 不良咬合习惯,如夜磨牙症患者等。

二、修复术前准备

(一) 询问病史
仔细地了解患者的主诉、病史以及既往史(尤其是修复史),着重了解患者对修复体的期望值以及患者对修复效果的接受程度,同时还应注意患者的心理因素。

(二) 全面检查
应对咬合关系、牙周情况、龋齿状况、肤色、着色程度、唇线高度、微笑线等进行细致检查,并做好记录。拍术前照片(图15-1),在制取的研究模型上制作蜡型,作为形态修整的参照物(图15-2)。

(三) 治疗计划
向患者详细解释完整的治疗计划(包括治疗方法、修复范围、颜色、形态、费用等)。

(四) 治疗前处理
进行必要的治疗前处理,如口腔卫生指导,牙体、牙髓、牙周疾病的治疗等。

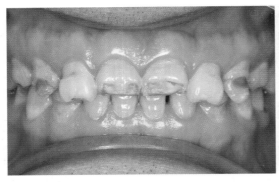
图 15-1　术前正面咬合照片

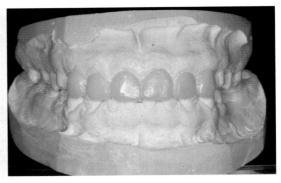
图 15-2　在研究模型上制作蜡型

（五）贴面色调的选择

除了参照邻牙、对颌牙外,还应根据患者的要求,患者职业、年龄、肤色以及着色程度进行综合考虑,同时还应注意粘接剂的颜色对最后效果也会产生一定的影响。

三、牙体预备

（一）基牙预备的原则

1. 预备量　预备量要能保证贴面一定的厚度,且牙体预备应尽控制在釉质内。切端约 0.7mm、中部约为 0.5mm、颈部约为 0.3mm。

2. 边缘位置　颈部边缘的位置可平龈缘或龈缘下。邻接面边缘的位置一般放在邻接点的稍前方。需要恢复邻接关系,贴面应超过邻接点终止于舌侧。

3. 边缘形态　边缘要形成光滑的浅凹形。应避免出现尖锐的线角。

4. 切缘形态　根据咬合关系、美观要求、牙冠外形等来决定切缘预备方式,包括:窗式、重叠式、羽式和斜面式（图 15-3）,其中窗式最常用。如当切端需要加长或透明时,则应采取重叠式。

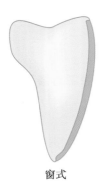 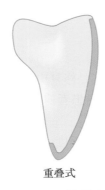 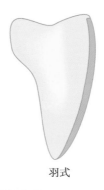 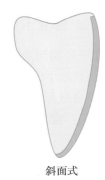

窗式　　　　　　重叠式　　　　　　羽式　　　　　　斜面式

图 15-3　切缘预备方式

（二）预备步骤

1. 预备前处理　由于预备通常在釉质范围内进行,所以没有必要进行局部麻醉。但恐惧者除外。

2. 引导沟的预备　用直径 1mm 的球形金刚砂钻在釉质唇面近切端、中部、颈部分别磨出 0.7、0.5 和 0.3mm 三条引导沟。

3. 唇面的预备　在唇面形成光滑的浅凹外形（图 15-4），注意从切端到颈部预备量逐渐减少。如颈缘位于龈缘下，则牙体预备前应麻醉并用排龈线排龈（图 15-5）。

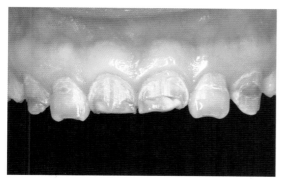

图 15-4　唇面浅凹外形

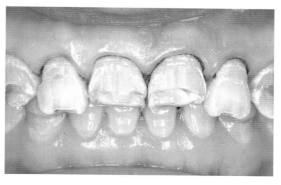

图 15-5　麻醉后排龈

4. 精修　用细质金刚砂车针磨切牙预备面，研磨薄、锐的部分以及凹凸不平的部分（图 15-6）。

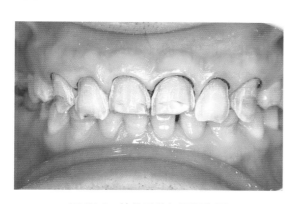

图 15-6　精修后的切牙预备面

四、漂白术

在行变色牙贴面修复前，应先行漂白术。漂白技术与其他美学修复相比，优点在于治疗过程中对患牙创伤低，可最大限度保存牙体组织的完整性，缺点是显效较慢，且疗效不持久，部分患牙还会出现反跳现象，治疗效果不易预测等。

（一）适应证

1. 牙髓坏死引起的变色牙。
2. 轻度变色的氟牙症和四环素牙。
3. 中、重变色牙。

（二）禁忌证

1. 髓腔较大的年轻恒牙。
2. 牙本质过敏症患者。
3. 孕妇及对过氧化脲过敏者。

（三）脱色剂

1. 过氧化氢　过氧化氢是最有效的脱色剂，最常用的浓度为 30%～35% 的过氧化氢溶液。临床上使用应该注意对软组织的保护。

2. 过硼酸钠　过硼酸钠是一种氧化剂。临床上使用安全，比过氧化氢容易控制，是冠内脱色的首选。

3. 过氧化脲　浓度为 3%～15%。过氧化脲对牙髓及周围软组织有刺激，主要用于冠外脱色。

（四）漂白术

1. 无髓牙漂白术　通常采用冠内脱色法。漂白方法有热催化法和活动漂白法。热催化法的过程是在 30 分钟内将放入髓腔内的 30% ~35% 的过氧化氢加热数次，然后进行彻底冲洗。

2. 活髓牙漂白术　活髓牙漂白术主要采用冠外脱色法，具体操作步骤如下：

（1）保护牙周组织：上橡皮障，软组织上涂布保护性软膏。

（2）清洁牙面：橡皮杯蘸适量的浮石粉和水清除牙面的菌斑。

（3）漂白：用 30% ~35% 的过氧化氢水溶液涂布于牙齿唇面。

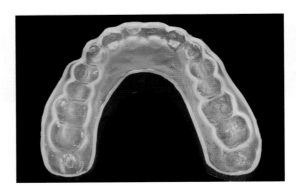

（4）加热：加热装置或光源加热。加热时，温度应该控制在 50 ~60℃，时间不超过 30 分钟，若牙齿出现过敏症状，应立即终止治疗。加热期间，重复涂布脱色剂。

（5）冷却：自然冷却 5 分钟以上，用温水冲洗牙面 1 分钟，拆除橡皮障。

（6）干燥牙面：用中性氟化钠糊剂涂布所有漂白过的牙面 3 ~5 分钟。

图 15-7　个性化牙套

3. 家庭漂白技术　常用的脱色剂为 3% 过氧化氢和 10% 的过氧化脲，具体的操作步骤如下：

（1）制作个性化的牙套：取印模，灌制石膏模型，在拟漂白的模型牙齿唇侧放置缓冲剂，然后压制牙套（图 15-7）。

（2）修整并试戴牙套：使牙套边缘覆盖牙龈缘 1mm 以上，打磨光滑，避免牙套边缘对口腔软组织造成刺激。教会患者如何摘戴牙套，如何放置脱色剂（图 15-8）。

（3）医嘱：脱色剂用量适当，切勿溢出牙齿范围，每次戴用时间至少持续 4 小时（夜间应用更合适），每天 2 次效果更好。

（4）疗程：每两周请患者复诊一次，检查牙色改变，并确定下一疗程（图 15-9）。

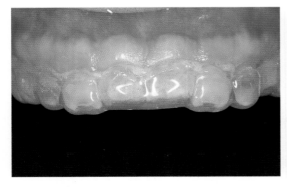

图 15-8　戴放置脱色剂的牙套

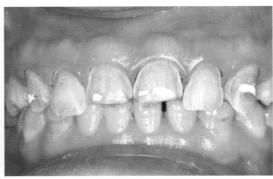

图 15-9　复诊，检查牙色改变

五、贴面制作

（一）直接贴面修复

是指在患者口内采用光固化复合树脂直接形成贴面修复的方法。具有一次完成,操作相对简便等优点,常用于个别牙的修复,有时也用于暂时修复,在临床应用中必须把握好适应证。

（二）间接贴面修复

采用陶瓷或硬质复合树脂类材料在口外制作完成。间接贴面制作不受椅旁操作时间限制,可在口外进行充分的修形、磨光和调验,其修复效果优于直接贴面。

瓷贴面　瓷贴面可以由铸造、粉浆涂塑及椅旁 CAD/CAM 三种方式完成。CAD/CAM 瓷贴面修复制作步骤如下:

（1）比色(图 15-10)。

（2）椅旁口内扫描,采集数字化模型(图 15-11)。

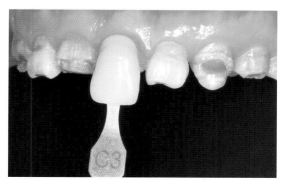

图 15-10　比色　　　　　　　　　　图 15-11　数字化模型

（3）选择瓷块,椅旁切削贴面修复体(图 15-12)。

（4）烧结瓷贴面(图 15-13)。

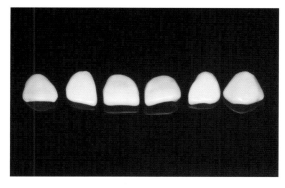
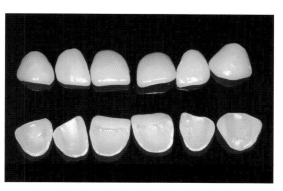

图 15-12　切削后的二矽酸锂贴面修复体　　　图 15-13　烧结后的瓷贴面

六、粘接

（一）粘接前处理

1. 将瓷贴面在患者口内试戴并调𬌗。

2. 用 30%～35% 的磷酸酸蚀预备面 60 秒，然后冲洗干净，吹干后备用（图 15-14，图 15-15）。

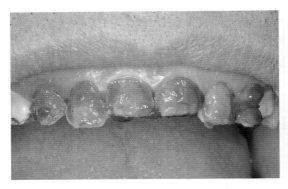

图 15-14　用 30%～35% 磷酸酸蚀预备面　　　　图 15-15　吹干后的预备面

（二）瓷贴面粘接

1. 在瓷贴面内表面用 10% 氢氟酸酸蚀 60 秒，95% 的乙醇超声清洗 5 分钟，吹干备用。

2. 在粘接面涂硅烷偶联剂。

3. 将粘接棒粘于瓷贴面表面，再将一薄层复合树脂置于基牙粘接面，基牙两侧放置玻璃纸后，轻压瓷贴面，使其紧贴于基牙粘接面，去除多余的复合树脂（图 15-16～图 15-18）。若用光固化复合树脂或光固化-化学固化复合树脂，应按要求光照固化。

4. 检查和消除𬌗早接触点（图 15-19）。

5. 检查贴面的颈缘、邻接、切缘等位置，防止形成悬突。

6. 检查修复后贴面的颜色是否达到目标颜色（图 15-20）。

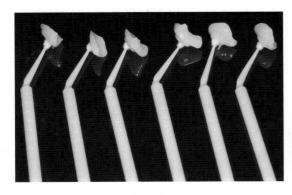

图 15-16　将粘接棒粘接于瓷贴面表面

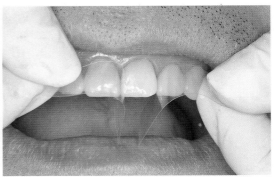

图 15-17　基牙两侧放置玻璃纸

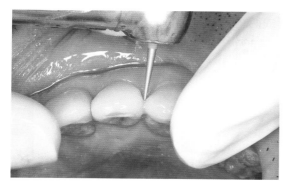

图 15-18　去除多余的复合树脂

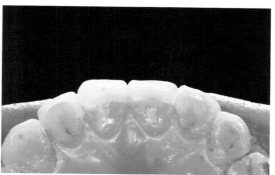

图 15-19　检查舌侧早接触点

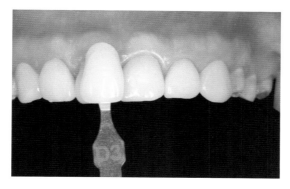

图 15-20　检查修复后贴面的颜色

第四节　粘接固定义齿修复

　　粘接固定义齿是利用酸蚀、粘接技术将固定义齿直接粘固于基牙上的一种固定修复。其固位主要依靠粘接材料的粘接力,而基牙上预备的固位形只起辅助固位的作用。粘接固定义齿具有磨除牙体组织少、不显露或少显露金属、较美观舒适而且容易改换成其他修复体等优点。

一、适应证与禁忌证

（一）适应证

凡可以行常规固定义齿修复者均可行粘接固定义齿修复,但需符合以下几点:

1. 多用于 2 个以内缺失牙的修复。

2. 基牙的釉质健康完整。

3. 牙周组织健康,无明显松动度。

4. 比较适合于髓腔较大的年轻患者。

（二）禁忌证

1. 缺失牙间隙大、数目过多（超过一个后牙或两个前牙）。
2. 基牙残存的健康釉质少。
3. 严重牙周病患者，基牙动度明显。
4. 严重的牙列不齐，咬合异常。

二、优缺点

（一）优点

1. 牙体组织磨切量少。
2. 牙体预备和取模相对比较容易。
3. 即使脱落，仍然可以选择其他修复方法。

（二）粘接固定义齿的缺点

1. 与常规固定义齿比较，有较高的脱落率。
2. 美观方面仍有不足。
3. 试戴时操作比较复杂。

三、制作要点

粘接固定义齿按其固位形式可分为金属翼板粘接固定义齿（前牙、后牙）和直接粘接固定义齿等。下面以前牙金属翼板粘接固定义齿为例，简述其修复过程。

1. 前牙金属翼板粘接固定义齿的设计应争取有大面积的粘接面，可以制备缺隙侧邻轴沟固位形。

2. 预备近缺牙区两基牙邻面，成一定的斜角或浅沟（沟长约 2～3mm，宽与深约 1mm，不深入牙本质），并有共同就道道。磨除基牙舌面切端下 1～2mm 至龈上 1～2mm 范围内的牙体组织约 0.3～0.5mm，不能超过釉质厚度，然后降低舌隆突至龈上 1～2mm。也可在舌隆突上预备深为 0.5mm 的钉洞，以增加固位。

3. 常规完成固位体（金属翼板）、桥体的制作（图 15-21，图 15-22）。

4. 基牙粘接面、金属翼板粘接面处理后，用粘接性复合树脂粘接。

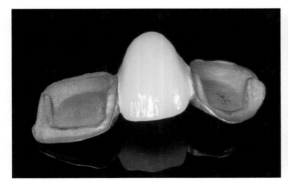

图 15-21　金属翼板粘接固定义齿

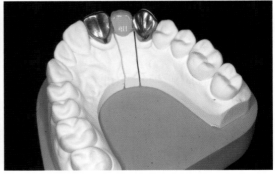

图 15-22　在模型上就位的金属翼板粘接固定义齿

小　　结

　　早期的粘接技术以釉质粘接为主,它是通过对釉质这一高度矿化层的酸蚀来获得微机械固位的方式完成的,釉质粘接技术已发展成为一项成熟的、疗效肯定的牙体常规修复技术。现代的牙本质粘接技术研究也取得突破性进展,操作步骤也日趋简化。贴面技术、粘接固定桥技术等都是通过粘接系统完成。

（陶　娴）

思　考　题

1. 粘接形成的机制是什么?
2. 口腔粘接修复材料的种类有哪些?
3. 什么是全酸蚀粘接技术?
4. 贴面修复的适应证有哪些?
5. 贴面修复的注意事项有哪些?
6. 粘接固定义齿的优缺点有哪些?

第十六章 覆盖义齿

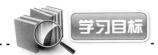

口腔医学专业：

  1. 掌握：覆盖义齿的概念；适应证和禁忌证；优缺点；覆盖基牙的类型和牙体预备。

  2. 熟悉：覆盖义齿的类型；覆盖义齿的制作。

  3. 了解：覆盖义齿的生理学基础。

口腔医学技术专业：

  1. 掌握：覆盖义齿的概念；覆盖基牙的类型和牙体预备及覆盖义齿的制作及注意事项。

  2. 熟悉：覆盖义齿的类型；适应证和禁忌证；优缺点。

  3. 了解：覆盖义齿的生理学基础。

第一节 概　　述

  覆盖义齿（overdenture）是指义齿基托覆盖在天然牙或已经治疗的牙根或种植体上并由它们支持的一种可摘局部义齿或全口义齿。被覆盖的牙或牙根称为覆盖基牙。这些覆盖基牙的保留，有效地减缓了剩余牙槽骨的吸收，同时也增加了义齿的固位、支持与稳定。覆盖义齿修复可以促进和保护口腔颌面软硬组织的健康，保护和保留口腔内残根、残冠，是现代口腔修复学的一个重要组成部分。

  根据覆盖义齿制作时机的不同，可将覆盖义齿分为即刻覆盖义齿、过渡性覆盖义齿和永久性覆盖义齿三类：

  1. 即刻覆盖义齿　个别病例中，余留牙的牙周状况较差，因特殊情况尚未拔除，或者患者不愿有缺牙时间，或拟作为覆盖基牙的牙体尚未完成预备，需要预先制作好覆盖义齿，待覆盖基牙完成预备和拔除无法保留的患牙后即刻戴入。

2. 过渡性覆盖义齿 因可摘局部义齿基牙出现病变无法保留牙冠时,可将该基牙截冠并行牙体、牙周治疗,再将原可摘局部义齿修改为覆盖义齿继续使用。

3. 永久性覆盖义齿 患者使用即刻覆盖义齿或过渡性覆盖义齿一段时间后,口腔卫生状况及软硬组织的准备已符合长期覆盖义齿修复的要求,可重新进行合理的设计,制取印模,用良好的义齿修复材料制作更符合口腔生理要求并可长期使用的新的覆盖义齿。

第二节 覆盖义齿修复的生理学基础

覆盖义齿与常规义齿最根本的区别就在于覆盖义齿基托下方除覆盖着黏膜外,还覆盖有天然牙、经过完善治疗的牙根或种植体,因此,覆盖义齿在功能状态下对外界刺激的感觉和反应能力有其特殊的生理学意义。

一、牙根、牙周膜与本体感受器

口颌系统中的肌肉、肌腱、韧带、关节、牙周膜等部位都存在有本体感受器,能感受咀嚼等运动和体位的有关感觉冲动。牙周膜是参与咀嚼活动的重要组织器官之一,牙周膜内有丰富的本体感受器(也称压力感受器),能接受机械刺激,形成感觉冲动。经传入神经中枢后,又反馈至牙周膜时,即可区别物体的大小、形状、负荷的方向等,同时可反射性调节𬌗力大小,避免过大的𬌗力造成覆盖基牙及其牙周组织的破坏。

二、牙槽骨的吸收与保存

(一) 牙与牙槽骨的相互依存关系

牙槽骨为全身骨骼系统中变化最为显著的部分,牙槽骨随牙的生长、萌出而发育,并依赖牙及牙周组织的健康和功能得以保持。虽然影响牙槽骨吸收的因素很多,但以牙齿的丧失影响最大。

(二) 戴用常规全口义齿与牙槽骨的吸收

临床发现戴全口义齿的患者,牙槽骨仍在持续不断地吸收,而且下颌牙槽骨的吸收远大于上颌牙槽骨的吸收,随着戴用年限的增加,全口义齿的使用效果越来越差。究其原因,除缺失后牙槽骨不可逆转地持续不断地吸收改建,导致牙槽嵴萎缩外,还有全牙列缺失后,因牙的本体感觉丧失,无法调节𬌗力大小,义齿咀嚼时的全部咬合力由基托传递到黏骨膜上,从而加速了牙槽骨的吸收和萎缩。

(三) 戴用覆盖义齿与牙槽骨的吸收

覆盖义齿因有覆盖基牙的存在,而覆盖基牙传导𬌗力仍通过正常牙周膜纤维,对牙槽骨产生正常的功能性刺激,使牙槽骨得以保存,同时牙根缓冲了义齿传递到牙槽骨的力量,大小适宜的𬌗力的刺激可促进牙槽骨和牙根的保健,保护牙槽骨的健康,延缓其吸收速度。

三、冠根比例与牙槽骨的吸收

冠根比例是指牙冠与牙根的长度之比,它包括两种不同的意义,即临床冠根比例和解剖学冠根比例(图16-1)。临床是以X线片所示的牙根在牙槽骨内实际长度确定。解剖学是以釉牙骨质交界而定。通常所说的冠根比例是临床冠根比例,最理想的冠根比为1∶2。

随着牙周组织增龄性改变或牙周组织的炎症,常导致临床牙冠增长,冠根比变大。其旋转中心进一步向根尖方向移动,杠杆臂(牙冠至旋转中心的距离)逐渐加长,承受𬌗力时其水平分力绕旋转中心作用于牙槽骨边缘,加速牙槽骨的进一步吸收,形成恶性循环。采用覆盖义齿修复时,需要降低覆盖基牙临床牙冠的高度,即减小了冠根比例,从而减小甚至消除了对基牙的创伤,并使牙周组织的健康得以改善(图16-2)。

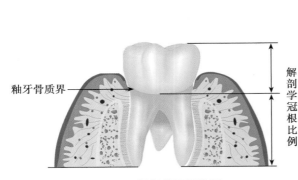

图 16-1　解剖学冠根比例

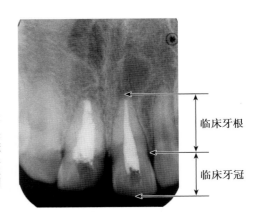

图 16-2　临床冠根比例

第三节　覆盖义齿修复的适应证与禁忌证

一、适应证

(一)先天性口腔缺陷患者

如先天性腭裂,部分恒牙胚缺失、过小牙、畸形牙、釉质发育不全及颅骨-锁骨发育不全症等患者,其临床常表现有牙列不齐,牙体过小且形态异常,散在牙间隙和咬合异常,X线检查发现牙根过短,采用常规义齿修复方法则义齿固位、稳定和支持以及美观难以达到良好的效果。

(二)后天性口腔病患者

1. 因龋病、外伤、严重磨耗、釉质发育不全等原因,致使牙冠大部分缺损或变短,或经根管治疗后牙冠脆弱的牙,不宜作固定义齿修复或可摘局部义齿的基牙。

2. 口内余留牙的低𬌗、伸长、过度倾斜、牙位异常等,严重影响咬合或义齿就位者。

3. 余留牙的牙周组织健康状况较差,且有一定松动,牙槽骨吸收不超过根长的1/2,不宜作固定义齿或可摘局部义齿的基牙,经适当治疗后,根尖周情况稳定者。

4. 游离端缺牙时,对颌牙为天然牙,为对抗其较大的𬌗力和减轻牙槽嵴负担,如能在牙弓远中端保留牙根作为覆盖基牙,则可减少游离鞍基下沉,保护鞍基下软硬组织及其近中基牙的健康。

5. 患牙虽适宜全部拔除作全口义齿修复,但为了减缓牙槽嵴的吸收及增加义齿的固位与稳定,可选择一些牙周健康较好的少数牙或牙根,经治疗后作为覆盖基牙。

二、禁忌证

1. 凡患有牙体、牙髓、牙周等疾病而未治愈的牙,其残根残冠都不能作为覆盖基牙。
2. 丧失维护口腔卫生能力,或患有严重全身性疾病,如严重糖尿病、癫痫病、精神障碍者。
3. 牙列缺损或缺失修复的禁忌证也适用于覆盖义齿。

第四节 覆盖义齿的优缺点

一、覆盖义齿的优点

1. 可保留一些采用可摘局部义齿或全口义齿难以利用或需要拔除的牙齿和牙根。
2. 可防止或减少牙槽骨的吸收,增强了义齿的固位和稳定,有利于增强义齿的功能。
3. 可减少牙槽嵴承受的𬌗力,减轻末端基牙所受的扭力,减缓牙槽骨的吸收。
4. 保存了牙周膜的本体感受器和神经传导途径,保留了义齿感觉𬌗力的辨别能力。
5. 改变了冠根比,消除或减小了侧向𬌗力和扭力,有利于基牙牙周组织健康。
6. 免除牙齿拔除之苦,节省时间和费用,并同时解决功能和美观的要求。
7. 易于修理、调整。

二、覆盖义齿的缺点

1. 覆盖基牙易发生龋坏。
2. 覆盖基牙周围龈组织易患牙龈炎。
3. 颌间距较小,影响人工牙排列;因组织倒凹较大,造成义齿戴入困难。
4. 覆盖基牙需进行治疗、制作金属顶盖或安放附着体,花费较多的时间和费用。

第五节 覆盖基牙的选择

一、覆盖基牙的牙周情况

牙周组织状况是覆盖基牙选择的主要指标。
1. 要求覆盖基牙的牙周无明显炎症,无牙周袋或牙周袋较浅且无溢脓,牙龈附着正常。
2. 牙周骨组织吸收不超过根长的1/2。

二、覆盖基牙的牙体、牙髓情况

有龋坏者应进行充填治疗,如有牙髓病变或根尖周感染者,应进行完善的根管治疗。如果根尖无炎症,而根管已钙化,可直接作为覆盖基牙,如根管已钙化不通且根尖周有炎症,临床无法治愈者,则应拔除。

三、覆盖基牙的数目

对覆盖基牙的数量一般无严格要求,一般单颌保留 2~4 颗牙齿最好。若仅余一个牙或牙根,也有保留价值。先天缺牙,小牙畸形,严重磨耗,釉质发育不全,多数残根残冠,也可保留较多的牙作为覆盖基牙。

四、覆盖基牙位置的选择

覆盖基牙的位置取决于口内余留牙的位置和健康状况,理想的位置是牙弓的前后、左右均有基牙且位于咬合力较大的位置。

1. 通常情况下前牙和后牙都可以选择,但多选择前牙,上颌或下颌均首选尖牙,其次为第一前磨牙或第二前磨牙。

2. 在缺牙区的远中或近中保留覆盖基牙,以使游离缺失设计的混合支持式可摘局部义齿变为牙支持式义齿。

3. 基牙最好分散在牙弓的左右两侧,如形成四边形或三角形支持分布,将获得最好的支持效果。

第六节　覆盖基牙的类型和制备

覆盖基牙主要有短冠基牙、长冠基牙和带有附着体的基牙。短冠基牙主要用银汞、树脂等封闭根管口,而不带附着体,仅起支持作用;长冠基牙和带各种附着体的基牙既起支持作用,也起固位作用。

一、短冠基牙

短冠基牙是指牙冠截断后断面平齐牙龈缘或在龈上 3mm 以内者,因其保留的牙冠较短,改变了冠根比例,所受侧向力极小,甚至不受侧向力的作用,可有效地保护覆盖基牙的健康。

短冠基牙的制备方法:

1. 截冠　将牙冠磨低,降至平齐龈缘或在龈上 1~2mm 处;若为残根,只将残余根面调磨至平齐龈缘处。

2. 修整外形　根面制备成小圆平顶形。根管口位于平顶最高处,并形成平面,根面周围渐渐降低,形成缓坡弧形。

3. 将根面打磨圆钝,并抛光。

4. 经上述制备后,根据口腔具体情况,如固位情况、牙周情况及对龋齿的易感性等,对覆盖基牙牙根面作进一步设计和制备处理,其方法有如下几种:

(1) 复合树脂帽:根面预备同前述,但需将根管口扩大成直径 2mm,深 3mm 的箱形洞形,无需制备倒凹。根面冲洗吹干后,再以复合树脂或光固化树脂充填并覆盖整个根面,并将其表面塑形为复合树脂帽。

（2）铸造金属顶盖：将牙冠制备成平齐龈缘或在龈上 0.5~2.0mm。根管从开口处向根尖方向制备出直径 1.5~2.0mm，深 4~5mm 的桩道，以容纳固位桩。用注射型硅橡胶印模材料制取含根内型印模，灌注人造石模型，间接法制作金属顶盖铸造蜡型，用钴铬合金或金合金铸造完成并抛光后，水门汀粘固。

二、长冠基牙

长冠基牙是指在牙龈缘上保留 3~8mm 牙冠的基牙，为防止侧向力过大对基牙造成损害，原则上冠长不能超过根长的 1/2。

（一）长冠基牙设计要求

1. 基牙应具有良好的支持骨，牙周健康，冠长不超过根长的 1/2，松动度在 Ⅰ 度以内。
2. 基牙数目不宜过少，最好前后左右均有散在的基牙。
3. 颌间距离应大，基牙不影响人工牙的排列并保证义齿有一定的厚度及强度。

（二）长冠基牙的牙体制备

在长冠基牙上制作的金属顶盖称为长冠顶盖。由于基牙颈部至𬌗面外形呈圆锥状帽形，故也称冠帽。此类基牙的牙体制备方法基本类似于全冠的牙体制备或套筒冠的牙体制备。

第七节　覆盖义齿的制作及注意事项

覆盖义齿是在常规义齿的基础上发展起来的一种方法，因此，常规可摘局部义齿、全口义齿和冠的制作方法均适合覆盖义齿。注意事项如下：

1. **保留间隙**　基托组织面与覆盖基牙金属顶盖间保持 1mm 间隙。
2. **组织倒凹的处理**　预备基牙时唇面尽量多磨除一些牙体组织以利于唇侧排牙。制作长冠顶盖熔模时，在近龈缘处稍恢复外形，形成倒凹以便在此牙上安放卡环，增强固位。唇侧倒凹处不制作基托。这种方法既增强了义齿的固位，又避免了因倒凹过大而造成的制作困难。
3. **基托增力设计**　由于覆盖基牙的存在，使牙槽嵴宽大。义齿基托在此较薄而易折断，而加厚基托就会增加不适感或影响排牙及影响面容。有效的方法是使用高强度树脂基托（图 16-3）或金属基托，根据需要，可设计为局部或全腭金属基托（图 16-4）。

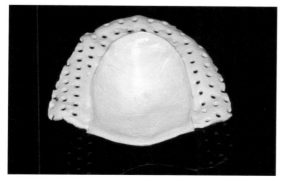

图 16-3　高强度树脂基托

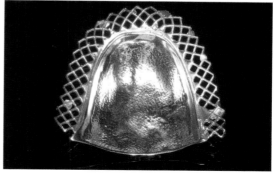

图 16-4　全腭金属基托

4. 利用附着体固位　若覆盖基牙牙冠缺损较大,可预备成短顶盖,在保留牙根和与牙根相对应的基托内,放置磁性或球帽附着体,以利义齿固位。

小　结

覆盖义齿是指义齿基托覆盖并支持在牙根或牙冠上的一种全口义齿或局部可摘义齿,适用于口内余留牙较少且牙周状况不良,不适宜做可摘局部义齿基牙使用时。覆盖义齿相对于普通义齿有着义齿稳定性好、固位力强、咀嚼效率高等优点,同时覆盖义齿由于保留了牙根和牙周膜,有效地防止或减缓了牙槽骨的吸收,进而保护了口腔软硬组织健康,由于保留牙免除了患者拔牙的痛苦,而覆盖义齿也有基牙易龋坏、易形成牙龈炎的缺点,因此要求我们在覆盖义齿设计和制作时要严格选择适应证,严格按照操作程序,尽量避免问题的出现。

（杜英慧）

思　考　题

1. 什么是覆盖义齿? 覆盖义齿的优缺点有哪些?
2. 覆盖基牙有哪些类型? 各有什么适应证?
3. 覆盖义齿基托和顶盖的设计有什么要求?

第十七章　附着体可摘义齿

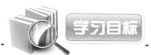

口腔医学专业：

　　1. 掌握：附着体义齿的定义、组成及分类；附着体义齿的优缺点及适用范围。

　　2. 熟悉：常见各类附着体义齿的特点以及制作要点。

　　3. 了解：附着体义齿的修理。

口腔医学技术专业：

　　1. 掌握：附着体义齿的定义、组成及分类；常见各类附着体义齿的特点以及制作要点。

　　2. 熟悉：附着体义齿的优缺点及适用范围；附着体义齿的修理。

第一节　附着体概述

一、附着体义齿的定义

　　附着体义齿是以附着体为主要固位形式的可摘局部义齿。附着体（attachments）是通过阴性部件和阳性部件的嵌锁作用结合在一起的义齿固位装置（图 17-1）。附着体一部分与基牙或者种植体结合，另一部分与义齿的可摘部分结合，为义齿提供良好固位、稳定和美观效果。

二、附着体的组成

　　通常情况下，附着体由阳性部件和阴性部件两个部分组成，有些附着体还可以有其他辅助部件。

　　（一）阳性部件

　　固位部分为凸形结构的附着体部件称为阳性部件。阳性部件常由两个部分组成：固位部分和固定部分（图 17-2）。

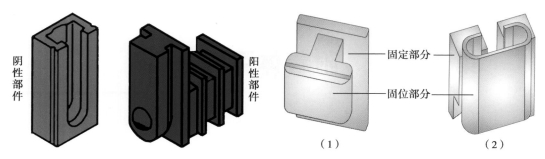

图 17-1 附着体由阳性部件和阴性部件两个
部分组成

图 17-2 阳性部件由固位部分和固定部分
组成

1. 固位部分　与阴性部件嵌锁连接,产生固位力。不同类型的附着体固位部分的形态各异,常见的形态有:球形、圆柱形、圆锥形、翼形等。

2. 固定部分　与牙冠、牙根、种植体和义齿连接,使阳性部件固定在其上。常见固定部分的形态有:锯齿形、凹槽形等。

（二）阴性部件

固位部分为凹形结构的附着体部件称为阴性部件。阴性部件也由两个部分组成:固位部分和固定部分。

1. 固位部分　与阳性部件嵌锁连接,产生固位力。常见形态有:凹槽形、锥筒形等。

2. 固定部分　同阳性部件。

（三）辅助部件

1. 舌侧支撑臂　位于基牙舌侧,为连接附着体、支架或基托的金属对抗臂,具有支撑、缓冲咬合力,增加固位与稳定的作用。

2. O型圈　位于附着体部件上的橡胶或金属圈形结构;具有增加固位的作用。

3. 弹簧　位于附着体内的弹性较大的金属螺旋状结构;使附着体的固位力具有缓冲性质。

4. 螺钉　具有固定附着体各部件的功能。

三、附着体的分类

附着体分类依据不同,所划分类型也不同。

（一）根据加工精度分类

将附着体分为:精密附着体和半精密附着体。在 0.01～0.04 mm 的精细公差之内,采用硬质合金机械加工而成的附着体称为精密附着体。采用预成的树脂或蜡型部件直接铸造而成的附着体称为半精密附着体。

（二）根据放置部位分类

将附着体分为:冠内附着体(图 17-3)、冠外附着体(图 17-4)、根上附着体(图 17-5)和根内附着体。

（三）根据移动的方式分类

将附着体分为:弹性附着体和非弹性附着体。弹性附着体又可分为:垂直弹性附着体、铰链弹性附着体、垂直-铰链弹性附着体、垂直-旋转弹性附着体。

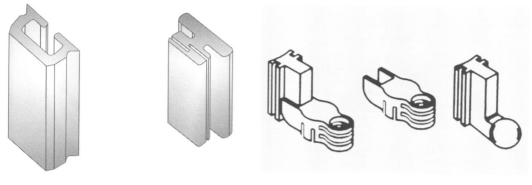

图 17-3 冠内附着体　　　　　　图 17-4 冠外附着体

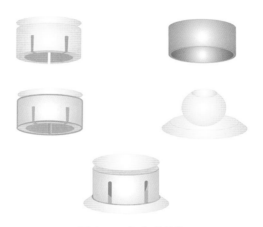

图 17-5 根上附着体

（四）根据固位的方式分类

将附着体分为：摩擦式附着体、机械式附着体、摩擦-机械式附着体、磁性附着体和吸力式附着体。

磁性附着体由磁铁和衔铁组成。嵌入义齿内的一极称为磁铁；另一极则固定于牙根上，称为衔铁。当义齿戴入口腔内时，因磁铁的吸力产生固位力而使义齿固位（图 17-6）。

（五）按照附着体形态分类

将附着体分为杆卡式附着体、按扣式附着体、套筒冠附着体和栓体栓道式附着体。

1. 杆卡式附着体　杆卡式附着体是利用杆将多个牙根或种植体连接在一起，卡则安装在覆盖义齿组织面的基托内，通过杆与卡之间的卡抱作用产生摩擦力固位（图 17-7）。卡由固定翼和弹性翼组成，固定翼埋在覆盖义齿组织面的基托中，而弹性翼则通过与金属杆产生的卡抱作用产生固位力，卡常用弹性较高的金属或尼龙材料制成。

2. 按扣式附着体　将一个部件安装在牙根上或牙根内，另一个部件则安装在义齿的基托内，通过两个部件之间的弹性锁扣作用产生的摩擦力固位，这种附着体称为按扣式附着体。部件安装在牙根上时称为牙根上按扣式附着体（图 17-8）。

3. 套筒冠附着体　是一种由内冠和外冠构成的双重冠。内冠为金属全冠，以粘接剂固定于基牙上，外冠则依靠摩擦力镶嵌于内冠上（图 17-9）。

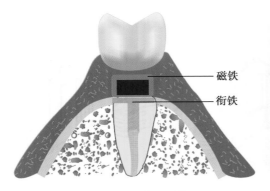

图 17-6　磁性附着体

磁铁
衔铁

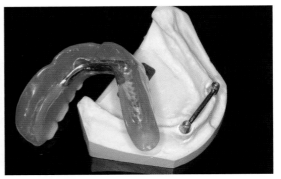

图 17-7　杆卡式附着体

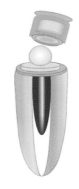

图 17-8　按扣式附着体

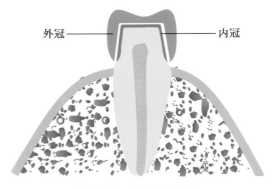

外冠
内冠

图 17-9　套筒冠附着体

4. 栓体栓道式附着体　是在天然牙的人造冠上放置栓体和在义齿内放置栓道,或者在人造冠上放置栓道和在义齿内放置栓体,通过两者之间的机械嵌合作用,将义齿固定于患者口腔内(图 17-10)。

四、附着体可摘义齿的优缺点

(一) 优点

1. 修复体美观　利用附着体固位可减少常规卡环的数目,附着体隐蔽,使可摘义齿暴露的金属卡环少。

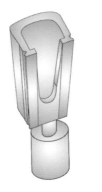
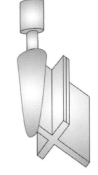

图 17-10　栓体栓道式附着体

2. 保护基牙　作用于基牙上力的传导趋于轴向,减少了对基牙的扭力,缓冲了咬合力,有利于保护基牙。

3. 调整固位力　利用专用工具,根据临床具体情况调整附着体的固位力,调整方式较常规卡环精确。

4. 方便排牙　附着体的体积小,排牙的空间大。

5. 减少菌斑附着和龋齿的发病率　附着体光滑,菌斑附着的机会少;基牙可由全冠保护,不易龋坏。

6. 提高患者舒适度和咀嚼效率　义齿摘戴过程中对基牙不会产生侧向力;咬合力的传导符合生物力学原则。

（二）缺点

1. 费用昂贵　目前临床上大多是采用贵金属加工的精密附着体,因此费用昂贵。

2. 治疗时间长　复诊次数多,临床操作费时,制作工艺复杂。

3. 受牙齿和牙槽嵴条件的影响　附着体的应用直接受牙冠的体积大小、牙髓腔位置、牙槽嵴高度和宽度等因素影响。

4. 基牙磨除量大　一般常规卡环只需要少量的牙体预备,基牙磨除量小。而附着体义齿的基牙预备则要磨除大量牙体组织。

第二节　附着体可摘义齿的适用范围

附着体可摘义齿的适用范围比较广泛,主要应用于以下几个方面:固定-可摘义齿联合修复、覆盖义齿修复、可摘局部义齿修复、种植义齿修复和牙周夹板。

一、固定-可摘义齿联合修复

最典型的固定-可摘义齿当属套筒冠义齿,通过内冠与外冠的嵌合作用产生摩擦固位力,有时还要借助于螺钉式附着体以增加固位效果。

二、覆盖义齿修复

杆卡式附着体、按扣式附着体和磁性附着体最常用于覆盖义齿的修复中。在全口覆盖义齿修复中,对于牙槽嵴低平的患者,最适合应用磁性附着体增加固位。对牙槽嵴丰满者,则可采取杆卡式附着体和按扣式附着体增加义齿固位。

三、可摘局部义齿修复

（一）Kennedy Ⅰ类缺失

对于双侧游离端缺失患者,采用卡环固位效果差,又不美观。采用附着体固位,基牙的受力支点向龈方下移,减小了基牙受到的扭力。必须注意在双侧基牙的近中均要设计舌侧支撑臂,并与附着体连接,以便对抗旋转脱位力。

（二）Kennedy Ⅱ类缺失

适用于单侧游离端缺失时对侧有位置可供放置间接固位体或附着体的病例。必须注意在游离端基牙的近中也要设计舌侧支撑臂。

（三）Kennedy Ⅲ、Ⅳ类缺失

缺失区间隙小且伴有软组织缺损;卡环固位差且不美观。

四、牙周夹板

基牙患牙周病时,因附着体可产生良好的牙周夹板作用,采用附着体义齿修复后可促进基牙牙周组织的愈合。

第三节　附着体可摘义齿的制作

一、冠内和冠外附着体可摘局部义齿

虽然冠内和冠外附着体可摘义齿放置附着体的部位大不相同,但制作义齿的临床技术与工艺却有许多相似之处,故在此以冠内附着体可摘义齿为例。

（一）基牙预备

根据所选择的冠内附着体类型,确定基牙的预备方法和磨除量。

1. 基牙预备原则

（1）基牙能够为附着体提供足够的固位形和放置附着体的空间。

（2）符合附着体基牙的抗力形原则。

（3）尽量保护牙髓、牙体和牙周组织,预防并发症发生。

（4）有利于附着体义齿的美观和清洁。

（5）各基牙之间具有共同就位道。

（6）使咬合力沿附着体的传导趋于轴向,附着体能承受较大的咬合力。

2. 基牙预备和注意事项

（1）基牙的咬合面预备:磨除基牙咬合面的厚度要均匀,铸造冠厚度应不少于 0.5mm,如采用烤瓷熔附金属冠修复体,则咬合面应磨除 2～2.5mm。必须注意应将咬合面的窝沟区和牙尖部分都均匀磨除一层牙体组织,可先在窝沟部分磨至足够深度,再向牙尖部分扩展,并保持咬合面外形。

（2）基牙轴面的预备:基牙预备后的牙冠轴面应具有 6°左右的𬌗向聚合角,即每侧的轴面保持 3°的倾斜度。将基牙上安放附着体的一侧磨出箱状洞形以便容纳附着体。必要时可在基牙轴面上制备固位沟或舌侧肩台等辅助固位形以增加固位。轴壁根面的预备应延伸到牙龈边缘,使暴露出的牙根面被人造冠完全覆盖。肩台的内角应圆钝,边缘应具有 60°～80°的斜面。检查放置附着体的箱形结构空间是否合适,将附着体与转移杆连接,直接将附着体放置在箱形结构中,检查附着体是否突出于牙冠之外。

（二）制取印模和模型设计

1. 制取印模

（1）藻酸盐印模材料:较为精确,但若取模后放置过长的时间,则易发生收缩,导致模型的准确性下降,必须特别注意。

（2）硅橡胶印模材料:易于从口腔中取出,印模时牙龈缘不易变形,是临床上常用的印模材料。

2. 模型设计　灌注超硬石膏模型。模型通常要经过修整,才能进行模型设计。主要内容有：

（1）在平行研磨仪的观测平台上，确定最佳共同就位道。

（2）根据基牙牙冠的大小、基牙预备的情况确定附着体的类型。

（3）确定间接固位体和大、小连接体。

（4）在模型上画出支架和基托的范围。

（三）附着体牙冠蜡型的制作、完成与试戴

1.　附着体牙冠蜡型的制作　　附着体牙冠蜡型是指牙冠蜡型以及其上的附着体部件。附着体牙冠蜡型既可完全采用蜡手工雕刻，也可采用蜡和预成的塑料或树脂附着体部件制作。

（1）附着体牙冠蜡型的制作：首先用蜡恢复牙冠外形，然后在牙冠蜡型上雕刻附着体部件的箱形放置空间。

（2）放置附着体的方法

1）在观测台上根据缺失区情况前后向及颊舌向倾斜模型，使就位道和取出道方向一致，模型倾斜原则同可摘局部义齿。

2）将带有附着体部件的转移杆插入平行观测仪旋转杆的夹具上，将部件平行地转移到牙冠蜡型的箱形间隙中，并用蜡粘固，这样就制成了附着体牙冠蜡型。每种附着体都配有专用的转移杆，各个转移杆之间不能互换使用。各个附着体之间应具有相互平行的就位道。

3）应用多个附着体，必须保证牙弓两侧的所有附着体的高度一致。对于双侧游离端缺失的病例，两侧附着体不仅要高度一致，且必须保证附着体水平向的协调。通常沿矢状面与牙槽嵴的中线夹角的平分线进行放置附着体，夹角不应超过 20°，否则极易造成附着体的损坏和基牙的损伤。

（3）舌侧支撑臂蜡型的制作：如果附着体义齿的设计中带有舌侧支撑臂，则需在基牙上制作舌侧支撑臂蜡型，并与附着体蜡型连接。保持舌侧支撑臂与附着体的就位道一致。

2.　附着体金属冠的完成

（1）包埋和铸造：安插铸道和包埋，完成附着体牙冠蜡型的铸造。如果附着体的部件为塑料或树脂预成品件，可采用非贵金属铸造；如果附着体的一个部件是金属预成品，其余部件则必须采用贵金属或半贵金属铸造。

（2）打磨和抛光：禁止采用常规喷砂技术处理铸件表面，以免损伤附着体。可采用喷玻璃珠的方法处理铸件表面。但对于附着体的组织面，可以采用常规喷砂和抛光技术。

3.　附着体金属冠的试戴

（1）检查附着体金属冠在口内的就位情况，尤其是颈缘的密合度。

（2）如果要制作烤瓷熔附金属冠，则在烤瓷制作完成后，再次试戴金属冠。

（四）附着体金属冠模型的制作和检查

1.　附着体金属冠模型的制作

（1）将金属冠戴入患者口内，重新取印模。

（2）将金属冠在阴模上准确复位后，用超硬石膏灌注工作模型。

2.　附着体金属冠模型的检查

（1）检查附着体金属内冠在模型上的就位情况，尤其是颈缘的密合度。

（2）将模型置于平行研磨仪上，检查附着体的平行度，如果必要可对其进行研磨。

（五）金属支架和连接体的制作与完成

制作前必须首先在附着体金属冠模型上安装附着体,以便确定金属支架和连接体的位置。

1. 金属支架和连接体的制作

（1）确定颌位关系,上𬌗架。

（2）制作金属支架和连接体的蜡型。可在支架上制作暂时性的𬌗支托,以帮助患者摘戴义齿。

（3）采用整体铸造、焊接或粘接的方法将金属支架和连接体与附着体连接起来。如果打算将附着体焊接在支架上,那么设计支架时应先预留附着体的位置。

2. 金属支架和连接体的完成与试戴

（1）金属支架和连接体的完成:在金属支架蜡型上安插铸道,包埋、铸造、打磨和抛光。

（2）金属支架和连接体的试戴:检查金属支架和连接体在模型上和口内的就位情况,检查咬合关系。

（六）义齿的完成与编号

1. 义齿的完成　将金属支架就位于模型上,排列人工牙,装盒,充胶,打磨,抛光,完成义齿。

2. 义齿的编号　将完成后的附着体可摘义齿编号,并提供附着体的名称和型号,以便今后对其进行修理和更换。

（七）附着体金属冠的粘固与义齿的试戴

1. 附着体金属冠的粘固　义齿就位后应让患者试戴几天再行粘固附着体金属冠。粘固过程中应始终保持附着体各部件的密合。

2. 义齿的试戴　如果试戴过程中就位困难,应仔细查找原因,切不可轻易磨改附着体。

二、杆卡式附着体可摘义齿

杆卡式附着体由杆和卡组成。通常在牙根的钉帽上安装杆,杆可与钉帽一起铸造而成,或采用成品金属杆焊接在钉帽上。

（一）根管预备

1. 预备原则

（1）根管能够为附着体提供足够的抗力形和固位形。

（2）尽可能多保留牙冠组织,以增加桩的长度,但不能影响附着体的放置。

（3）避免破坏根尖孔牙胶封闭,预防尖周炎发生。

（4）尽量使各根管之间具有共同就位道。

2. 预备方法和注意事项

（1）将经过根管治疗后保留的牙根截断至牙龈端。

（2）扩大根管成椭圆形,使其成一定的锥度。可采用扩孔钻进行扩大根管,如果根管足够粗,可扩至 6 号扩孔钻。如果根管较细,最少也要扩至 4 号扩孔钻直径,以便制备钉帽蜡型或安放成品桩,使制备的根管长度接近总长度的2/3。

（3）要制备到牙龈下方并形成肩台,边缘应圆钝。

（二）　制取印模和模型设计

1. 制取印模

（1）　如果采取成品桩,则将其插入根管内,用铜圈印模。

（2）　如果采用铸造桩,则将注射型琼脂或硅橡胶用专用注射器直接将材料注入根管内后,再制取常规印模,灌注石膏工作模型。

（3）　暂封根管口后,再次常规制取上下颌印模和灌注石膏模型,并在其上制取个别托盘备用。

2. 模型设计

（1）　在平行仪的观测平台上,检查各根管是否具有共同就位道。

（2）　检查根管预备是否到位。

（3）　设计钉帽与杆的连接方式、间接固位体和大、小连接体。

（4）　在模型上画出杆、支架和基托的范围。

（三）　钉帽的制作与完成

1. 钉帽蜡型的制作

（1）　成品桩钉帽蜡型的制作:代型表面涂分离剂,选择合适的成品桩,经磨改后将其插入根管内,在根面上常规制作钉帽蜡型,使成品桩末端暴露在钉帽蜡型之外。

（2）　铸造桩钉帽蜡型的制作:根管内涂分离剂,滴蜡法制作铸造桩钉帽蜡型,当蜡滴至根管口时,用粘蜡团将蜡型粘住后取出,然后在根管内复位,再制作顶盖部分蜡型。

（3）　钉帽蜡型与杆的连接:当各根管具有共同就位道时,可将钉帽蜡型与杆直接用蜡连接在一起,采用整体铸造。当个别根管不具有共同就位道时,可将具有共同就位道的根管钉帽蜡型与杆直接用蜡连接并铸造,而不具有共同就位道的根管钉帽蜡型与杆则采用螺钉固定（图 17-11）。此外,也可采用分别铸造钉帽和杆,而后将其焊接在一起的方法。

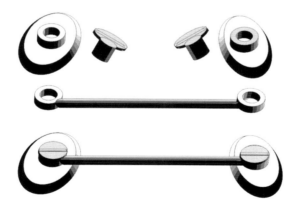

图 17-11　螺钉固定的杆卡式附着体

2. 钉帽的完成　常规包埋、铸造、打磨、抛光,完成钉帽的制作。

（四）　蜡义齿的制作与试戴

1. 钉帽模型的制作　将钉帽插入根管内,检查钉帽边缘是否密合。常规取模,将钉帽复位到阴模上,灌制带有钉帽或杆的工作模型。

2. 蜡义齿的制作与试戴　常规颌位记录,上𬌗架,排牙,试戴蜡义齿。

（五）制作石膏基准板

1. 在患者口腔内检查颌位记录是否正确，排牙是否美观。在模型上画出杆放置的部位。

2. 在模型的牙槽嵴下方唇侧磨一道槽，将排好的牙托放置在石膏模型上，涂分离剂，再将调拌好的石膏倒在模型的唇侧，待石膏凝固后冲蜡，然后取下带有前牙的石膏基准板。

3. 安装杆，并用基准板校对其位置。

（六）杆的放置原则

1. 前牙杆应与双侧髁突中心连线平行（图17-12）。如果不平行，义齿在行使功能活动中，有向低的一方移动的趋势，从而加重低侧基牙的负荷。

2. 杆与牙槽嵴保持平行。如果两侧基牙高度不一致，可将杆弯成一定的角度，使杆的受力段与牙槽嵴保持平行。

3. 杆应位于牙槽嵴顶上。如果两侧基牙为尖牙，既可采用直杆也可采用弯杆；如果两侧基牙为后牙或不对称排列，则可将杆弯成一定的角度，但是杆必须位于牙槽嵴顶上（图17-13）。

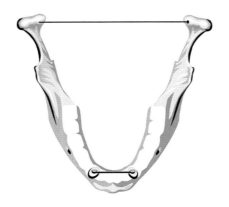

图17-12 前牙杆与双侧髁突中心连线平行　　图17-13 杆与牙槽嵴保持平行，且位于牙槽嵴顶上

4. 杆与双侧牙槽嵴顶连线的夹角平分线垂直。

5. 杆的底部与牙龈黏膜保持2mm以上的间隙。

（七）杆与钉帽的焊接

1. 确定杆的长度后，锯断杆，并与钉帽焊接或整体铸造。

2. 如果采用焊接的方法，首先将杆与钉帽用粘蜡固定，杆的中部包裹3～4mm厚，1cm宽的蜡，将调拌好的石膏倒在其上覆盖杆与钉帽。

3. 待石膏凝固后取出杆和钉帽，去蜡，再将杆与钉帽就位于石膏印模上，并灌注焊接包埋材料。

4. 待焊接包埋材料凝固后，去除石膏印模和粘蜡，分别将杆与钉帽焊接在一起。如果杆太短，可先包埋整根杆，仅显露一端钉帽焊接面，然后包埋和焊接另一端杆与钉帽。

5. 采用普通焊接机或激光点焊机，将杆与钉帽焊接在一起。

（八）完成义齿

1. 将带有钉帽的杆在患者口中试戴。

2. 选择卡，使其与杆的水平部分同长度，也可以采用若干个卡。注意卡的两端不应压迫近中牙龈乳头。

3. 将卡插入杆中,然后根据患者口腔黏膜的情况,决定是否在杆与卡之间插入间隙器。

（1）不使用间隙器:如果患者牙槽嵴黏膜薄而硬,且有使用义齿的经历,表明患者的牙槽嵴黏膜具有抵抗义齿基托下沉的能力,因此不需要使用间隙器。卡的固定翼内侧应采用蜡填塞。

（2）使用间隙器:如果患者牙槽嵴黏膜厚而软,且没有使用义齿的经历,表明患者的牙槽嵴黏膜不具有抵抗义齿基托下沉的能力,因此需要使用间隙器。

4. 用石膏将卡固定在杆上,填塞部位上至卡的弹性翼,下至牙槽嵴两侧的底,目的是使卡与义齿之间有足够的空间。

5. 在下颌义齿基托部位设计舌侧增力支架。

6. 将石膏基准板充分地浸泡于水中,以避免蜡的黏附,然后在模型上复位,并在其上的前牙的舌侧面上钻小孔,以增加前牙的机械固位作用。

7. 在基托覆盖的组织面覆盖一层薄的锡箔纸,完成蜡基托的制作后,并将石膏基准板去除,前牙重新复位到蜡基托上,检查颌位关系。

8. 常规完成义齿制作。

9. 在口内粘固杆。将带有钉帽的杆粘固到根管上。如果根管之间不平行,则应对根管的平行度做适当地调整,以获得共同就位道。

（九）试戴和调整固位力

1. 试戴前,首先将卡的弹性翼与基托组织面的突出的塑料磨除。杆卡式附着体部位的唇侧基托边缘磨短一些,以免义齿受力时下沉压迫该处组织。

2. 义齿就位后检查固位力,固位力的大小以患者能够自由摘戴义齿为原则。如果固位力太小,可用刀具插入弹性翼与基托组织面之间,轻微地撬动弹性翼,即可达到增加固位力的目的。

三、按扣式附着体可摘义齿

按扣式附着体的种类繁多,现以最常见的球帽型为例,简述其制作方法。

（一）根管预备、制取印模

同杆卡式附着体。

（二）球形结构钉帽蜡型制作

在模型上常规制作钉帽蜡型后,将球形结构置于根面上,用基准板校对球形结构的位置,并用蜡包裹球形结构的基底。常规包埋、铸造。严禁对球形结构的球头进行喷沙和打磨处理,只能对其进行表面的抛光处理。

（三）义齿的制作

在患者口内试戴带有球形结构的钉帽后,再将球帽戴入球形结构上,同时将塑料圈戴入到球帽上,然后取印模,翻制工作模型,常规制作覆盖义齿（图 17-14）。

（四）安装球帽

将带有球形结构的钉帽粘固在患者口内的牙根上后,首先试戴义齿,如无问题,在义齿的组织面上的球帽处打小孔,使之洞穿。放置间隙纸后,将球帽连同塑料圈戴入到球形结构上,在义齿的组织面上的球帽处填塞自凝塑料,并将义齿戴入口中,待自凝塑料凝固后,取出义齿,并从其组织面取出塑料圈,再戴入义齿(图 17-15,图 17-16)。

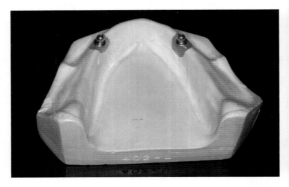 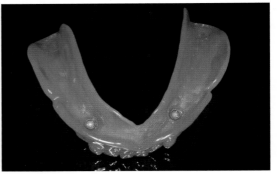

图 17-14　带球帽型按扣式附着体的工作模型　　　　图 17-15　在义齿组织面上固定球帽

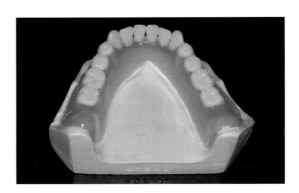

图 17-16　将帽型按扣式附着体复位于工作模型上

(五) 调节固位力

在一些情况下,必须对球帽型附着体的固位力加以调节。初戴球帽型附着体义齿时,有必要将附着体的固位力调小,待患者逐步适应义齿后,再将固位力调大。在经过较长时间使用球帽型附着体义齿后,由于磨损等原因,义齿的固位力变小,此时,应将固位力调大。就一般情况而言,义齿戴用半年后,应调整固位力一次。应使用专用工具是固位力调节器。

四、磁性附着体可摘义齿

磁性附着体的适应证广,单颌义齿的颌间距离不低于 6mm,以便有足够的空隙放置磁性附着体及有一定厚度的塑料覆盖磁性附着体。一个磁性附着体大约提供 500g 的固位力。单颌覆盖全口义齿通常使用 2 个磁性附着体即可,最多不超过 3 个,若使用过多,会因过大的固位力使义齿摘下困难。

（一）选择基牙

1. 经过完善的根管治疗的牙根，根长在 10mm 以上，松动度 I 度以内，牙槽骨吸收在根长 1/3 以内。

2. 由于尖牙及前磨牙牙根较粗大，且为单根或双根牙，便于根管治疗及粘固钉帽状衔铁，故多选用尖牙或前磨牙作为基牙。

3. 考虑到义齿受力的平衡，一般在颌骨两侧选择基牙。

4. 口内只有一个可利用牙根，亦可采用磁性附着体与卡环联合固位。

（二）根管预备

将选择设置磁性附着体的保留牙根进行根管治疗后，将根面降至龈缘下 0.5mm，颌间距离大者可降至齐龈，根面磨平。

（三）制备衔铁

1. 成品式钉帽衔铁　为最常见的应用方式。用树脂包埋，将钉帽衔铁插入根管，调整方向，使钉帽衔铁与根面近于密合，与根面外形一致。

2. 包裹铸造式钉帽衔铁　在常规根管、根面预备的基础上，制取覆盖牙根的完整印模，而后在工作模型上用铸造蜡制作顶盖蜡型，并将半成品的衔铁镶嵌在蜡型顶端，常规包埋、铸造后，即形成一个嵌有软磁合金衔铁的钉帽衔铁（图 17-17）。

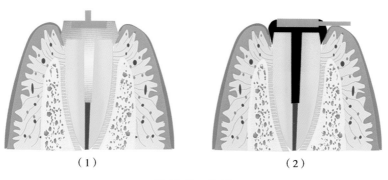

（1）　　　　　　　　　　　　　（2）

图 17-17　衔铁
（1）树脂包埋式钉帽衔铁　（2）包裹铸造式钉帽衔铁

（四）制取印模

先将钉帽衔铁粘固在常规酸蚀处理后的根管内，再将磁体及缓冲垫片吸附于钉帽衔铁上，常规取模。

（五）设计金属支架

必要时应设计铸造金属基托或支架，以防基托在此处折裂。

（六）义齿试戴与磁体粘固

义齿试戴合适后，于基托中预留的磁体凹的舌侧基托上开一小孔。将磁体与缓冲垫片准确吸附于帽状衔铁上，调少许自凝塑料置于义齿基托的各磁体窝中，戴上义齿，嘱患者做正中咬合，数分钟后，自凝塑料凝固，即将磁体牢固地固定于义齿中，清除由小孔中溢出的多余自凝塑料，修复即告完成（图 17-18 ～ 图 17-20）。

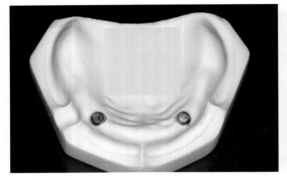

图 17-18　带衔铁的工作模型

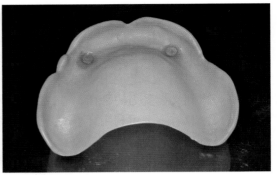

图 17-19　在义齿组织面上固定磁铁

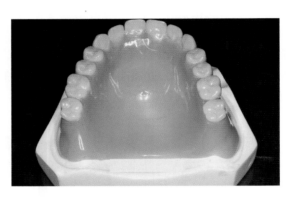

图 17-20　将磁性附着体复位于工作模型上

第四节　附着体可摘义齿的修理

附着体可摘义齿的修理包括更换附着体和修理附着体。

一、附着体的更换

附着体的更换包括更换义齿内附着体部件和基牙上附着体部件,临床上可根据实际情况,更换附着体的一个部件或全部部件。一般说来,更换附着体的一个部件,从操作上来说较为简单。从经济角度上来说,只要附着体的部件没有磨损到必须全部更换的程度,应只更换其中一个部件。

(一)更换义齿内附着体部件

1. 更换的原因

(1)附着体经过一段时间使用后,发生了严重磨损,固位力减弱。

(2)义齿内附着体部件损坏。

(3)只需更换义齿内附着体部件即可达到改善固位的目的。

2. 更换的步骤

（1）仔细检查基托的密合性。

（2）取出义齿内附着体部件和金属支架。

（3）选择新的附着体部件，使之与基牙上附着体部件相匹配。

（4）采用专用工具调整附着体的固位力。

（5）将新的附着体部件戴入基牙附着体部件上，取模，将新的附着体部件复位到阴模上，灌模，完成工作模型制作。

（6）用焊接或粘固的方法将附着体与支架连接。

（7）常规完成义齿。

（二）更换基牙或钉帽上附着体部件

1. 更换的原因

（1）附着体基牙金属冠或钉帽出现边缘渗漏或松动。

（2）附着体基牙或根管口发生继发龋。

（3）附着体基牙发生牙髓或牙根尖病变。

（4）烤瓷冠出现崩瓷现象。

2. 更换的步骤

（1）去除金属冠或钉帽，重新进行基牙或根管预备。

（2）制取印模，灌注模型，颌位记录，上𬌗架。

（3）在模型上制作附着体牙冠或钉帽的树脂铸型，并在口内试戴。

（4）常规完成金属冠或钉帽，在口内试戴，并做暂时性粘固。

（5）取出义齿中的附着体部件，将其戴入到金属冠或钉帽上，然后将义齿在口内就位。

（6）保持金属冠或钉帽与附着体部件的轻微接触，并加以固定。

（7）完成义齿，检查密合性。

（8）永久性粘固金属冠或钉帽。

二、附着体的修理

附着体的修理一般比较困难，特别是精密附着体，通常情况下需要更换或者重新制作，但附着体义齿较为昂贵，在可能的情况下可以考虑修理附着体，主要有几种情况：

1. 附着体过度磨损。

2. 附着体部件断裂。

3. 附着体可摘义齿其他部件的损坏。

4. 附着体部件与金属支架焊点断裂。

修理的方法

1. 焊接法 采用高温焊接法和激光点焊法对断裂部位进行焊接。

（1）焊接前应仔细检查金属支架在模型上的复位情况。

（2）修理附着体部件时，则要去除包裹附着体部件的塑料，使需要焊接的部位完全暴露。

2. 增加舌侧支撑臂 由于附着体可摘义齿本身设计上的缺陷，造成附着体受到的咬合力过大，除对受损的附着体进行修理外，还要考虑增加舌侧支撑臂以缓冲咬合力，可采取以下步骤：

(1) 在口内制备基牙舌侧支撑臂肩台。

(2) 将义齿戴入口内取印模，翻制带有义齿的超硬石膏模型。

(3) 在模型的基牙上制作舌侧支撑臂蜡型，并与基托或支架连接。

(4) 将蜡型包埋、铸造、打磨、抛光。

(5) 将铸造完成的舌侧支撑臂在模型上就位，用自凝塑料将其连接部分包埋在基托中。

(6) 打磨抛光义齿，临床试戴。

小　结

附着体义齿是以具有嵌锁作用的，由阴性部件和阳性部件组成的附着体为主要固位形式的可摘义齿。这种义齿的特点是修复体美观，义齿暴露的金属少，有利于保护基牙等特点。附着体可摘义齿主要适用于固定-可摘义齿联合修复、覆盖义齿修复、可摘局部义齿修复、种植义齿修复和牙周夹板等情况。附着体义齿种类繁多，制作方法各异，但是仍然遵循活动义齿修复的一般原则。本节对附着体义齿的附着体义齿的组成及分类、优缺点及适用范围，常见各类附着体义齿的特点以及制作要点，附着体义齿的修理等内容进行了介绍。口腔医学专业重点掌握附着体义齿组成及分类、优缺点及适用范围。口腔医学技术专业应重点掌握常见各类附着体义齿的特点以及制作要点。

（刘劲松）

思　考　题

1. 与固定义齿比较，附着体义齿有何优缺点？

2. 冠内附着体基牙预备与固定义齿基牙预备的相同点和不同点。

3. 简述杆卡式附着体义齿的制作流程。

4. 如何正确调节按扣式附着体的固位力？

5. 如何选择磁性附着体义齿的基牙及其根管预备原则？

第十八章 种植义齿

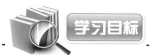

口腔医学专业：
  1. 掌握：种植义齿的组成、结构和修复原则，以及种植义齿的临床操作步骤。
  2. 熟悉：种植义齿技工室制作流程。
口腔医学技术专业：
  1. 掌握：种植义齿的组成、种类，及种植义齿技工室制作流程。
  2. 熟悉：种植义齿的修复原则。
  3. 了解：种植义齿的临床操作步骤。

种植义齿（implant denture）是将生物材料植入颌骨或骨膜下，替代缺失的天然牙根，获取类似于牙固位的修复体。由牙种植体及其上部结构组成。牙种植体又称下部结构，为人工生物材料所制。上部结构由人工牙、支架、基托、固定螺丝及附着体等组成，通过各种连接形式与种植体的基台和下部结构相连。

第一节 种植义齿的组成和结构

一、种植义齿的组成及附件

种植义齿主要由种植体、基台和上部结构三部分组成（图18-1）。

（一）种植体

种植体是种植义齿植入组织内获得支持、固位、稳定的部分。分为种植体顶部、体部和根端三部分，各种植系统间的组成形式和类型均不尽相同。种植体顶部是用于连接固定基台的部位；种植体体部是种植义齿支持、固位、稳定的主要部分，有不同外形的设计；种植体根端通常设计成平滑圆钝的形态，以获得较好的生物力学效果和组织适应性。

（二）上部结构

通常分为可摘上部结构和固定上部结构,其中可摘上部结构的设计类型有杆卡、球帽、磁性附着体和套筒冠固位体等,固定上部结构的设计类型有单冠、联冠和固定桥等。其组成构件有:人工牙或冠、支架、基托、附着体和固定螺丝等。

（三）基台

基台是种植体穿过黏膜暴露在口腔的部分,它将上部结构与种植体相接,为上部结构提供连接、固位和支持。

根据固位方式不同分为螺丝固位基台(图 18-2)和粘接固位基台(图 18-3);按照基台与种植体角度不同分为直基台和角度基台;根据基台有无抗旋转结构分为单冠基台和桥基台;按照材料不同分为金属基台和瓷基台;也可根据制备方式不同分为预成基台和定制基台。

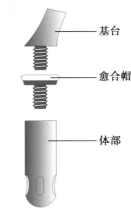

图 18-1　种植义齿的组成

（基台、愈合帽、体部）

定制基台亦称个性化基台,是指根据种植体植入的三维位置、缺牙间隙的三维空间,通过磨改、铸造或 CAD/CAM 技术制作的基台。由于各种原因可能导致种植体植入方向不理想,影响修复体美观、功能和稳定,为最大程度地满足患者的个性化需求,必须使用个性化基台。常用的个性化基台有:特制可调改基台,常规铸造基台,CAD/CAM 加工基台(图 18-4)。

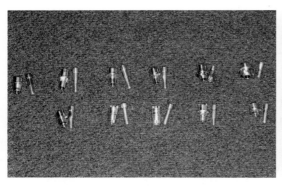

图 18-2　螺丝固位基台

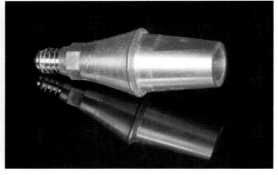

图 18-3　粘接固位基台

1. 预成基台　通过对预成锆或钛合金基台进行机械研磨,使基台能最大程度地与种植体机械吻合(图 18-5)。但缺点是临床需要储备庞大数目的各种基台。

2. 计算机研磨基台　利用 CAD/CAM 技术,在口内或模型上采集种植体及模型的光学印模,利用计算机设计基台的理想外形和倾斜度,基台的设计数据传送到机床,计算机软件控制机床铣削金属块或瓷块,完成个性化基台制作。优点:准确、快速、材料均质性好、强度高,尤其适用多单位种植体桥修复时多基台共同就位道的确定,节省患者就诊的时间和次数。由于个别病例中种植区牙槽骨缺损较多,修复时基台暴露,影响美观,采用瓷基台修复来改善美观问题。瓷基台的制作设计有两种方式:一是整体氧化锆瓷基台(氧化锆)制作;二是在金属基台(如钛基台)外制作个性化氧化锆基台(氧化锆),经个性化加工后将瓷袖管用特殊方法粘接于金属基台上(图 18-6)。

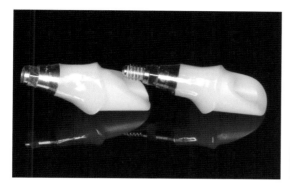

图 18-4　CAD/CAM 加工的锆基台

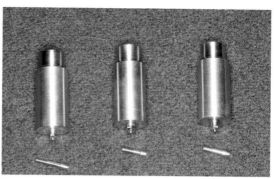

图 18-5　预成钛合金基台

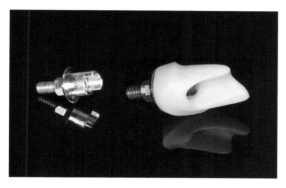

图 18-6　钛基氧化锆基台

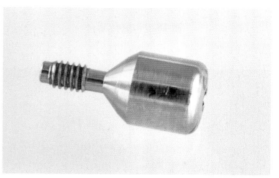

图 18-7　愈合帽

（四）种植义齿附件

1. 愈合帽　亦称覆盖螺丝或愈合螺丝,利用螺纹固定于种植体体部,起暂时覆盖体部与基台衔接孔的作用(图 18-7)。

2. 愈合基台　在二期手术中,暴露种植体体部顶端,拆除愈合帽后,安装愈合基台。愈合基台穿出黏膜进入口腔内,表面极度光滑,与种植体之间严密结合,有利于软组织愈合和形成种植体颈部周围软组织封闭(图 18-8)。

3. 转移杆　又称取模柱、印模转移桩、印模帽等,用于将患者口腔内的种植体或基台在牙列或牙槽骨的位置和方向转移到工作模型上(图 18-9)。

4. 基台代型　用于在石膏模型中替代种植体和基台,分别称为种植体替代体和基台替代体(图 18-10)。

5. 扫描体　用于 CAD/CAM 计算机辅助设计加工的扫描基台,由可粘接钛基台、固定螺丝和塑料延长杆组成。在口内将扫描体直接安装到种植体上,允许对塑料延长杆部分进行标准化塑形,口内扫描后,软件设计,并进行 CAD/CAM 加工制作完成个性化氧化锆基台,经个性化制作的 CAD/CAM 基底可以最后粘接到预成的钛基基台上,也可以直接加工完成氧化锆冠(图 18-11 ～图 18-17),保证了基台在种植体上的精密就位。

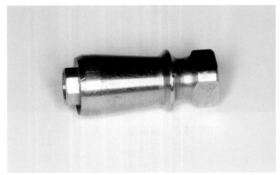

图 18-8　愈合基台

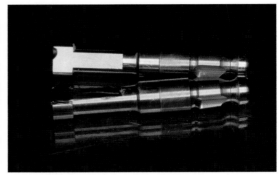

图 18-9　转移杆

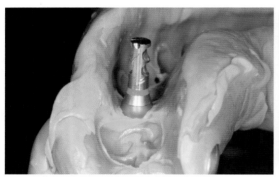

图 18-10　种植体替代体

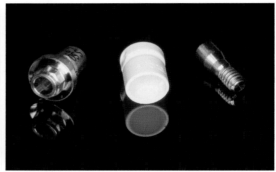

图 18-11　扫描体由钛基、固定螺丝和塑料帽组成

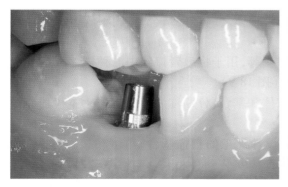

图 18-12　口内直接安装钛基

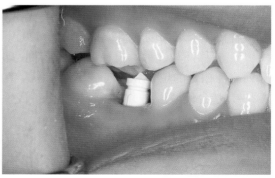

图 18-13　口内直接安装塑料帽

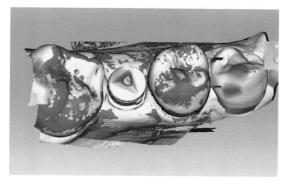

图 18-14　形成数字化模型

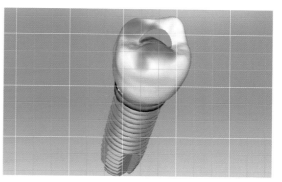

图 18-15　完成锆冠的设计

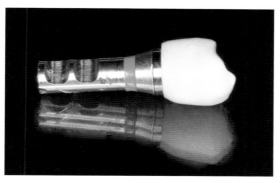

图 18-16　切削完成后的锆冠

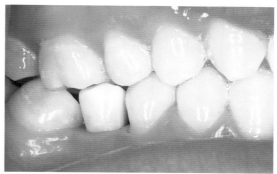

图 18-17　口内试戴锆冠

二、种植体的分类

（一）按形态结构分类

1. 一段式种植体　种植体与基台连为一体,一次手术完成后可行上部修复。

2. 两段式种植体　种植体和基台可以拆卸为两部分。

（二）按植入部位分类

1. 骨内种植体　常见有根形种植体、叶状种植体。

2. 骨膜下种植体。

3. 穿下颌骨种植体。

（三）按种植体功能分类

1. 种植体　用于支持、固位和稳定不同种类的口腔修复体。

2. 支抗种植体　用于正畸治疗时起支抗作用的种植体,包括骨内种植体和骨膜下种植体。

3. 颅颌面种植体　用于支持和固定义颌、义齿、义耳、义鼻和义眼等(图 18-18)。

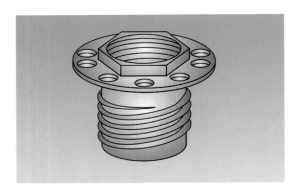

图 18-18　颅面种植体

第二节　种植义齿的种类

种植义齿的分类方法较多,一般按固位方式、缺牙及修复情况、植入部位及方法等分类。

一、按固位方式分类

(一) 固定式种植义齿

固定式种植义齿借助粘接剂或螺丝固定装置将上部结构固定于基台或种植体上。该类义齿戴入后,患者不能自行取戴。按照基台固位形的设计特点,将固定式种植义齿分为粘接固定式种植义齿、螺丝固定式种植义齿。

1. 粘接固定式种植义齿　适用于单个牙缺失或基台少的多个牙缺失修复(图 18-19 ~ 图 18-20)。

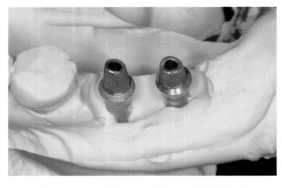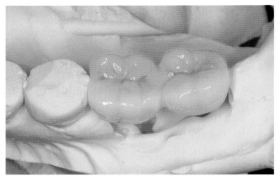

图 18-19　粘接固定式种植义齿基台就位　　　图 18-20　粘接固定式种植义齿冠就位

2. 螺丝固定式种植义齿　又称可拆卸式种植义齿,是上部结构与基台为螺丝连接的种植义齿(图 18-21)。

(二) 可摘式种植义齿

可摘式种植义齿是依靠基台、牙槽嵴和黏膜共同支持的局部或全颌覆盖义齿,后者又称全颌覆盖式种植义齿。

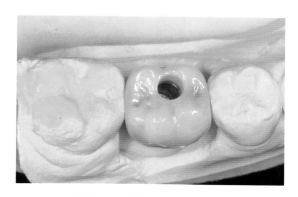

图 18-21　螺丝固定式种植义齿

二、按缺牙数目和修复方式分类

按缺牙数目和修复方式,将种植义齿分为单个牙种植义齿、多个牙种植义齿、全颌种植义齿。

(一) 单个牙种植义齿

单个牙种植义齿亦称种植单冠,即在基台上直接制作全冠,可通过粘接固位,亦可用螺丝固定。

(二) 多个牙种植义齿

多个牙种植义齿按固位方式不同又可分为可摘式和固定式局部种植义齿,可摘式局部种植义齿极少应用。按基牙支持不同,又将固定式局部种植义齿分为种植体支持式义齿、种植体与天然牙联合支持式义齿。

1. 种植体支持式固定种植义齿　该类种植义齿的上部结构完全由种植体支持。如是固定桥修复,在缺牙间隙内至少设计两个或两个以上的种植体,基台的位置和数目应根据桥体的长度、弧度、患者的咬合力和美观要求设计。

2. 种植体与天然牙联合支持式固定种植义齿　又称种植体与天然牙联合支持式固定桥,适用于多数牙或游离端缺失的患者。多数牙缺失后,由于条件的限制,只能植入少量种植体,因此应设计种植体与天然牙联合支持式的中间种植体固定桥或游离端种植体固定桥。

(三) 全颌种植义齿

按照固位方式将全颌种植义齿分为全颌固定式种植义齿和全颌覆盖式种植义齿;按照上部结构与基台的连接形式,全颌覆盖式种植义齿又分为杆卡式附着体种植义齿、球帽式附着体种植义齿、磁性附着体种植义齿等(图 18-22 ~ 图 18-28)。

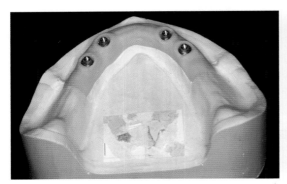

图 18-22　制作全颌种植义齿的钛基

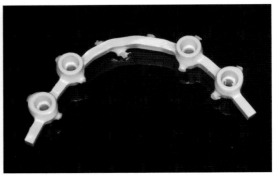

图 18-23　制作全颌种植义齿的杆卡式附着体

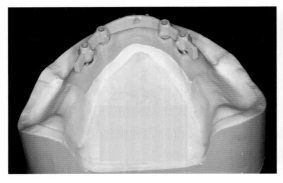

图 18-24　杆卡式附着体就位在钛基上

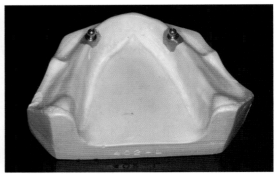

图 18-25　在种植体上安放球型固位体

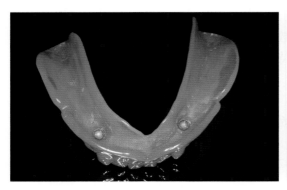

图 18-26　在全口覆盖义齿组织面安放球帽固位体

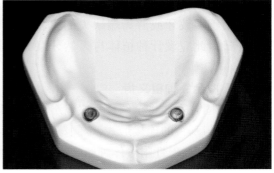

图 18-27　在种植体上安放磁性附着体的衔铁

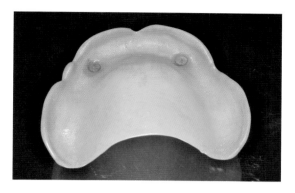

图 18-28　在全口覆盖义齿组织面安放磁铁

第三节　种植义齿的修复原则

一、修复设计原则

1. 恢复牙列的完整和正常的口腔功能。
2. 保护口腔组织健康
1）保护种植体周围骨组织和软组织的健康。
2）保护口腔余留牙的健康。
3. 上部结构的力学设计
1）上部结构能够将𬌗力沿种植体长轴传导到种植体周围的骨组织，以尽量减小种植体承受的侧向力和扭力，防止种植义齿损坏和保持周围组织的稳定。
2）通过增加上部结构的支持面积和在上部结构内部设计应力缓冲装置的方法可使应力分散。

二、手术前的修复设计

（一）种植体的确定
首先要确定种植体的数目及规格。种植体的数目越多，支持力越大，越适合做固定修复。
（二）研究模型分析
种植术前，应取研究模型及影像数据进行测量和分析，必要时上𬌗架。研究模型分析的主要目的是评价种植体预期牙冠的位置、形态，在𬌗架上可进行咬合功能面的设计和确定固定螺丝孔的位置。对于前牙覆𬌗过大（超过 4mm），应注意防止种植义齿的负荷过度，使其在功能运动中不至于造成创伤咬合。必要时可纵向锯开研究模型，根据局部骨质情况，参照邻牙长轴方向、咬合状态等在模型的剖面上标出种植体植入的方向及位置。可以防止因种植体植入方向偏差造成不必要的周围组织损伤，防止种植体承受过大的侧向力。结合 CT 等影像数据，更能作出准确地分析测量和设计。

三、种植导板
种植导板制作方法有热压成形法和 CAD/CAM 法。

（一）热压成形法

1. 牙列恢复　在研究模型上，按修复要求用人工牙将缺损或缺失的牙列恢复完整，然后用印模材料及石膏将整个模型翻制成牙列完整的石膏模型。

2. 导板的塑形及修整　采用热压成形的方法，将透明树脂片成形于石膏牙列模型上，按固位和就位要求修磨多余部分。

3. 植入标志的设置　按术前修复设计确定的种植体数量及植入部位和方向，在导板上制备植入孔。为了给术者提供较大的手术选择空间，以便获取最佳植入部位及方向，在保留导板唇颊面的前提下，磨削其舌侧，形成一弧形植入窗。

4. 试戴　将导板在患者口内试戴，检查其就位和固位情况、种植部位的范围及导向定位作用，然后磨改、抛光，消毒备用。

（二）CAD/CAM 法

随着计算机技术在种植领域的深入应用，可以借助计算机种植导航技术设计手术导板。利用 CT 等现代化数字影像技术获得口腔的软硬组织图像数据，经过计算机软件分析处理，模拟手术操作，设计手术方案，并制作手术导板（图 18-29～图 18-32）。在手术时根据手术导板准确引导操作，避免因多个种植体的植入方向不一致、种植体分布不合理、种植位置和深度不恰当等原因而造成后期修复困难或失败的因素。可以减少人为的干扰因素，依靠准确、科学的数据，实现微创、精确、高效率的种植义齿修复。

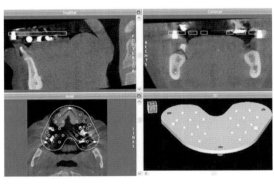

图 18-29　利用 CT 获得口腔软硬组织的图像数据

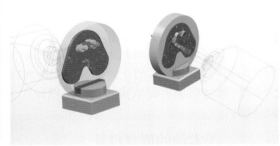

图 18-30　CAD 种植导板

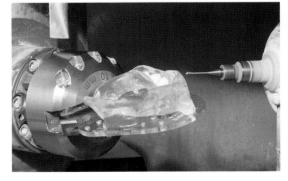

图 18-31　CAM 种植导板

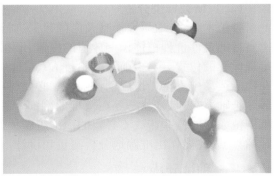

图 18-32　完成后的种植导板

第四节 种植体植入术

一、植入前的检查和诊断

1. 口腔检查 确定缺失牙的位置、数量、间隙大小、咬合关系、缺失牙部位牙槽嵴的情况,包括牙槽骨的高度、厚度和骨密度以及软组织的质和量等等。

2. 全身状况评价 询问患者相关的系统病史、用药史、有无种植手术的禁忌证等,并详细了解口腔疾病病史和有无特殊影响因素等等。

3. 影像学检查 进行影像学检查的目的主要是为了更进一步了解视诊不能检查到的软硬组织内部情况。影像学检查主要包括曲面体层摄影片和CT(图18-33)。

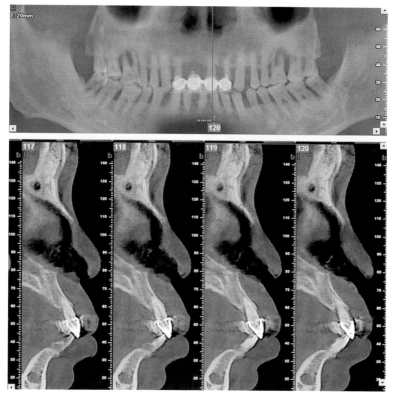

图18-33 种植手术前的CT片

4. 模型研究 手术前取研究模型,结合影像学检查,确定修复设计。可以避免直接在患者口腔长时间的修复测量,减少对患者的心理压力和不适感。

5. 知情同意 告知患者口腔种植的方式、费用、时间、并发症等,并签字确认。

二、种植手术

1. 种植前手术 根据需要行软组织成形术、牙槽骨成形术、牙槽骨增量、上颌窦提升术等。

2. 种植手术 包括种植体植入、同期进行的骨移植和 GBR 等。

种植体植入的一般过程见图 18-34 ~ 图 18-40。3 个月后,进行二期手术,形成良好的穿龈愈合后可进行上部结构修复。

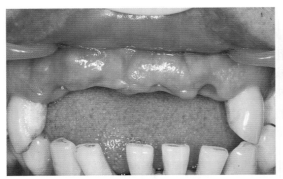

图 18-34 口内检查

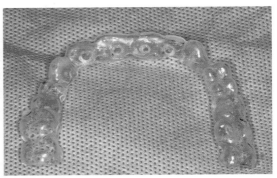

图 18-35 模型上热压成形的种植导板

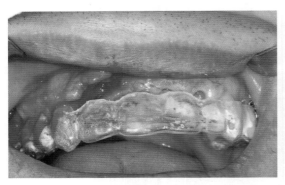

图 18-36 局麻下翻瓣,置入种植导板

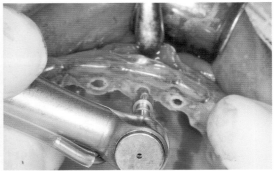

图 18-37 在种植导板引导下精确定位并取孔

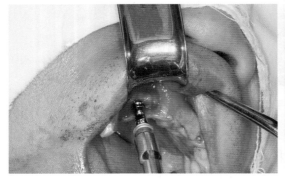

图 18-38 旋入骨水平种植体

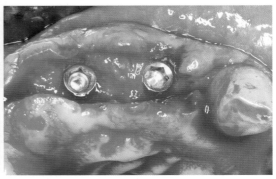

图 18-39 检查骨水平种植体的就位情况

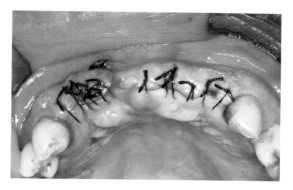

图 18-40 在种植体上旋入愈合帽，缝合伤口

第五节 固定式种植义齿的制作

固定式种植义齿上部结构的制作包括修复前的常规准备，制取印模和模型，记录咬合关系，上𬌗架，制作金属支架，试戴支架，完成上部结构，戴入上部结构等。

一、制取传统印模和工作模型

将种植体的位置、方向等关系从口内准确转移到模型上，是种植义齿上部结构成功制作的关键。

1. 制取印模 在口内卸下愈合帽，将转移杆固定在种植体上，在转移杆周围注入硅橡胶类印模材料，用开窗托盘制取印模（图 18-41）。

2. 灌制模型 将基台代型固定到在阴模里的转移杆上，制作人工牙龈，灌制石膏印模，获得工作模型（图 18-42）。

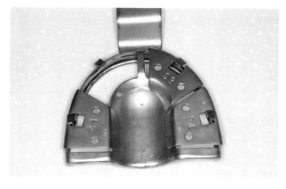

图 18-41 开窗托盘

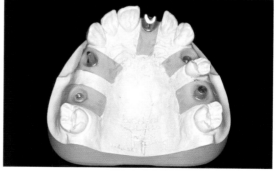

图 18-42 种植义齿工作模型

二、数字化印模与模型

除了用传统的方法制取印模和工作模型外，采用现代科技手段，将口腔内种植体的位

置、方向等关系以及软硬组织的信息通过数码图像采集设备收集,转移到计算机里合成,形成数字化印模和模型。这种方法手段大大提高了取模灌模的精确度,是今后的发展方向,具体步骤详见相关章节。

三、颌位记录和颌位关系转移

按照常规方法进行。

四、制作金属支架

1. 制作支架熔模
(1) 固定接圈:先在工作模型的基桩代型上用短导针固定接圈。
(2) 连接接圈:用直径为 1.0～1.5mm 的圆形塑料杆连接各个接圈,形成支架熔模雏形。
(3) 回切:回切支架熔模唇、颊、𬌗面上的蜡,回切的量在 1～2mm 以内,以便金属支架有足够堆瓷间隙。
2. 包埋、铸造和完成　安插铸道,旋下短导针,常规包埋、铸造和完成(图 18-43)。

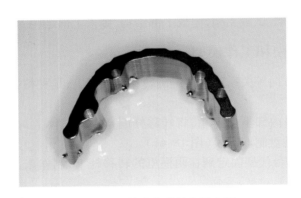

图 18-43　铸造完成的金属支架

五、制作修复体

修复体的制作同常规的固定桥修复制作方法。

第六节　全颌种植义齿的制作

全颌种植义齿的上部结构由人工牙、金属支架或金属桥架组成。上部结构与基台的连接方式有固定连接和可摘连接,根据连接方式的不同将全颌种植义齿分为全颌固定式种植义齿和全颌覆盖式种植义齿。

一、全颌固定式种植义齿

全颌固定式种植义齿的上部结构与基台的连接方式为固定连接。采用传统技术制作全颌固定式种植义齿。

（一）全颌固定式种植义齿的设计

1. 种植基台的设计　种植基台数目为 4~8 个，一般为 6 个。当种植基台数目设计为 4 个时，应考虑作修复体减数和减径，以提高全颌固定式种植义齿的支持力。另外，要求种植基台之间应有共同就位道，以保证支架能够顺利就位。

2. 金属支架设计　包括材料的选择和悬臂设计。

（1）材料的选择：支架的弹性模量越高，抵抗变形的能力越强，应力传递越有效可靠。

（2）悬臂设计：按有无悬臂，将全颌固定式种植义齿分为不带悬臂及带悬臂两种类型。

1）不带悬臂类型：指末端种植体常位于上颌结节处及后磨牙区，上部结构的远端无游离臂。这种修复方式要求种植体位置均匀分布。

2）带悬臂类型：指种植体分布在颌骨牙弓的前段，末端种植基牙的远端存在游离臂（图18-44）。该类种植义齿用于牙弓前段颌骨种植条件好而后段不理想的患者。但过长的游离臂可产生杠杆作用，引起种植体骨界面破坏、骨吸收、支架的固定螺丝松动及桥体断裂等，因此悬臂越短越好。

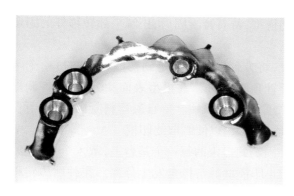

图 18-44　带悬臂的金属支架

3. 人工牙

（1）人工牙的高度：人工牙的高度与种植义齿上部结构的高度有关，当咬合偏离轴向时，则会产生以咬合高度为力臂的转矩。

（2）人工牙材料的选择：多选用陶瓷人工牙，以适当增加咀嚼效率。

（3）人工牙排列：遵循传统全口义齿排牙的基本原则。

（4）悬臂区的咬合：应尽量减少悬臂区的咬合接触，以保证人工牙的𬌗面与对颌牙之间有足够的自由接触。

（5）龈部外形：为了获得良好的语音和美观效果，种植义齿上颌前牙区的龈端唇侧应与龈组织有少许接触，起到封闭作用。

（二）全颌固定式种植义齿的制作

全颌固定式种植义齿的制作要点与固定桥类似。下面介绍其常见的制作要点：

1. 制取初印模和终印模　基台戴入 2~3 周后，即可开始制取初印模。

（1）方法一

1）制取初印模：印模应完整，边缘伸展适度。

2）灌制初模型：用石膏灌制印模获得初模型。

3）制作个别托盘：在初模型上用自凝塑料制作个别托盘。要求托盘的𬌗方与基台对应部分呈开放状态。托盘应覆盖全部基台及牙槽嵴。

4）安装转移杆：为将种植基台在颌骨内的位置从口内准确地转移到模型上，在每个种植基台上都用螺丝固定了一个与之配套的转移杆。首先从患者口内的基台上旋下愈合帽，随之旋入转移杆。个别托盘底部开窗处应能暴露出转移杆上端。

5）制取终印模：在口内试托盘合适后，用细钢丝拴接成品转移杆的环形沟处，使其彼此相连，然后在结扎丝和转移杆周围涂适量的自凝塑料形成塑料夹板，使其覆盖转移杆的2/3，目的是使其位置相对固定不变。在转移杆顶端上方覆盖一层蜡片。取模时，先在种植体转移杆及塑料夹板周围注满硅橡胶，然后用盛有硅橡胶印模材料的个别托盘置于口内，保持托盘稳定。待印模材料凝固后，去除托盘底开窗处的蜡片，暴露转移杆顶端，松解全部固定螺丝，从口内取出带有转移杆的终印模。用螺丝将种植体基桩代型固定在转移杆上，确认完全就位后，包围印模。

（2）方法二

1）安装转移杆：从患者口内的基台上旋下愈合帽，清洁基台周边后，旋入转移杆。

2）制取初印模：选择普通成品托盘制取初印模。先在转移杆周围注入藻酸盐印模材料，使其包裹转移杆，并暴露转移杆顶1/3，然后用盛有藻酸盐印模材料的普通成品托盘置于口内印模，保持托盘稳定。待印模材料凝固后，用气枪沿托盘周缘吹气，破坏边缘封闭后，取出印模。松解全部转移杆的固定螺丝，从口内取出转移杆，用螺丝将基桩代型固定在转移杆上，并复位到阴模内，包围印模。

3）灌注初模型：在振荡器上灌注石膏初模型，待石膏凝固后，松解全部转移杆的固定螺丝，制得带有基桩代型基台的初模型。

4）制作个别托盘：采用15mm的长导针，将方形转移杆固定到初模型上的每一个基桩代型上，将基托蜡铺垫到牙槽嵴上，暴露长导针顶端5mm。在模型表面涂分离剂，将调拌好的自凝塑料均匀地铺垫在初模型上，但需要暴露长导针顶端。待自凝塑料凝固后，取下自凝塑料个别托盘，将托盘上暴露长导针的小孔适当扩大，以便制取终印模。

5）制取终印模：用长导针将方形转移杆固定到口内的每一个基台上，戴入个别托盘，检查其适合后，在个别托盘组织面涂粘接剂，防止印模材料与托盘发生分离。在种植体转移杆周围注满硅橡胶，然后用盛有硅橡胶印模材料的个别托盘置于口内，保持托盘稳定，多余的印模材料会从长导针的孔中溢出。待印模材料凝固后，用螺丝刀松解长导针，从口内取出个别托盘，检查终印模的复制效果，再用螺丝将基桩代型固定在阴模内的转移杆上，包围印模。

2. 灌注工作模型　在振荡器上灌制人造石工作模型。待人造石凝固后，将印模与模型相互脱离，松解转移杆的固定螺丝，便获得带种植基桩代型的工作模型。

3. 颌位记录和选牙

（1）固定接圈：先在工作模型的基桩代型上用短导针固定接圈，至少要用两个接圈，采用接圈的数目越多，精确度越高。

（2）制作𬌗托：用蜡填塞基桩代型和接圈唇、颊侧颈部，目的是记录颌位关系时，术者能够观察到基台的情况，而接圈腭侧的倒凹不能填塞。将分离剂涂于模型表面，调拌好自凝塑料后，使其均匀地铺垫在工作模型上形成暂基托。待自凝塑料凝固后，去除基桩代型和接圈唇、颊侧颈部的填蜡，暴露接圈与基桩代型的交界处，从模型上取下自凝塑料暂基托，并加以修整。在自凝塑料暂基托上制作间断性蜡𬌗堤，注意不要将蜡堤覆盖到短导针顶部和接圈与基桩代型的交界处。

（3）颌位记录：在工作模型上拆除固定基托的短导针，取下塑料基托，放入口内试戴，检查塑料基托在口内的就位情况,口内试戴合适后,紧固短导针,按常规方法记录颌位关系。松解短导针,从口内取出𬌗托,并将其安装到工作模型上,最后上可调节𬌗架。

4. 排牙与试戴牙 遵循全口义齿的排牙和试戴牙原则。

5. 制作金属支架 金属支架包括粘固式金属支架和可拆卸式金属支架。制作金属支架前,应先确定金属支架的位置,具体做法是制作导板。

(1)制作导板:用硅橡胶或石膏为印模材料,并将其调拌后覆盖到牙弓唇、颊侧、前牙的切端以及后牙的𬌗面颊侧1/2,以取得义齿的唇、颊侧形态的记录,该记录称为导板,导板的作用在于引导排列人工牙和制作金属支架。用沸水冲掉排牙用的蜡,塑料人工牙彼此分离,此时留存于人工牙舌侧的空间即为将来确定金属支架的空间位置。最后拆除塑料基托,暴露种植基桩代型,采用短导针固定接圈,准备在模型上制作金属支架。

(2)制作粘固式金属支架:此类种植义齿的支架蜡型由全冠固位体、桥体及连接体组成。在工作模上按设计要求,用铸造蜡或自凝塑料在基台上作金属底层冠及连接体的桥架蜡型。桥架蜡型的唇颊侧与𬌗方可供烤瓷或塑料人工牙附着,在制作蜡型的过程中,应随时用导板检查支架是否满足在人工牙和桥体之间留有2mm以上的足够空间。如果间隙不够,可适当修改熔模铸型或调整支架的位置,直到符合要求为止。

(3)制作可拆卸式金属支架

1)连接接圈:用直径为1.0~1.5mm的圆形塑料杆连接各个接圈,形成支架熔模雏形。与最后一个种植体上接圈连接的游离端的塑料杆可向远中牙槽嵴区延长,形成支架的悬臂,下颌的悬臂不得大于20mm,上颌的悬臂不得大于10mm。应根据患者颌弓形态及相关因素调整悬臂的长度。塑料连接杆距离牙槽嵴黏膜表面应大于2mm(图18-45,图18-46)。

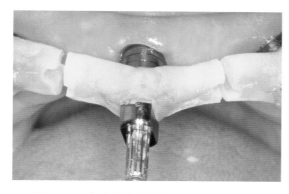
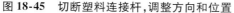
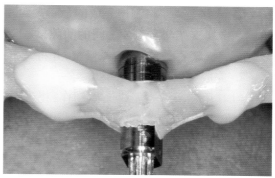

图18-45 切断塑料连接杆,调整方向和位置　　图18-46 粘接塑料连接杆

2)加粗连接杆:在支架熔模下方涂分离剂,用硬嵌体蜡加粗塑料连接杆,如金属支架采用高金合金铸造,则连接杆的宽度应大于5mm,厚度大于4mm;如采用高钯合金铸造,则连接杆的宽度大于6mm,厚度大于4mm。

3)调整支架熔模:将导板在工作模型上复位,检查人工牙与导针及支架熔模之间的适合性,完成支架熔模的调整。

4)修整外形:在人工牙与支架熔模之间的间隙内加蜡后,取下导板,修整基托外形。接圈与塑料连接杆以及悬臂的连接处是应力集中部位,因此应在连接处的𬌗、龈向做加厚处理。将接圈与基台交界处的唇、颊侧基托外形修整至呈弧形凸起。取下带有人工牙的支架熔模，将接圈的龈缘的蜡刮除 1mm，修整其龈面呈光滑的弧形凸起。

5）回切：将带有人工牙的支架熔模复位到工作模型上，摘除人工牙，回切支架熔模唇、颊、𬌗面上的蜡，回切的量在 1～2mm 以内，以便金属支架与人工牙之间有足够厚的基托塑料。

6）制作固位装置：在支架熔模𬌗方及唇、颊方播撒固位塑料或蜡小球，也可制作倒凹，使义齿基托与金属支架能够牢固结合（图 18-47）。

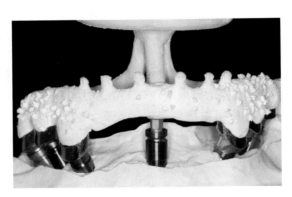

图 18-47　支架熔模表面的固位小球

7）完成金属支架：按常规方法将支架熔模包埋，铸造，磨光和抛光。如不采用整体铸造支架的方法，则需用切割砂片将支架熔模切割成 3 段，然后采用激光焊接或常规熔焊的方法，将 3 段金属支架焊接在一起。

6. 试戴支架　将制作完成的金属支架和带有人工牙的导板分别在工作模型上复位，用蜡填塞金属支架与人工牙之间的间隙，取下导板后，完成基托唇侧美观修整，取下带有人工牙的金属支架，完成基托边缘修整，并将其重新固定到工作模型上。

7. 完成义齿制作

（1）用热凝树脂完成义齿制作：将带有人工牙的金属支架从工作模型上卸下，常规装盒，充填塑胶，煮盒，打磨和抛光义齿，完成制作。

（2）用自凝树脂完成义齿制作：用导针将带有人工牙的金属支架固定到工作模型上，后牙区加蜡至模型后缘，形成注塑通道，并在唇、颊侧刻 V 形引导沟。用石膏填塞金属支架与模型之间的倒凹，并将其表面抹光。在工作模型表面涂抹分离剂。用硅橡胶作罩，覆盖工作模型表面，仅显露注塑通道。待硅橡胶凝固后，取下硅橡胶罩，摘除人工牙，沸水冲去残留蜡，将人工牙复位到导板上，并用粘蜡将导板固定到工作模型上，再将硅橡胶罩复位于工作模型上，调拌自凝树脂后，将其从一侧注塑通道注入，多余的树脂会从另一侧注塑通道溢出。最后将工作模型放入压力锅中，加热凝固。

8. 固定　最后，用螺丝或粘固剂将经抛光后的上部结构固定于基台上。要求可拆卸式种植义齿的螺丝就位准确，旋紧程度合适。应根据种植系统推荐的特定转矩，调节螺丝松紧度，使其达到最佳松紧状态。用螺丝固定上部结构后，再用暂封材料封闭固位孔。戴入上部结构后，常规医嘱，预约患者定期复诊，以便及时作必要的调改。

知识拓展

CAD/CAM 全颌固定式种植义齿

　　CAD/CAM 全颌固定式种植义齿是采用激光扫描获取软组织数据辅助设计与 CT 的 X 线扫描获取硬组织数据相结合,制作全颌固定式种植义齿,其基本流程见图 18-48～图 18-66。

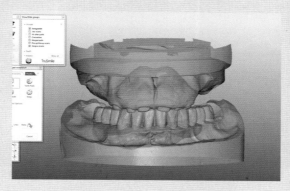

图 18-48　扫描获得上颌数字化模型

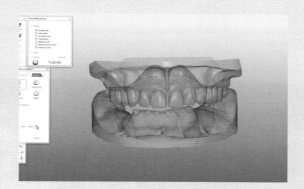

图 18-49　扫描获得下颌数字化模型

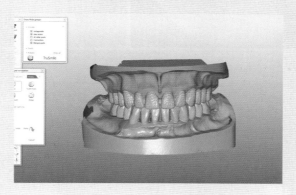

图 18-50　计算机模拟修复效果

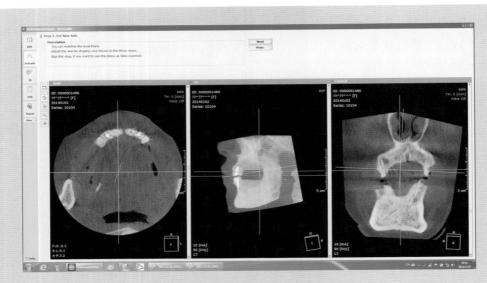

图 18-51　将 CT 数据导入 CAD 软件中

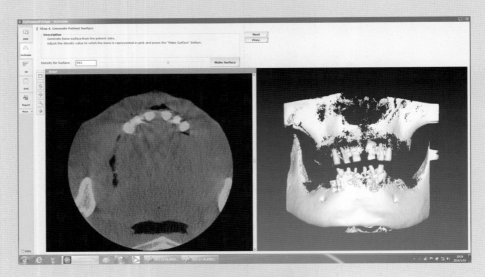

图 18-52　选择显示区域

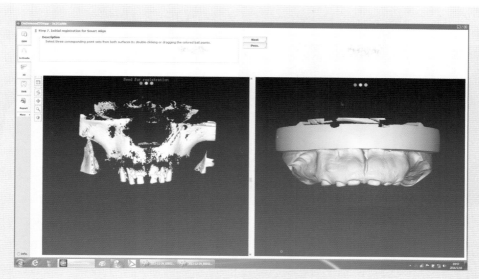

图 18-53　导入上颌数字化模型

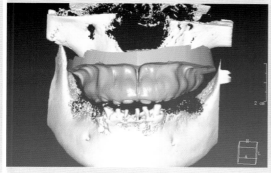

图 18-54　再导入下颌数字化模型，形成 3D 图像

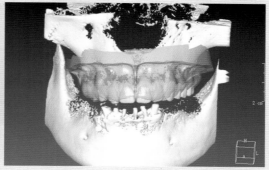

图 18-55　模拟上颌修复效果

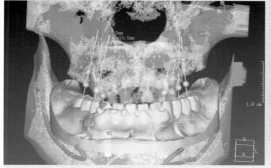

图 18-56　模拟下颌修复效果

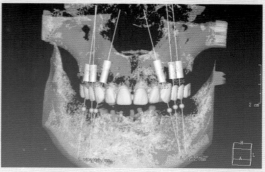

图 18-57　在数字化上下颌骨上设计种植体植入的位置

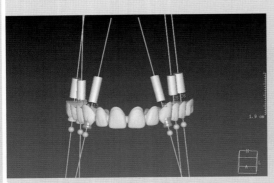

图 18-58　种植体植入导管的设计

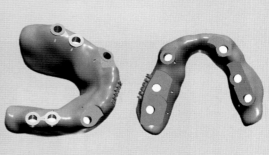

图 18-59　种植体导板的设计

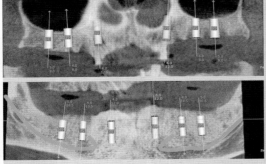

图 18-60　在 CT 显示的上下颌骨上设计种植体植入的位置

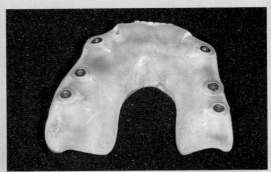

图 18-61　完成的上颌种植体植入导板

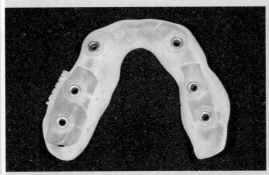

图 18-62　完成的下颌种植体植入导板

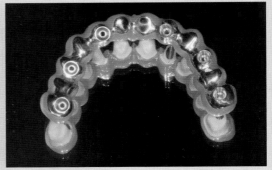

图 18-63　制作完成的金属支架、塑料义龈和锆基台

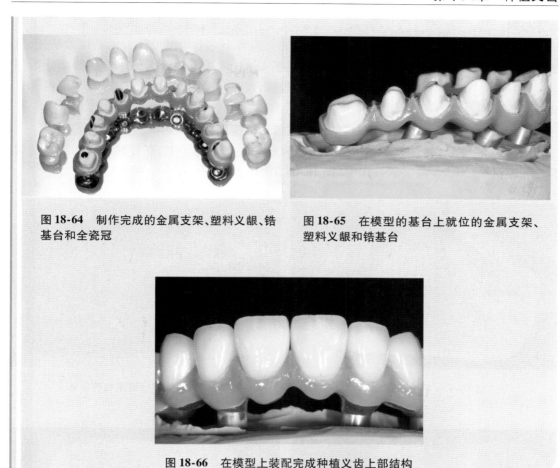

图 18-64　制作完成的金属支架、塑料义龈、锆基台和全瓷冠

图 18-65　在模型的基台上就位的金属支架、塑料义龈和锆基台

图 18-66　在模型上装配完成种植义齿上部结构

二、全颌覆盖式种植义齿

（一）全颌覆盖式种植义齿的设计

1. 上部结构的支持形式　该义齿的支持形式由颌骨条件、种植体的数目及种植部位所决定。当植入 2 个种植体时，上部结构以基托下组织支持为主，种植固位体仅仅起辅助固位和支持作用；若植入 3~4 个种植体时，上部结构由种植体、种植固位体和基托下组织联合支持；若植入 5~7 个种植体，则上部结构以种植体支持为主。

2. 种植固位体　全颌覆盖式种植义齿固位体包括种植体基台上的钉帽和附着体固位装置等结构。应用于全颌覆盖式种植义齿附着体的主要类型有：杆卡式附着体、磁性附着体、球帽式附着体和套筒冠，其中杆卡式附着体的应用最为普及（图 18-67）。用于种植的附着体与天然牙上的附着体结构上的差异在于附着体的连接方式上的不同。

3. 人工牙　全颌覆盖种植义齿人工牙的选择及排列应参照全颌种植固定义齿的选牙、

排牙原则。

4. 基托边缘的设计 基托覆盖面积较传统义齿者小。上颌可设计为无腭顶盖基托,上部结构的唇、颊侧基托边缘不需伸展到黏膜转折处;下颌基托的后端仍应伸展到磨牙后垫区,颊侧到黏膜转折处,并与移行黏膜吻合。若基台和杆相对应的基托部分较薄,可设计金属板或金属网,以增加基托强度,防止折断。

(二) 以杆卡式附着体为固位体的全颌覆盖式种植义齿制作

1. 制取印模 在口内卸下愈合帽,将转移杆固定在种植体上,在转移杆周围注入硅橡胶类印模材料,用个别托盘制取印模(图 18-68,图 18-69)。

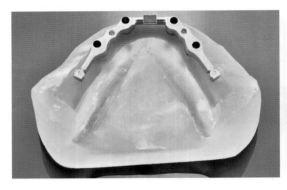

图 18-67 杆卡式附着体

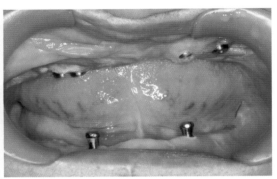

图 18-68 将转移杆固定在种植体上

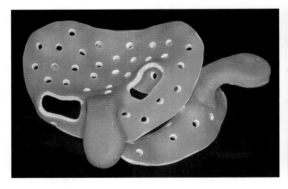

图 18-69 用个别托盘制取印模

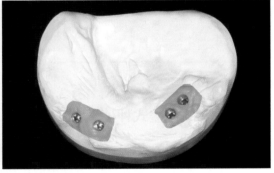

图 18-70 工作模型

2. 灌制模型 将基桩代型固定到阴模里的转移杆上,制作人工牙龈,灌制石膏印模,获得工作模型(图 18-70)。

3. 制作𬌗托 先在工作模型的基桩代型上用短导针固定接圈。用蜡填塞基桩代型和接圈唇、颊侧颈部,模型表面涂分离剂,均匀地铺垫自凝塑料暂基托。在自凝塑料暂基托上制作蜡𬌗堤(图 18-71)。

4. 颌位记录 拆除工作模型上固定基托的短导针,将塑料基托放入口内试戴合适后,紧固短导针,按常规方法记录颌位关系和上𬌗架(图 18-72)。

5. 排牙与试戴牙(图 18-73)。

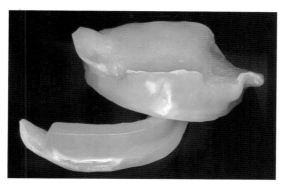

图 18-71　制作蜡𬌗堤

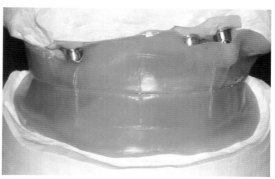

图 18-72　记录颌位关系和上𬌗架

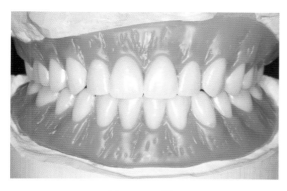

图 18-73　排牙

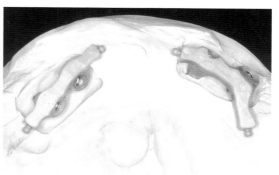

图 18-74　用蜡将杆与接圈相连

　　6. 杆的放置与连接　根据患者口内种植体的部位,种植体间的距离,选择合适的杆长度,将杆与接圈相连,连接处的蜡需加厚处理(图 18-74)。常规包埋、铸造、完成(图 18-75)。

　　7. 卡的放置　同天然牙杆式附着体的应用方法(图 18-76)。

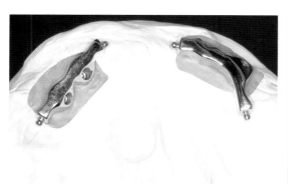

图 18-75　完成的杆

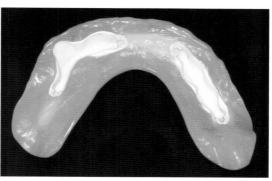

图 18-76　在基托的组织面放置卡

小　结

骨整合理论奠定了现代口腔种植学的基础,达到和保持骨整合界面有赖于种植材料和植入外科手术,以及正确设计和制作精密的修复体。本章节介绍了种植义齿的概念、适应证和禁忌证、生理学基础以及设计原则,并详细阐述了 CAD/CAM 种植修复的全过程。

（麻健丰）

思　考　题

1. 骨整合的概念是什么?
2. 种植义齿的禁忌证是什么?
3. 如何制订种植义齿的手术前修复治疗计划?
4. 如何确定种植体数量、植入位置和角度?
5. 在设计种植义齿的龈缘组织面时需要考虑哪些问题?

第十九章　颌面缺损修复

学习目标

口腔医学专业：
1. 掌握：颌骨缺损和面部缺损修复的原则及特点。
2. 熟悉：上、下颌骨缺损的修复方法。
3. 了解：颌面缺损的原因及影响；各类面部缺损的修复方法。

口腔医学技术专业：
1. 掌握：上、下颌骨缺损的修复方法。
2. 熟悉：颌骨缺损和面部缺损修复的原则及特点。
3. 了解：颌面缺损的原因及影响；各类面部缺损的修复方法。

　　颌面缺损修复又称颌面赝复或颌面修复，是口腔修复学的一个重要组成部分，是一种利用口腔修复学的基本原理、操作技术以及一些特殊性的修复设计技巧，同时结合颌面部缺损的具体情况，应用人工材料修复难以用自体组织和外科手术方法重建的颌面部软硬组织缺损，使患者面容和受影响的咀嚼、言语、呼吸和吞咽等生理功能得到一定程度改善的修复方法。根据颌面缺损部位的不同，颌面缺损可分为上、下颌骨缺损（图 19-1）和面部缺损两部

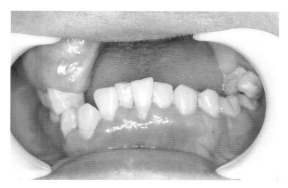

图 19-1　颌骨缺损严重影响咀嚼功能

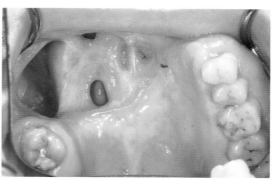

图 19-2　上颌骨和腭部有穿孔缺损

分,后者又可分为耳、鼻、眼、眶等器官的缺损以及面部组织缺损(图 19-2)。

第一节　颌面缺损的病因及影响

一、颌面缺损的病因

颌面部缺损畸形的致病因素有先天性因素和后天性因素。

(一) 先天性因素

先天性因素以唇裂、腭裂最常见,此外,还有先天性耳缺损、鼻缺损及面裂等,其中以耳缺损较多。先天性唇腭裂以及鼻缺损一般以手术治疗为宜。而先天性耳缺损目前整形手术效果不够理想,常采用义耳修复。

(二) 后天性因素

1. 肿瘤及类肿瘤病变　因肿瘤本身造成的颌面部畸形多为良性肿瘤,这其中多数属于先天性畸形。恶性肿瘤则多数由于手术治疗后导致不同程度的缺损或畸形。病期愈晚,切除组织愈多,畸形缺损也愈大。除此以外,放射治疗也可导致组织缺损,常见于放射性骨坏死,或由于放疗而引起发育抑制及组织萎缩性变。

2. 损伤　平时常见的有工伤、烧伤、爆炸伤以及交通事故造成的颌面缺损,其中交通事故引起的口腔颌面部畸形与缺损日趋增多。

3. 炎症　严重的炎症可致颌面部组织缺损,如走马牙疳、颌骨骨髓炎等,现在这些疾病已经少见。

二、颌面缺损的影响

颌面部不仅构成了每个人的面部外形和容貌特征,而且还承担着极为重要的咀嚼、语言、吮吸、吞咽以及呼吸等生理功能。所以,颌面部缺损对患者无论从解剖生理、功能方面还是心理精神等方面均带来巨大的伤害,如果不及时治疗,还会引起继发畸形,从而产生更严重的影响,其主要表现在以下几个方面:

1. 咀嚼功能方面　在正常情况下,咀嚼功能不仅要依靠牙来完成,而且还需要唇、颊和舌的协同动作,反复将食物送到上下牙列间,经咀嚼并形成食团后进行吞咽,所以当颌骨缺损或者唇、颊、舌缺损或舌神经受损时将会使咀嚼功能减退或丧失,会严重地影响咀嚼功能的发挥,从而对全身健康状况产生巨大的影响。

2. 吞咽功能方面　当上颌骨、腭部或颊部有穿孔缺损时,因为口鼻腔贯通或口内外穿通,所以食团难以形成,即使有部分食团形成也不能沿着正常的途径吞咽,而是往往通过缺损处流向口外或进入鼻腔,使患者难以下咽,或只能咽下部分食物。特别是当饮流质时,患者头部只能后仰,使流质进入咽部而后下咽。

3. 吮吸功能方面　当上颌骨、腭部、面颊或唇部有穿孔缺损时,由于口腔不能形成一个完全封闭的环境,所以吸气时,口腔内不产生负压,从而影响了患者吮吸功能,特别是缺损范围大时,此方面功能可能会完全丧失。

4. 语音功能方面　颌面部发生缺损时,由于共鸣腔遭到破坏,发音发生了改变,所以使原来清晰可辨的语音,变得模糊不清,甚至难以理解。比如上颌骨或腭部缺损、下颌骨缺损或影响发辅音的唇、舌、腭及颊部有缺损时,都会对语音功能产生很大的影响。

5. 呼吸功能方面　鼻缺失或缺损时,由于口鼻腔成为一体,鼻黏膜也相应地缺损,所以患者吸气时,外界浑浊的空气得不到鼻黏膜的过滤、润湿和加温,而直接经咽喉部进入肺部,患者容易患气管炎、肺炎等呼吸系统疾病。

6. 面部容貌方面　由于颌面部的正常结构和外形是维持面容的重要因素,而面部各器官间是否协调、是否有合适的丰满度以及左右是否对称,是面部美容的一个重要方面,所以面部即使是很小的缺损或畸形都会引起人们的注目。颌面部缺损后,面部容貌遭到不同程度的破坏。

7. 精神心理方面　颌面部缺损后,引起一系列面部形态结构和功能的改变,尤其是患者面部容貌遭到不同程度的破坏以及语音功能明显降低或基本丧失,极大地影响了患者的工作、学习和日常生活的质量,从而使患者产生严重的精神心理创伤,极易产生悲观失望和厌世情绪。

第二节　颌骨缺损的修复治疗

颌骨缺损是口腔颌面缺损中最常见的缺损。颌骨位于颜面部的中下部分,是整个颜面部的支撑结构,同时也是咀嚼器官、语言器官和呼吸器官的重要组成部分,颌骨缺损会给患者造成生理、心理的严重影响。因此,正确修复颌骨缺损对患者生理功能的改善以及心理健康的维护具有重要意义。

一、颌骨缺损的修复治疗原则

(一) 早期系列修复

颌骨缺损造成患者生理功能受到不同程度的影响,也给患者的心理、精神带来巨大的创伤,因此必须尽早地进行修复治疗。颌骨缺损系列修复治疗一般包括三期:①术前制作护板(如腭护板),以便于术后立即佩戴,保护手术创面;②术后2周左右,将护板改为暂时性阻塞器或者制作暂时性义颌,有利于减少瘢痕挛缩,及早恢复部分生理功能;③术后3个月,创面完全愈合,为患者制作永久性修复体。

(二) 以恢复生理功能为主

颌骨缺损修复治疗以尽可能地恢复患者咀嚼、吞咽、吮吸、言语以及呼吸等生理功能为主。在此基础上,再根据患者颌面部具体情况,尽量地恢复其面部容貌。当功能修复与外形恢复有矛盾时,应以功能恢复为主。

(三) 保护余留组织

除了不能治愈的残根、残冠或过度松动的牙需要拔除、骨尖骨突的修整以及妨碍修复治疗的瘢痕组织需切除外,治疗中应尽量保留剩余组织。

(四) 要有足够的支持和固位

由于颌骨缺损的修复体往往大而重,原支持组织多已丧失,所以在修复设计时,要仔细检查,周密考虑,尽量地争取创造骨组织的支持和获得固位措施。这是影响颌骨缺损修复效果的关键。

（五）修复体坚固、轻巧、耐用

在取得足够的固位和支持的要求下,颌骨缺损的修复体必须设计成既轻巧又坚固,支架不能过于复杂,阻塞部分应制作成中空式或开顶式,同时患者摘戴容易、就位后患者感到舒适,对组织无刺激和不产生过大压力,另外修复体应使用方便且耐用。

二、颌骨缺损的修复方法

虽然颌骨缺损修复与常规的牙列缺损、缺失修复有很多相似之处,但是由于颌骨缺损往往具有范围较大、支持组织少等特点,给修复治疗带来不同程度的困难,所以颌骨缺损修复在取模方法、固位方法以及重建咬合关系等方面有一定的特点。

（一）取印模的方法

由于颌骨缺损往往范围较广,瘢痕组织收缩,唇颊部软组织弹性减低,张口度受限或口裂缩小,如采用一般的印模方法往往无法取得完整而精确的印模,因此有时要采取一些特殊的印模方法,常用的有以下几种:

1. 个别托盘印模法　此法适用于张口度在 2cm 以上,因口腔情况较特殊而无合适的成品托盘可供选择的上颌骨缺损患者。托盘制作方法见图 19-3 ～图 19-8。

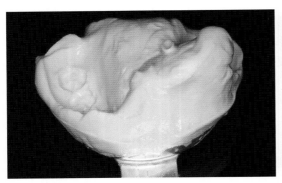

图 19-3　用成品托盘取模

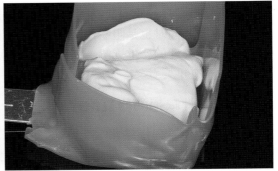

图 19-4　托盘围蜡

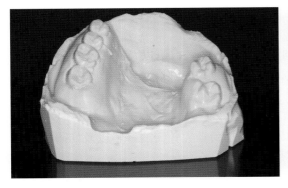

图 19-5　翻制石膏模型

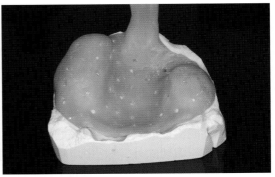

图 19-6　制作个别托盘

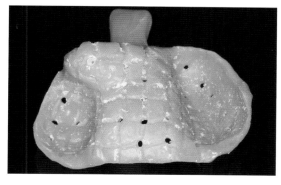

图 19-7 个别托盘

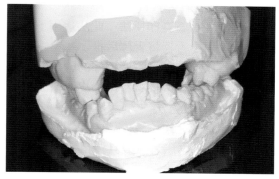

图 19-8 工作模型

2. 注射印模法 此法适用于张口度较小而无法使盛有印模材料的托盘放入口内的患者,或制取印模材料很难进入倒凹区的印模时,如鼻底倒凹、上颌颊侧倒凹区印模。常用的取模用注射器是由聚氯乙烯制成的,其出口管较长而粗,且有一定弹性,以便于进入缺损区,但使用后必须立即清除多余印模材料,并清洁干净,以免印模材料凝固后造成注射器堵塞。注射印模法步骤为:

(1) 先选择合适的托盘。

(2) 调拌印模材料,将一部分灌入特制的注射器,另一部分堆放在托盘内。

(3) 将注射器出口管插入缺损区,同时把托盘放入口内就位,并稍加压。

(4) 迅速推动注射器,将印模材料注射入缺损区,边注射边抽出出口管。

(5) 待印模材料凝固后取出托盘,即完成了印模。

3. 分层印模法 此法适用于上颌骨缺损较广较深,且无法一次取得印模者。其操作步骤为:

(1) 取一小块软化的印模膏,填入缺损区最深处,冷却后取出。

(2) 表面用小刀刮除少许,并在非组织面处做一印模膏小柄,以便印模膏块的取出和拼对。

(3) 将调拌好的少量印模材料涂于印模块的组织面,再放入缺损区,进行加衬,凝固后取出,并修去多余的部分,然后重新放入缺损区。

(4) 选择合适的托盘,盛托印模材料进行取模,凝固后取出托盘和印模膏块。

(5) 在口腔外进行拼对,接缝处用蜡固定后灌注模型。

4. 分段印模法 此法适用于张口度很小,用其他方法未能取得完整的印模者。其操作步骤为:

(1) 选择左右半侧托盘各一只。

(2) 先用半侧托盘取一侧的印模,腭侧印模边缘应超过腭中缝至少1cm,然后灌注石膏模型。

(3) 在石膏模型上按设计要求制作该侧的卡环和恒基托,然后戴入患者口内。

(4) 用另一侧的半侧托盘取得另一侧印模,要求腭侧印模边缘盖过恒基托至少2cm。

(5) 取出印模和恒基托,按原位在口外拼对,并用蜡固定后灌注模型。然后制作另一侧的卡环和恒基托,并与对侧基托连接成一完整的恒基托,最后恒基托上制作殆堤,记录颌位关系,排牙,常规完成修复体。

5. 无托盘石膏印模法　此法适用下颌骨缺损较多者。其操作步骤为:

(1)用推舌器将舌体后推。

(2)用堆的方式将调拌好的印模石膏放入缺损区,待石膏凝固后分段取出。

(3)用弹性印模材料或橡皮基印模材料进行加衬印模。

(二)固位方法

颌骨缺损后,由于软硬组织大量的缺失,修复体得以支持和固位的组织大为减少,所以治疗中必须根据患者口腔具体情况,尽量利用现有组织,设计出多种多样的固位方法,临床上常用的固位方法有:

1. 卡环固位法　卡环是一种较好的固位体,在修复治疗中,应首先考虑卡环固位法,当其固位力不足时,可选用其他一些固位方法。

2. 尽量扩大基托面积　颌骨缺损后,支持组织减少,为了增强修复体的固位和支持,同时也为适当地恢复患者面部的丰满度,所以应尽量地扩大基托面积,并与组织面紧密贴合。但是不能承受𬌗力的薄弱黏膜、瘢痕组织以及鼻甲等除外。

3. 利用组织倒凹固位法　上颌骨缺损后,往往在唇侧或颊侧形成一带状瘢痕,其带状瘢痕以上常有一个较宽大且有倒凹的缺损腔,修复体的唇侧或颊侧基托可伸展到该区域,利用倒凹固位。下颌骨缺损修复治疗,可利用磨牙后垫区的舌侧倒凹或唇、颊侧的瘢痕倒凹区,必要时可行唇、颊、舌沟加深术,以增加组织倒凹来改善固位。

4. 鼻孔插管固位法　当一侧或两侧上颌骨缺损,而且上颌无牙、鼻后孔组织较硬、缺乏弹性时,无法采用卡环、组织倒凹固位等其他固位方法的患者,应采用鼻孔插管固位法。

5. 种植体固位法　常用于固位的种植体有骨内种植体、黏膜内种植体和根管内种植体。骨内种植体是目前最常用的颌面修复种植体。黏膜内种植体不仅可在牙槽嵴黏膜内设计种植体,而且还可在缺损区的唇侧、颊侧黏膜内设计种植体,并与其他固位体一起形成一个平面固位;根管内种植体用于个别松动的余留前牙,经根管治疗后,行根管内种植体来加强固位。

6. 软性材料加衬固位法　在颌骨缺损修复体的组织面经软性材料加衬后,可加强基托与组织间的密合度,提高吸附作用,同时对某些骨尖、骨突和骨嵴等也起到缓冲作用。

7. 磁性附着体固位法　利用两个磁体间相吸的原理,将两个分开的修复体部分相互吸引以取得固位的方法。常用的方法有基托内埋入法、根管内埋入法和组织内埋入法。

8. 弹簧固位法　利用不锈钢丝弹簧的弹力,使上下颌修复体彼此分开而获得固位的方法。但采用此方法者常会感到咀嚼肌疲劳、颞下颌关节酸痛以及头痛等症状,长期使用者还可引起牙槽嵴吸收、黏膜红肿等问题。所以除了在不得已情况下采用外,一般不采用此方法固位。

9. 其他固位法　采用两个缺损修复体间联合固位的方法,采用中空基托及塑料人工牙以减轻重量等。

(三)重建咬合关系

颌骨缺损后,尤其是由外伤引起或者先天性唇腭裂者,咬合关系往往发生错乱,有的患者可能只有个别牙有咬合接触,从而严重影响了面部外形和生理功能的发挥。所以在进行颌骨缺损修复治疗时,通常可采用选磨、人造冠修复、𬌗垫、双重牙列以及翼状颌导板等方法来重建患者的咬合关系。

三、颌骨缺损修复前的检查和准备

如果采用义颌修复的方法来修复颌骨缺损,那么在修复治疗前应该对患者的全身情况、颌面部情况作详细的检查,以便及时处理,尽可能消除不利因素,提出最适合该患者的治疗方案。

1. 全面的全身情况检查　包括颌骨缺损的原因,有无其他严重的系统性疾病,精神状况等方面,这与赝复治疗密切相关。

2. 患者颌面部情况的检查　包括面部组织是否同时有缺损,与颌骨缺损有无关联,能否采用同一修复体修复。

3. 口腔检查　应包括张口是否受限,颌骨缺损的部位及范围,缺损区组织愈合的情况,𬌗关系是否异常,余留牙的情况等。

4. 取印模并灌注模型　以备诊断和治疗用,记录颌位关系并转移到𬌗架上。

5. 拍有关 X 线片　完成常规的预防性治疗,如能保留的患牙要进行完善的治疗,不能保留的牙应予拔除。

6. 制订一个明确的、可行的修复计划　向患者解释修复治疗的利弊和疗程。

7. 如患有严重的心理障碍者,应劝其接受心理医师的治疗。

四、上颌骨缺损的修复

后天性上颌骨缺损多由肿瘤外科切除或外伤等引起,通常情况下,患者口腔鼻腔相通,造成进食与吞咽困难、言语不清以及心理创伤等。如采用义颌修复的方法恢复缺损,那么修复治疗过程可分为三个阶段:第一阶段称为即刻外科阻塞器(即腭护板);第二阶段称为暂时义颌;第三阶段称为正式义颌。

(一)腭护板

腭护板是在手术治疗前取印模并在模型上预制完成,然后在外科手术后即刻戴上的修复体。它的主要作用是在手术后初期覆盖在缺损腔,使口腔和鼻腔分隔,戴用后应经常地、间隔地对其作出修改,以适应缺损区组织愈合时的快速变化。现将腭护板设计和制作的原理介绍如下:

1. 在外科手术前口腔颌面外科医师与口腔修复科医师一起研究,把手术切除的范围画在上颌模型上,而腭护板设计范围要覆盖住并稍超过手术后的缺损腔。

2. 腭护板应形成正常的腭轮廓,但不应进入缺损腔,腭护板制作应简单轻巧。

3. 对有牙颌患者,可用不锈钢丝制作隙卡固位;对无牙颌患者,只需做腭托,戴用 7 ~ 10 天后,摘下并将患者原有的上颌全口义齿改成暂时义颌。

4. 伤口愈合前缺损侧后牙不建立咬合关系,如计划切除上颌中线一侧的整个上颌骨,则可恢复缺损侧 3 个上颌前牙。

5. 上颌模型按外科切除的范围进行修改,将范围内的牙刮除,并降低其高度,缩小宽度,尤其是前面的区域。

6. 为了使腭护板能顺利地戴入口内,其制作程序为:先在第一个工作模型上制作腭护板的健侧部分,注意基托不应达到手术区,然后在口内试戴调整合适后戴入口内,并取第二次印模,连同健侧部分一起从口内取出,灌注第二个工作模型,在模型上对要切除范围内的牙及牙槽嵴作修改,最后完成整个腭护板的制作。

(二) 暂时义颌

由于腭护板是上颌骨手术后即刻要用的,而正式义颌需要等手术处伤口组织稳定才制作,在这段时期内有些患者,尤其是缺损腔较大者,需要制作一个新的修复体,即暂时义颌,来维持适当的功能。有些缺损腔较小而且腭护板比较合适者可不制作暂时义颌,有些也可以用腭护板修改成暂时义颌。暂时义颌的制作,通常在外科手术后2~6周时开始进行。

(三) 正式义颌

在患者外科手术后3~6个月时,缺损组织愈合良好且大小稳定后,可制作正式义颌。上颌骨单侧、前部或后部缺损者由于缺损处没有骨支持,所以患者正式义颌修复治疗应采用以下方法来防止义颌翘动:对上颌骨切除的无牙颌患者,设计用种植体固位法,采用解剖式后牙,功能尖排列在牙槽嵴顶上,并无侧方𬌗干扰;义颌的阻塞器部分延伸进入缺损腔;利用尽可能保存下来的牙或牙根;尽量减轻义颌重量;从剩余腭部组织结构来获得固位、稳定和支持。以下分别介绍各种上颌骨缺损修复设计制作要点:

1. 上颌骨单侧缺损,健侧有较多余留牙患者一般可采用低位中空式义颌、颊翼开顶式义颌或颧颊翼义颌进行修复。

(1) 𬌗低位中空式义颌

1) 在余留牙上安放多个固位体及𬌗支托。

2) 充分利用缺损腔的软组织倒凹。

3) 取印模、灌注模型,常规制作恒基托。

4) 在口内试戴恒基托,制作蜡𬌗堤,记录颌位关系,取上颌托在口内就位的印模,连上颌托一起脱出印模,灌注有上颌托在位的石膏模型。

5) 上𬌗架后排牙,在口内试牙并调整合适,然后形成蜡型,最后按常规装盒、开盒、去蜡。

6) 形成中空:先在上半型盒的人工牙盖嵴部和蜡基托形成的石膏面上铺一层蜡,在蜡未变硬前将上下型盒压合在一起,然后开盒并修去多余的蜡,最后按3∶1的比例调拌石英砂和石膏,并堆于恒基托阻塞器部分的凹陷中,将上下型盒压合在一起,形成"砂心"。在"砂心"硬固后将型盒置于热水中,开盒去蜡,修整"砂心"周围的基托使之暴露,使周围基托与新填塞于上半型盒的塑料连接在一起。

7) 开盒取出义颌,将其磨牙的腭基托处磨出一个约10mm长的椭圆形开口,去净"砂心"材料,即形成中空,然后把开口磨成阶台式。

8) 在开口处形成塑料盖,并用自凝塑料将塑料盖与基托开口黏合封口。

(2) 颊翼开顶式义颌

1) 义颌阻塞器没有顶盖,而沿着缺损腔的颊侧面、后侧面向上延伸,占据缺损腔的倒凹区域成为颊翼。

2) 在石膏模型缺损区的中央磨3个小孔,插入3根火柴棒,并填入石膏,使高度与健侧牙槽嵴相似,同时周围留有间隙以容纳基托厚度。

3) 常规制作恒基托等步骤,完成义颌的制作。

(3) 颧颊翼义颌:低位中空义颌和颊翼开顶式义颌主要靠健侧的余留牙和患者的组织倒凹来固位,所以义颌不稳定、基牙易受损伤、咀嚼功能差等。通过颧颊沟成形术,利用颧区骨组织来支持义颌,由于颧区是最佳骨支持区,所以对义颌的承力与稳定是很有利的,也减轻了对基牙的损伤,能较好地恢复咀嚼功能。

2. 上颌骨单侧或单侧部分缺损的无牙颌患者的修复方法与上颌单侧部分缺损的无牙颌患者行正式义颌修复的方法相似,但是后者因有更多的硬腭保留,故义颌会获得多一些的支持和稳定。另外,由于无牙颌患者上颌骨单侧或单侧部分缺损修复治疗时往往不能充分利用缺损腔,固位常受到影响,所以为这类患者制作正式义颌时应在缺损侧剩余上颌前部设计种植体以增强固位。

3. 上颌骨双侧缺损的患者由于上颌骨颧突骨质较为致密、坚实,所以它是上颌骨缺损后唯一可以被利用为上颌修复体提供支持和固位的组织结构。目前比较理想的全上颌骨缺失的修复方法为种植体-环形支架-磁性附着体固位的全上颌骨修复体,即利用支架将修复体所承受的𬌗力传递到种植体,然后由种植体传递到颧突,从而使修复体由颧突支持而获得满意的修复效果。

五、下颌骨缺损的修复

下颌骨缺损多数是由位于舌、口底、下颌骨和周围组织恶性肿瘤的切除、火器伤、创伤以及放射性骨坏死去除死骨等原因引起,偶尔也由治疗颌骨骨髓炎而引起的。下颌骨缺损可发生在下颌骨的任何部位,由于其缺损范围不等,因此可使下颌骨为连续或不连续。如局部牙槽突缺损、下颌支或下颌体等处的边缘缺损,患者仍可保持下颌连续,而患者下颌不连续缺损一般可分为前部下颌骨缺损、一侧或两侧下颌骨缺损及全部下颌骨缺失。由于下颌骨缺损修复与上颌骨缺损修复相比难度更大,所以应采用一些先进的方法,如移植骨组织、软组织以及皮肤黏膜组织来修复下颌缺损变形处、下颌导治疗;种植牙、游离的具有骨与软组织及血管分布的联合皮瓣、骨坚固的固定技术等相结合,可恢复下颌骨缺损患者的功能和外貌接近于手术前或创伤前的状况。

(一) 下颌导治疗

下颌导治疗是指减轻或消除下颌偏斜的治疗。在临床上,于植骨前准备阶段及植骨后愈合阶段都必须进行下颌导治疗,其方法有颌间结扎、颊翼颌导板、弹性翼腭托颌导板。由于颌间结扎固定上下颌关系只能短期应用,而当缺损范围大、剩余牙数目少时难于达到治疗目的,甚至还可能损伤余留牙,因此,颌导板是下颌导治疗常用的方法。

1. 颊翼颌导板　当患者下颌骨缺损量不多,并存在着较多稳固的下颌后牙,剩余下颌骨偏斜移位程度较轻且没有继发畸形时,可在患者下颌戴用此颌导板,依靠上颌后牙来挡住颌导板的颊翼部分而使下颌不偏斜。当下颌骨单侧缺损时,颌导板戴在健侧后牙上;当下颌骨前部缺损时,要制作两个颌导板,分别戴在两侧后牙上。在戴用颊翼颌导板的同时还要在上颌戴牙弓固位器,以避免上颌后牙因遭受颊翼的侧向力而腭向移位。颊翼颌导板与上颌牙弓固位器的设计制作要点如下:

(1) 利用患者下颌健侧后牙间自然间隙或预备隙卡沟,设计多卡环固位。卡环横过隙卡沟,颊侧向上连接塑料的颊翼,而舌侧向下连接舌侧基托。

(2) 颊翼位于患者前磨牙与磨牙区的口腔前庭。颊翼的高度要在适当张口度时能起作用,而在闭口时应离开颊沟约2mm,以防止颊沟顶端的黏膜受损伤。

(3) 上颌牙弓固位器包含整个硬腭托与颊侧挡板,并多设计为铸造支架式。

(4) 按常规制取印模、灌注模型、记录颌位关系并转移到𬌗架上,完成颊翼颌导板与上颌牙弓固位器的制作。

2. 弹性翼腭托颌导板　当患者的下颌骨缺损量大,余留后牙少且剩余下颌骨段偏斜移位程度较重或已存在继发畸形时,可以在患者的上颌戴用翼腭托颌导板。对下颌偏斜移位轻度时也可以戴用。此颌导板的弹性翼调整范围大,操作容易,可长期戴用而不损伤牙,它不仅可抵抗下颌骨向舌侧牵引的力量,而且可对移位的剩余下颌骨段定期加力,逐步复位治疗。当下颌骨单侧缺损时,在腭托的健侧处制作一向下延伸的弹性翼来抵抗剩余下颌骨向缺损侧偏斜移位;当下颌骨前部缺损时,在腭托的两侧各制作一向下延伸的弹性翼来抵抗两侧剩余下颌骨段向内偏斜移位。弹性翼腭托颌导板设计制作要点有:

（1）常规制作覆盖患者整个硬腭部、余留牙舌面的上腭托,注意在游离牙龈处做缓冲,并设计 4 个卡环固位或作成连续卡环固位。

（2）在上腭托上设计附有向下伸出并达下颌后牙舌侧面和牙槽舌侧黏膜上的翼状塑料板（翼的长度应与 2 个以上的下颌后牙接触）,可设计成固定翼,即翼状塑料板直接与上腭托相连;也可设计成有弹性、可调节的翼(上腭托与翼状塑料板之间用两根 18 号不锈钢丝连接)。

（3）按常规制取印模、灌注模型、记录颌位关系并转移到𬌗架上,完成其颌导板的制作。

（二）下颌骨保持连续的缺损或重建连续后的修复

下颌骨保持连续缺损的患者首先应该行植骨,而下颌骨不连续缺损的患者应在下颌骨恢复连续的基础上,修复缺失牙,恢复功能和形态。通常植骨后约半年才可行正式修复体的制作,但对骨质愈合较快较好的年轻人,可提早到 3 ~ 4 个月进行,同时在设计时应注意修复体的结构,以减轻对植骨的负担。

1. 下颌骨前部缺损的修复　下颌前部牙槽骨缺损和下颌骨前部整个缺损经外科手术重建下颌骨的患者,这类患者往往都有余留后牙,而前部有广泛的缺牙,常需行 Kennedy 第四类可摘局部义齿修复以增进美观,提供对下唇和颊的支持,从而改善了患者语音,同时也增强了对唾液的控制能力。如果缺损较小,则可直接采用余留牙进行固位,恢复其咀嚼功能;如果缺损较大,则应考虑在此区域放置骨种植体,修复体的固位和支持应由放置于患者下颌前部区域的种植体与余留的牙一起承担,从而最大限度地恢复咀嚼功能。对下颌边缘切除的患者,至少要有 10mm 高度的骨剩余,才考虑种植。对骨移植的下颌骨也要求有相似高度的骨块。

2. 下颌骨单侧缺损修复　对下颌骨单侧缺损的患者,修复是很困难的,其原因是由于特别长的杠杆臂以及无牙区处承力面的不足,从而使修复体在行使功能时会有很大的动度,所以修复效果不理想。对这类患者可采用种植体固位的修复体来修复下颌骨单侧缺损,但要求种植体基台需要比周围软组织要高出 3 ~ 4mm,而且不能有深的种植骨袋。

3. 双侧下颌骨缺损修复　下颌骨全部缺损,由于无基牙可利用,所以修复体应通过义颌植入,然后采用种植体、磁性固位体等来获得支持和固位,比如用钛合金在手术前依据下颌骨的形状将网状义颌制作好,义颌植入成功后,利用义颌行下颌全口义齿的修复。如果患者不具备义颌植入条件者,修复体应充分利用组织倒凹(如颊、唇侧倒凹、磨牙后垫的下凹)以获得固位。

第三节　面部缺损的修复治疗

颜面部在人的外貌特征中占据重要的位置,还承担人体感觉、呼吸、摄食和情感等重要功能。面部缺损给患者带来的心理创伤也远远大于其他部位。因此,面部缺损的仿生修复对于不能采用手术等方法恢复的患者来讲,具有非常重要的意义。

一、面部缺损的修复治疗原则

（一）早期修复

面部缺损的修复治疗,虽然主要是恢复缺损区的外形,但对保护创面、防止周围组织挛缩以及恢复患者咀嚼、吞咽、语音等生理功能非常有利,所以必须以早期修复为原则。

（二）尽可能地恢复面部容貌

用于面部缺损修复的修复体,除了形态逼真外,修复体色泽及透明度应力求自然,而且质地要柔软,以达到以假乱真的效果。

（三）要有足够的固位

由于面部缺损的修复体显露在外面,易受到碰撞或挤压,所以必须有足够的固位力,以免松动脱落。

（四）修复体轻巧、使用方便和舒适耐用。

二、面部缺损修复方法

由于面部缺损情况各不相同,所以在取印模方法、固位等方面都有各自的特点。

（一）取印模的方法

由于面部缺损的部位、大小及深浅等各不相同,而且主要在表面,又无适合的成品托盘,所以取印模时一般均需直接灌注印模材料来取印模,其主要步骤为:

1. 整个面部取模法

（1）将口腔科治疗椅的靠背放平,患者平躺于治疗椅上,面部基本上与地平面平行。用方巾将患者的头发、耳部及颈部包裹、固定,不外露。

（2）用棉球蘸凡士林或液状石蜡,均匀地涂布在患者的整个面部,涂眉毛时,应从眉间向外侧涂抹,使眉毛顺粘在皮肤上,有毛发处应涂抹足够量,以免印模材料粘住毛发。

（3）如面部缺损处与口鼻腔相通者,则可用棉花或凡士林纱布遮盖填塞,以免印模材料进入口、鼻腔。

（4）选择粗细合适的橡皮管两根（每根长约4cm）,分别插入患者的两侧鼻孔中,以备呼吸用。

（5）将印模膏或油泥做成片状,也可用基托蜡片,将所要取模的部位围住,高约3～4cm,注意应嘱患者双眼闭合。

（6）调拌印模材料,应比常规的略稀,以增加流动性。先涂布在材料不易流动的区域（如眼睑、眉等）,然后印模材料从额部或鼻尖最高处徐徐倒入,使印模材料均匀地流到面部各处,同时应注意避免气泡的产生,直到印模材料有一定厚度（约1.5～2cm）,鼻尖处至少要有0.5cm的厚度为止。

（7）在印模材料尚未凝固前,先将棉花撕成小块并分散地安放在印模材料表面,然后迅速调拌加有加速剂的石膏,均匀地倒在印模材料表面,约有1cm厚度。

（8）印模材料和石膏凝固后,先除去方巾,将印模围堤一起轻轻地从面部取下,然后检查印模是否完整,如有气泡或小部分缺损者,可用蜡修补。

（9）调拌石膏,灌注石膏模型。

注意如果采用石膏印模者,应在石膏刚发热时立即取下印模,以免灼伤患者皮肤,同时在灌注石膏模型前,印模表面应先涂布肥皂水,并用水轻轻冲洗干净。

2. 耳缺损取模法

(1)将口腔科治疗椅靠背放平,患者侧卧于治疗椅上,使印模区域基本上与地平面平行。

(2)印模前,在患侧的耳区皮肤上用脱色铅笔标画出以下方位,即耳廓最上点与头侧面的连接处以及耳垂最下点与头侧面的连接处。

(3)用小棉球填塞患者的外耳道,以避免印模材料流入耳内。

(4)用棉球蘸凡士林或液状石蜡将印模区域的皮肤表面和邻近头发处均匀地涂布一层。

(5)将油泥做成片状或用基托蜡片将印模区域围住。

(6)调拌印模材料徐徐倒入围堤,待凝固后,将印模连同围堤一并取下,并灌注石膏模型。

(7)用同样方法采取健侧真耳的印模,以备制作时参考。

3. 眼缺损取模法

(1)眼球缺损而眼睑健在者取模法

1)选择适合于眼窝轮廓的特制带柄有孔塑料托盘。

2)在眼窝内先放置适量印模材料,翻开眼睑,将盛有印模材料的托盘放入眼窝,并轻轻加压。

3)嘱患者自然闭合眼睑。

4)待印模材料凝固后,轻轻地取出托盘,然后灌注石膏模型。

(2)眼球与眼睑同时缺损者取模法:与整个面部取模法相似。

4. 鼻缺损取模法

(1)用棉球蘸凡士林涂布缺损区及其邻近2cm以内的皮肤。

(2)将凡士林纱布或棉球轻轻地堵塞缺损区的底部。

(3)取一段橡皮管,插入口角,以备患者呼吸,并嘱轻轻闭口。

(4)在离开缺损区2cm处做围堤。

5. 调拌印模材料,取印模,并灌注石膏模型。

(二)固位方法

面部缺损修复治疗,常用的固位方法有以下几种:

1. 组织倒凹固位法 眼球缺损时可用眼睑、眼窝内组织倒凹来固位;鼻缺损时可利用鼻腔倒凹或上唇内侧边缘倒凹来固位;耳缺损时可利用耳残留部分的倒凹或外耳道来固位。

2. 眼镜固位法 眼镜架固定义鼻、义眼或义耳是一种较理想的方法。两侧耳廓鼻梁可成三点固位平面,其中任何一点的缺损都可通过其他两点获得固位。眼镜架与义鼻或义耳之间的连接有固定、活动连接之分,当缺损面积较大者可采用后者连接,而缺损面积较小者可采用前者连接。眼镜架要宽并与面部、耳廓贴合良好,也可依修复的需要而特制。

3. 卡环固位法 主要用于面颊部缺损修复体的固位。可选择上颌或下颌后牙作为基牙,常规制作间隙卡环,并使其连接体位于颊侧。最佳方法是采用双臂卡环来加强固位。

4. 粘固剂固位法 主要用于义耳、义鼻、眼眶缺损修复体及面颊部修复体等的固位,常与其他固位方法同时使用,以确保修复体的稳定。

5. 发夹固位法 主要用于义耳的固位,义耳借助发夹的弹性贴附于缺损部位。

6. 种植体固位法 主要用于义耳、义鼻、眼眶缺损修复体等的固位。

7. 磁性固位 通常与种植体结合,或者磁体和衔铁都设置在修复体上,利用磁力使修复体固位。

8. 联合固位法　与口腔相通的面部缺损且同时又有颌骨缺损者,两者缺损的修复体间可采用插管或磁体使两者获得固位。

（三）材料的特点

用于面部缺损修复的修复体形态应自然逼真,而且要具有适当的柔软度,颜色及透明度应与邻近组织一致,另外表面不反光。通常情况下是采用软性材料来制作。为了使软性材料与患者皮肤颜色更接近,可以采用不易褪色的无机颜料进行染色。随着计算机技术发展,已经有学者采用计算机测色、配色。

（四）面部外形的协调关系

面部缺损修复体应与整个面部和谐一致,在正常情况下,面部各器官间在形态、位置上应有一定的比例与协调关系。以成年人为例,正面观,从发际至鼻根的距离,与鼻根至鼻底、鼻底至颏底的距离相等;从横的方向看,面部总的宽度约等于五个眼的宽度;两侧眼虹膜内缘之间的宽度与口裂的宽度相等;耳廓的上缘位于鼻根线的稍下方,而耳垂位于鼻底线稍下,耳朵的长度等于鼻根至鼻底的长度;侧面观,眼外眦到耳屏的距离等于到口角的距离;耳朵位于头部侧面的中央稍偏后,耳屏大约在头部侧面的中央。

> **知识拓展**
>
> **各类面部缺损的修复**
>
> （一）耳修复方法
>
> 耳修复可分为对部分耳缺损的修复和对全耳缺失的修复。对全耳缺失者,由于目前整形外科手术效果尚不能令人满意,而且治疗疗程长、费用大,所以临床上多采用义耳修复。而对部分耳缺损且范围不大者,通常应采用整形外科手术修复。随着种植体材料和技术的发展,利用种植体固位的义耳修复,不仅固位可靠、使用寿命长,同时患者摘戴方便、不受运动的影响,而且在义耳外形雕刻时医务人员操作相对容易,从而提高了工作效率,也增强了义耳外形的逼真度。所以利用种植体固位的义耳修复已成为义耳修复领域中一项重要的新进展。下面以 Brånemark 种植系统为例来说明种植体固位义耳修复的操作步骤。
>
> 1. 在乳突区将种植体植入。
>
> 2. 手术后 1 周,用小块纱布或棉球堵住外耳道口,并且用 20mm 长的导针将印模帽上至每一个基台颈圈上。
>
> 3. 调拌印模材料,把一薄层印模材料灌入,印模帽的周围和整个需印模的区域内,注意印模帽上的倒凹处不能有印模材料覆盖。
>
> 4. 在印模材料尚未凝固前,在其上放一块纱布,从而使印模材料能与其上面的印模石膏牢固地结合在一起,这样印模石膏能固定住印模帽的位置以防变形。
>
> 5. 当石膏凝固后,放松长导针并从患者的头上取下印模,然后将黄铜基台替代品上至印模帽上,最后通过导针拧紧,并灌注模型。
>
> 6. 依据种植体的位置、义耳的形状、位置与体积,设计制作杆,在杆之间,将金颈圈上至黄铜替代种植体上。

7. 将弹性夹放在杆上,用蜡填塞所有的倒凹,并用透明自凝塑料在其上面制成塑料托,弹性夹在塑料托上就位。

8. 修整塑料托,同时抛光组织面。

9. 根据健侧真耳的形状、体积,完成蜡耳的雕刻。

10. 把杆结构连接在患者的基台颈圈上,同时将塑料托附着于杆上。

11. 将蜡耳以正确的位置放在塑料托上再修改蜡耳,也可在主模型上精雕蜡耳。

12. 将黄铜基台附着到杆结构的金颈圈上,并把整个装置放入塑料托组织面上的弹性夹内。

13. 蜡耳、塑料托与杆结构包埋于由三块石膏组成的模型内。

14. 去蜡、充填硅橡胶,将三块石膏模型块合好放入模型夹里,然后放在干热烤箱内凝固。

15. 取出义耳,修整、磨光、抛光。

16. 将基台颈圈、杆结构在患耳区就位,然后再戴上义耳。

(二) 鼻修复方法

鼻修复可分为对部分鼻缺损的修复和对全鼻缺失的修复。部分鼻缺损患者行部分修复,但存在着配色和边缘问题,所以如义鼻边缘超过鼻的中线或鼻尖部缺损时,应采用包住整个鼻的修复设计,用硅橡胶包住剩余组织的部分要尽量的薄,这样易获得较满意的固位和美观的修复效果。义鼻修复的固位设计,可采用眼镜架、黏着剂以及利用周围组织倒凹固位,也可用鼻底处骨种植体固位,临床上应依患者的具体情况选择最适合的固位设计。对一些体弱多病的患者,且不能很好地维持种植体清洁卫生的老年人,多采用眼镜架来固位义鼻。

1. 眼镜架固位义鼻的修复方法

(1) 取患者面部印模,灌注石膏模型。

(2) 义鼻覆盖的范围,在模型上将边缘区刮除一薄层。

(3) 制作一个可与眼镜架连接的塑料基托,其范围要盖过鼻梁处,处于眼镜梁的后面。基托两侧的部分也可与眼镜架连接。

(4) 参考患者缺损前的照片以及面部外形协调关系来设计义鼻,并雕刻义鼻的形状形成鼻蜡型。

(5) 包埋义鼻、去蜡,进行配色,调拌硅橡胶并填入,常规完成义鼻的制作。

(6) 用自凝塑料把义鼻与眼镜架连接在一起。

2. 种植体固位义鼻的修复方法:以 Brånemark 种植系统为例。

(1) 在患者鼻底处植入种植体。

(2) 手术后 4 周,患者直坐体位,并用纱布充填缺损腔,以免印模材料流入咽喉。

(3) 将直长导针的印模帽连接到每个基台颈圈。

(4) 调拌印模材料,倾注于缺损区上,用速凝石膏支持,然后放松长导针,并将印模取下,最后灌注石膏模型。

（5）制作杆支架，一般选择杆与弹性夹结构，或用杆与磁体结构。

（6）制作塑料基托，不仅可把弹性夹固定在其上，同时为义鼻提供稳定，而且塑料抛光面还容易保持干净。

（7）依义鼻覆盖的范围，在模型上将边缘区刮除一薄层。

（8）包埋义鼻、去蜡，进行配色，调拌硅橡胶并填入，然后常规完成义鼻的制作，并戴上义鼻。

（三）眼球缺失的修复方法

造成眼球缺失的原因一般是眼球摘除术，眼球缺失采用眼球修复体（即义眼）进行修复。在修复前，修复医师应检查患者睁眼与闭眼时睑裂开合情况、神经肌肉对眼睑控制情况、结膜的健康情况以及穹隆结膜存在情况。如有任何瘢痕带、粘连或不正常的肌附着在义眼修复前应行外科手术，纠正缺陷，一般在手术后4～12周时间，待彻底消肿后行义眼修复。义眼的制作分为两类，一类是定做的义眼，即通过取印模、灌注石膏模型、制作蜡型、画虹膜等步骤完成。另一类是对市场中出售的预成义眼经修改后完成的，现介绍修复方法如下：

1. 根据健侧真眼，尽量地选择一个形态、大小及颜色等与健侧相似的成品义眼，将义眼的边缘、后面磨去2～3mm厚度，然后在其后面磨出固位沟。

2. 在义眼瞳孔区上粘一小段与虹膜平面垂直的直蜡棒。

3. 调拌少量眼科用印模材料放在成品义眼的背面，放入患者眼窝内，嘱患者直视前方一个固定点，调节直蜡棒，使义眼与健侧真眼在相应位置，同时检查在睁眼时眼睑轮廓是否合适。

4. 印模材料凝固后，取出印模并去除过多的印模材料及蜡把柄。

5. 把两小块自凝塑料粘在义眼内外眦处，按常规将义眼与印模包埋在型盒中，这两个突出的自凝塑料在开盒、充填塑料时可维持义眼在正常的位置。

6. 常规方法装盒、去蜡、充填白色塑料、聚合以完成义眼的制作。

（四）眶缺损的修复方法

眶缺损是指眼球及眼眶内容物以及眼睑均缺损。缺损区常呈现为一底小口大的锥形空腔，有时还伴有眶底或者眶内侧壁的孔道与鼻腔相通，眶缺损修复的目的在于恢复容貌的完整性。

1. 眼镜架固位的眶缺损修复方法

（1）取患者面部印模，灌注石膏模型。

（2）在模型上将缺损边缘区刮除一薄层。

（3）制作一个可与眼镜架连接的塑料基底板，其范围要盖过眶缺损处，基托两侧的部分也可与眼镜架连接。

（4）参考患者缺损前的照片以及面部外形协调关系来选择合适的成品义眼或者自己制作义眼，用软蜡将义眼固定在基底板上。

（5）将义眼固定在基底板后，用基底蜡在义眼周围雕刻出上、下眼睑及周围组织。

（6）包埋蜡型、去蜡，进行配色，调拌硅橡胶并填入，常规完成眶赝复体的制作。

（7）用自凝塑料把眶赝复体与眼镜架连接在一起。

2. 种植体固位的眶缺损修复方法

（1）为患者制取面膜，并在模型上完成义眼及义眶蜡型，根据义眼及义眶位置确定种植体位置和方向。

（2）在患者眼眶壁植入种植体。

（3）二期手术后2周，将取膜柱连接于种植体，制取缺损区模型并制作支架蜡型，支架上通常设置3个衔铁。

（4）取下支架蜡型，常规包埋，铸造，抛光。

（5）支架固位于种植体并将磁体吸在衔铁上，制取模型，常规制作眶赝复体。

（6）试戴赝复体，调改合适后，磁体吸在衔铁上，用自凝塑料将磁铁固定在眶赝复体基底板上。

小　结

颌面缺损修复是一种应用人工材料修复难以用自体组织和外科手术方法重建的颌面部软硬组织缺损，使患者面容和受影响的咀嚼、言语、呼吸和吞咽等生理功能得到一定程度改善的修复方法。本节对颌面缺损修复的原因及影响、修复原则及特点、颌骨缺损的修复方法、各类面部缺损的修复方法等内容进行了介绍。

颌面部缺损畸形的致病因素有先天性因素和后天性因素。颌面部不仅构成了每个人的面部外形和容貌特征，而且还承担重要的生理功能，颌面部缺损对患者容貌、生理、心理精神等方面均带来巨大的伤害。此部分内容是了解内容。

根据颌面缺损部位的不同，颌面缺损修复大致上可分为颌骨缺损修复和面部缺损修复两部分。颌骨缺损的修复治疗原则是早期系列修复，以恢复生理功能为主，治疗中要注意保护余留组织，赝复体要有足够的支持和固位并且坚固耐用。面部缺损的修复治疗原则要求早期修复，赝复体要有足够的固位并且要轻巧、使用方便和舒适耐用。此部分内容中，颌面缺损修复原则和特点是需要重点掌握的内容。

（刘劲松）

思　考　题

1. 颌面部缺损对患者的影响有哪些？
2. 为什么颌骨缺损需要早期系列治疗？
3. 颌骨缺损的取模方法有哪些？
4. 颌骨缺损赝复体的固位方法有哪些？
5. 颌骨缺损修复前的检查和准备工作包括哪些？
6. 中空式义颌的制作方法有哪些？

第二十章 牙周病的修复治疗

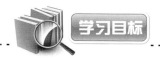

牙周病的修复治疗是牙周病综合治疗的一个重要环节,通过修复治疗方法来改善牙列中患牙的松动、移位、牙周创伤和咬合无力等症状,维持牙周病综合治疗的远期疗效。

第一节 牙周病修复治疗原则

一、目的

1. 调整咬合,消除创伤,减轻牙周支持组织的负担。

2. 固定松动牙,修复缺失牙,矫正移位牙,从而分散𬌗力,控制病理性松动和移位,使牙周组织获得生理性休息。

3. 恢复咀嚼功能,促进牙周组织愈合。

二、一般原则

1. 尽量保存患牙 是牙周病治疗的基本原则,而保存患牙的条件有:治疗后牙周袋深度减少或消失,而且龈组织的色、质变得正常而坚韧;牙的松动度减轻,牙周膜宽度趋于正常,牙槽骨质密度趋于增加;治疗后咀嚼功能得以适当的恢复。

2. 出现下列情况者应该考虑拔除　Ⅲ度松动牙;牙冠严重破坏而且牙槽骨吸收达根长2/3 者;牙松动而且牙周袋深至单根牙的根尖、多根牙的根分叉以下,治疗无效者,应予拔除,但应与老年性退变相区别。老年性退变者,虽然龈组织与骨组织同时萎缩,根分叉暴露,但并不形成盲袋,而且牙周组织相对健康,牙稳固,应予以保留;牙错𬌗畸形,严重影响下颌运动和咀嚼功能的发挥,而且妨碍修复者;牙明显移位、伸长、倾斜,又难以消除咬合创伤者;前牙松动、移位、伸长,不仅影响发音和美观,而且不利于夹板就位者;缺牙较多,余留牙松动,且少而孤立,不仅难以减轻其牙周组织负荷,而且难以控制病理性松动者。

3. 固定松动牙　根据牙松动度及其在牙弓上的位置,来决定固定松动牙的数量和范围,其原则如下:

(1) 最好有一定数量的健康牙包含在固定范围内,否则应考虑适当扩大固定范围。

(2) 松动牙数量越多,松动度越大,则应增加固定的牙数和范围。对于游离端缺失或缺牙数量多且余留牙少,并呈孤立者,应扩大固定范围。合理利用余留牙,利用牙槽嵴黏膜支持作用和夹板稳定设计,以减少侧向力和扭力。

(3) 松动牙数量多,而且分布在牙弓上的位置又不同者,应合理地利用附着体、套筒冠等连接方式,设计成固定式、可摘式或混合式夹板。

(4) 如果患者对颌牙强壮,且𬌗力大时,应适当扩大松动牙固定范围,使上下颌牙周支持组织的支持力不过于悬殊,以免产生𬌗创伤。

(5) 如患者对颌牙为可摘义齿,则可适当地缩小松动牙固定范围。

(6) 松动牙固定的时间长短,取决于其病因和性质:①病因去除后,松动消失者,应采用短期暂时性的固定;②为了观察疗效,或为了恒久性夹板作过渡性准备者,可采用暂时性固定;③长期不可恢复的病理性松动牙,需要修复性调𬌗以及𬌗重建者,应做长期恒久性固定。

(7) 减小𬌗力:磨改宽平的𬌗面,增加或加深沟槽,形成正常的𬌗面形态,减小𬌗力;治疗紧咬牙和磨牙症等不良习惯,消除功能错乱性𬌗力。

(8) 避免不利的𬌗力:改变牙长轴方向,使𬌗力作用方向与牙长轴方向一致;降低牙尖高度和斜度,消除侧向力和扭力;磨改外形高点,消除倒凹,从而使轴面与共同就位道方向一致;调整冠根比例,使牙周组织的负荷减轻;采用套筒冠或附着体,减轻戴用夹板时施于基牙上的扭力;游离端缺牙应采用近中𬌗支托,孤立基牙应采用近远中𬌗支托或环形𬌗支托,注意𬌗支托不宜放在基牙的倾斜侧;设置的卡环应少利用或不利用基牙倒凹,利用卡环臂和基托交互作用、卡环在牙弓上形成的相互牵制作用,以避免摘戴夹板时对基牙产生侧向力和扭力。

第二节　修复治疗分类

依据有无缺牙以及松动牙在牙弓上的位置,临床上可将牙周病修复治疗分为三种类型:第一类:即牙列完整,全口牙有不同程度的松动;第二类:即牙列完整,个别牙或一组牙松动;第三类:即牙列缺损,余留牙部分或全部松动。三种类型其治疗原则为:

第一类:首先固定松动牙,发挥牙周组织的潜在力量和代偿功能的整体作用,然后分散、降低殆力,并改变力作用的方向;其次通过调殆,消除早接触点和咬合干扰,建立协调的咬合关系;最后根据松动度是否消失,来选择过渡性或永久性夹板固定。

第二类:首先去除引起咬合创伤的因素;其次将松动牙与健康牙连接固定,以恢复生理咀嚼功能;最后根据治疗需要,选择不同的夹板固位与松动牙固定装置。

第三类:首先要修复缺牙以恢复牙弓的完整性;其次要保护余留牙和基牙,让其充分地发挥潜在力量和代偿功能的整体作用;最后应适当地恢复咀嚼功能,从而使殆力与牙周、黏膜的耐受性相协调。

以上三种类型中,如果出现前牙移位者,应该先行正畸复位治疗后,再固定松动的前牙。如果出现前牙深覆殆者,应通过适当地加高后牙殆高度或修复缺失后牙来缓解前牙创伤并固定松动牙。但加高后牙殆高度,应注意避免造成颞下颌关节疾患。

第三节　牙周病的修复治疗

牙周病修复治疗应在控制菌斑、消除炎症的基础上进行,根据对患者的检查和诊断,来制订出全面而详细的治疗计划和实施方案。治疗方法包括调殆、夹板固定等。

一、调殆

调殆治疗一般在牙周病被控制之后进行。因为有些牙齿因炎症而有移位,当炎症消退后,患牙常有少量的复位,此时再进行调殆比较准确。此外,如果炎症不控制,单纯调殆将不能取得良好的疗效。对有明显咬合创伤的牙齿,应在牙周手术前进行调殆,以利牙周组织的愈合和修复。

调殆是调磨患牙的创伤性牙尖或边缘嵴,改善牙体外形,从而消除创伤性咬合,使殆力分布均衡,协调咬合关系,恢复对牙周支持组织的生理性刺激,维持牙周组织的健康。

1. 调殆的目的

（1）使各牙的殆力作用方向与牙长轴方向一致。

（2）消除早接触点和咬合干扰,均匀地分散殆力。

（3）建立稳定的尖窝关系,防止牙倾斜移位。

（4）适当地减小殆面颊舌径,减轻牙周创伤。

（5）降低楔状牙尖高度,防止食物嵌塞。

（6）磨改宽平的殆面,恢复牙尖外形、殆面窝沟及食物排溢道。

（7）调磨过长牙、倾斜牙、移位牙,促进建立协调的咬合关系。

（8）磨改由于磨耗不匀而造成的高尖陡坡和高边缘嵴,减少侧向力,重建良好的边缘嵴,使其均匀协调。

2. 调殆的适应证

（1）咬合创伤(如早接触点、咬合干扰)。

（2）磨耗不均匀的边缘嵴、高陡牙尖及楔状牙尖。

（3）重度磨耗所致的宽平殆面。

（4）伸长牙以及影响正畸疗效的倾斜牙、移位牙等。

3. 调𬌗的要求 调𬌗前,必须先控制炎症。如炎症与咬合创伤都很明显时,则消除炎症与调整咬合应同时进行;由于调𬌗是一种不可逆性的治疗方法,所以必须仔细检查(先作正中𬌗检查,然后作侧方𬌗、前伸𬌗检查),查明需调𬌗的范围、具体位置和调𬌗量后再进行;不能破坏患者咬合的稳定性,不能降低𬌗高度,应保持正中𬌗的咬合支持点;调𬌗需要患者的配合,要对患者进行详细解释、示教和训练,以取得患者的理解,并能自然地、准确无误地完成各种下颌运动动作;要通过视诊、触诊、用咬合纸、蜡片以及研究模型等检查,必要时要上𬌗架,作进一步检查,从而找出需磨除的部位;每次口内调磨不宜过多,应分次进行。

4. 调𬌗方法与步骤

第一步:消除明显的𬌗障碍

（1）磨改伸长牙:将超出𬌗平面的伸长牙或牙尖磨低,使之与𬌗平面相适应,可分次磨改,并配以脱敏治疗,对伸长严重的牙需要失活后进行磨改。

（2）调磨楔状牙尖:因磨耗而形成高陡牙尖、斜面,楔状力量可使邻牙分离,引起食物嵌塞,并形成侧向力。所以应将该牙尖磨圆、磨短,这样不仅可使食物嵌塞有所改善,而且也减小了侧向力。

（3）处理磨耗不均匀的边缘嵴:由于两个邻牙边缘嵴高度不一致,可引起食物嵌塞和异常力量,造成牙周组织损伤,所以应酌情调磨较高的边缘嵴,并用修复方法使较低的𬌗面相应增高。

（4）磨改磨耗小平面:由于磨耗可使牙凸面上形成刀削状光滑小平面,从而干扰下颌边缘运动,并产生大的侧向力,所以应磨改其小平面,恢复牙适宜的凸形,要求咬合接触时,只能有一个小的接触区域。

（5）磨改宽平的𬌗面:磨改牙冠轴面外形,调整颊舌径或近远中径,改善牙尖、沟窝和边缘嵴解剖形态,加大沟的深度,并增加沟和食物溢出道。

（6）处理倾斜、移位、扭转、额外牙和畸形牙:凡妨碍下颌功能性运动或引起食物嵌塞者,应根据具体情况,采用调磨、正畸、修复,甚至拔除等方法进行处理。

第二步:消除正中𬌗的早接触点

（1）如为尖对斜面的早接触关系,则应将斜面磨改成凹面,形成尖对窝的支持正中𬌗的稳定点。

（2）如为斜面对斜面的早接触关系,则应磨改成协调的斜面接触关系,以建立更多的适合𬌗高度的正中支持部位。

（3）调𬌗直至下颌能无障碍地从正中关系闭合到正中颌位,使上下颌大多数牙平衡接触并受力均匀。注意不能调磨功能牙尖。

第三步:消除前伸𬌗干扰

（1）应尽量调磨上前牙前伸咬合的接触区,使上下前牙切缘有最大的接触面,但不能调磨正中𬌗的接触点。

（2）如下颌切牙在正中𬌗、前伸𬌗同时存在早接触时,则应调磨下颌切牙切缘唇斜面。

（3）前伸𬌗时,如后牙有𬌗干扰,则应调磨上颌后牙的远中斜面及下颌后牙的近中斜面。

第四步:消除侧方𬌗干扰。

（1）先调磨工作侧𬌗干扰,使牙尖工作斜面关系协调,达到组牙接触,然后再调磨非工作侧𬌗干扰。

（2）如只在工作侧上下颌牙颊尖间有𬌗干扰点,则应调磨上颌牙颊尖的舌斜面。

（3）如只在工作侧上下颌牙舌尖间有𬌗干扰点,则应调磨下颌牙舌尖的颊斜面。

（4）如工作侧牙尖有𬌗干扰点,将此侧再作为非工作侧时,也有𬌗干扰点,则应调磨此牙尖。

（5）如非工作侧有𬌗干扰点,则通常只调磨上颌牙舌尖的颊斜面和下颌牙颊尖的舌斜面,并尽量保留牙尖顶。

二、夹板固定

牙周夹板是一种治疗松动牙的矫治器,通过夹板将一些松动牙和健康牙连接固定在一起,使其成为一个大而新的咀嚼单位,从而起分散𬌗力和减轻牙周支持组织负荷的作用,使患牙得到生理性休息,最终达到牙周组织的愈合修复和行使功能的目的。

（一）牙周夹板应具备的条件

牙周夹板固定是牙周病修复治疗中最重要的方法和必要的措施之一,所以一个良好的牙周夹板应具备以下条件:

1. 制作简单,使用方便,在制作时应以少磨除或不磨除牙体组织为原则。
2. 固位力强,固定效果好,能抵御各个方向的外力。
3. 符合口腔卫生条件,有自洁作用,对口腔软硬组织无不良刺激作用。
4. 美观、舒适,经济耐用,不妨碍牙周病其他治疗的进行。

（二）牙周夹板的种类及制作方法

牙周夹板包括暂时性夹板和恒久性夹板两类。暂时性夹板一般使用几周到数月不等,待牙周支持组织愈合后拆除夹板。也可以在暂时性夹板戴入后,当组织对治疗反应良好、并显示出牙周组织有初步修复或再生时,应考虑换用恒久性夹板。恒久性夹板是一种需要患者长期戴用的修复体,其固位力强,固定效果好,但操作较复杂,制作时还需磨除部分牙体组织。暂时性夹板虽然固定效果不如恒久性夹板,但具有操作简便、价格低廉等优点。

1. 暂时性夹板

（1）适应证:固定有保留价值的松动牙;固定急性牙周炎的患牙;为了观察疗效,在牙周病患牙治疗后,可先用暂时性夹板固定,若效果良好,则换用恒久性夹板固定;为防止松动牙继续松动移位,在恒久性夹板制作未完成之前,可先用暂时性夹板来固定松动牙;固定松动患牙以减轻或避免因牙周手术和调𬌗对其的刺激;为了避免因牙周病而移位的牙复位后再移位,可用暂时性夹板固定和保持。

（2）暂时性夹板类型和制作方法:暂时性夹板的类型很多,但临床上常用的类型有结扎固定、光固化树脂夹板、尼龙丝复合树脂夹板等,可根据患牙需要固定时间的长短、坚固程度、牙松动度及位置、需固定松动牙的数量、患者口腔卫生情况等因素来选择。现将常用类型制作方法介绍如下:

1）粘接剂固定法:利用复合树脂粘接技术来固定经治疗后的牙周病的松动牙,可有两种处理方法:一种是直接将松动牙粘接固定在不松动的邻牙上,如光固化树脂夹板等;另一种是将粘接材料与其他材料综合应用来固定松动牙的方法（如尼龙丝-复合树脂夹板等）。

光固化树脂夹板:洁治或牙周治疗后将牙面彻底清洁,在需固定的松动牙和邻牙邻面及舌面上进行釉质酸蚀处理,冲洗干净并吹干,然后涂布一层薄而均匀的釉质粘接剂,并覆盖0.5~1mm厚度的光固化复合树脂,成形后光照40秒,最后调𬌗、抛光。注意复合树脂覆盖粘接部位应在牙的邻面与无咬合的舌面、舌隆突上,不能覆盖在牙龈上,同时应保持邻间隙通畅。由于此方法不需作牙体预备,所以尤其适宜于因外伤或急性牙周炎的松动牙固定。

尼龙丝—复合树脂夹板:洁治或牙周治疗后确定需固定结扎的牙,并彻底清洁牙面,取一段长约40~50cm的尼龙丝,从结扎区一侧牙逐个打单结或多结至另一侧牙,然后用同样方法返回结扎第二道,第三道结扎仍打单结,尼龙丝从前两道的龈侧相互穿过,再在这两道的切端侧做结扎,将三道尼龙丝结扎在一起,并逐个进行至另一侧,对牙间隙稍宽的两牙间可结扎2~3个结,最后切断多余的尼龙丝。按常规酸蚀处理需结扎牙的邻面,并采用复合树脂将尼龙丝结扎头包埋和覆盖邻面。完成后进行调𬌗、抛光。此类型夹板一般可保持6个月~3年。

2)结扎固定法:利用牙线、外科丝线、尼龙线以及软不锈钢丝等结扎材料,将松动牙用连续结扎的方法固定于邻近的健康牙上。此法固定效果较差,只能用作短暂的固定,每1~2周应更换一次。结扎固定法多用于结扎松动前牙,结扎时要求结扎丝应位于舌面隆突和邻接点间,以防止结扎丝向切端或龈端方向滑脱。先用双套结或外科结固定在尖牙上,然后用连续结扎或8字形结扎其他前牙,最后固定于对侧尖牙上。操作时应注意保持牙本来的牙间隙以及位置关系,以防牙受力移位。

2. 恒久性夹板

(1)适应证:经过暂时性夹板固定后,疗效良好者;牙周病患牙经治疗后,炎症基本得到控制或消除,且需长期固定者;有些牙列缺损者,修复缺牙同时需要固定松动牙。

(2)恒久性夹板类型与制作方法:恒久性夹板可分为可摘式、固定式以及固定可摘式三种类型。

1)固定式恒久性夹板:是指经过粘固,患者不能自行摘戴,能长期戴用的夹板。其设计原理和制作方法与人造冠、固定桥基本相同。它具有固位、固定效果较好等优点,但是需要磨除牙体组织较多,操作技术较复杂,所以临床应用时要选择好适应证。

固定式恒久性夹板适应证:牙列缺损,邻近缺牙区的牙松动,松动牙的邻牙健康,采用联冠固定松动牙后可作为可摘局部义齿的基牙者;个别牙或一组牙松动或其间存在个别缺牙,余留牙在牙弓上的位置正常,且有健康牙可选作基牙者;牙半切术、截根术和分根术的患者;需固定的松动牙范围大而且颊舌向固定效果差者,可分段制作夹板,并应用附着体、套筒冠等,设计成弧形或两侧相抗衡的固定式恒久性夹板。

固定式恒久性夹板制作要求:作为夹板固位体或固定器的人造冠龈边缘,一般置于龈缘之上,牙冠颈1/3区中;去除轴面过突的外形、过大的倒凹,同时要加大颊(舌)外展隙,并敞开楔状隙;降低𬌗面牙尖高度,增加溢出沟,适当缩窄𬌗面。

2)可摘式恒久性夹板:是指患者可自行摘戴、长期使用的夹板。此类夹板一般体积较大,而且固定效果不如固定式夹板,但是具有磨除牙体组织少、制作简便、易于清洁卫生、便于修理和进行其他治疗等优点。它的制作方法基本同可摘局部义齿,但可根据口腔情况和牙周病患牙的特点,设计出不同形式的松动牙固定装置。常用的固定装置有:①长臂卡环;②连续卡环;③颊钩;④双翼钩;⑤𬌗垫:用于有多个松动牙需要固定而且还要恢复𬌗高度者,𬌗垫可由金属、塑料或金属塑料混合制成(图 20-1)。

　　3)　固定可摘式恒久性夹板:是指固定夹板与可摘式夹板的联合使用。此类夹板是用联冠、弓杆连接以及套筒冠等方法,将松动牙、健康牙连接固定,形成多基牙,为可摘式夹板提供支持和固位的基础。固定部分固定在基牙上,而可摘部分患者可自行摘戴。此夹板制作关键是固定与可摘两部分间的连接装置,常用的有插销式附着体、杆式附着体、套筒冠以及磁性附着体等。总之,虽然恒久性夹板制作与固定义齿、可摘局部义

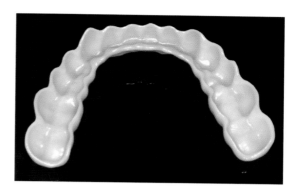

图 20-1　塑料𬌗垫

齿制作方法基本相同,但因患者口腔情况和牙周夹板要求不同,所以在制作过程中应注意以下几个方面:①要制取研究模型,记存模型以观察,对比疗效用;②可摘式恒久性夹板的支架制作,要按共同就位道正确画出导线,并正确设计;③固定式恒久性夹板的各种人造冠的制作,不仅严格要求达到共同就位道,而且人造冠、桥体外形还应符合减轻𬌗力、避免扭力、有助于保护牙龈和自洁作用的要求;④每 3 ~ 6 个月患者要定期复查,发现问题,应及时处理。

第四节　修复体与牙周健康

　　在牙周病修复治疗前必须进行基础治疗并根据病情作牙周手术治疗。常见的牙周手术有牙龈切除术、翻瓣术、袋内壁刮治术、切除新附着术、引导组织再生术、冠延长术等(见牙周病学相关章节)。牙周手术必须建立在有效的牙周基础治疗之后才能进行,其目的是彻底消除病灶,创造良好的牙周环境,恢复牙周健康与功能,重新建立牙周生物学宽度。

一、生物学宽度

(一)　生物学宽度定义

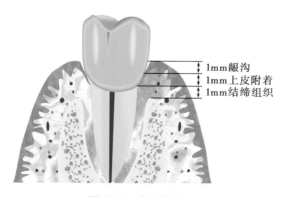

1mm龈沟
1mm上皮附着
1mm结缔组织

图 20-2　生理学宽度

　　生物学宽度(biologic width,BW)是上皮附着和位于龈沟底与牙槽嵴顶之间的结缔组织附着生理学宽度之和(图 20-2)。BW 平均值为 2.04mm。

(二)　BW 的生理学意义

　　包绕牙体周围的 BW 所形成的天然屏障,有助于保护牙槽嵴免受感染和疾病侵害。牙体预备术中,不慎造成的 BW 的人为破坏,将导致修复体周围的龈炎,临床表现为修复体周围呈现出红色颈圈(图 20-3)。

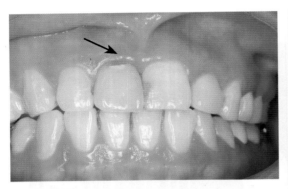

图 20-3　修复体周围呈现出红色颈圈

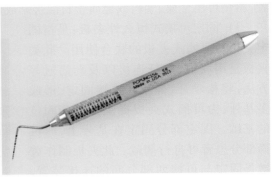

图 20-4　牙周袋探针

（三）BW 的评价方法

利用牙周袋探针（图 20-4）和 CT 片（图 20-5）能够评价邻间的 BW 有无被修复体边缘侵犯。拍片前，用不透光的金属片将被测牙齿的龈缘在牙齿上标记，拍片后即可获得龈缘至牙槽嵴顶之间的距离，将其与牙周袋探针测得的龈沟深度相减，即可求得 BW 的值。

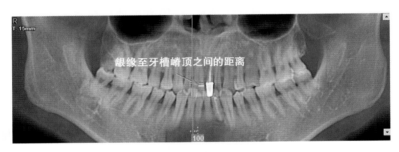

图 20-5　CT 片

（四）BW 与修复体边缘位置

修复体边缘位置有三种：龈上、平齐龈缘、龈下。当修复体边缘被置于龈下时，将涉及牙龈健康。设计修复体边缘位置，应使用牙周袋探针探查龈沟深度。如果患者的牙龈健康，则可以参照以下 3 点设置龈沟内的修复体边缘位置：

1. 如果龈沟深度为 1.5mm 或小于 1.5mm，可将修复体边缘位置放在龈沟底之上 0.5mm。该位既可以保证修复的美观效果，也可以保护 BW 不被侵犯。

2. 如果龈沟深度大于 1.5mm，可将修复体边缘放在龈沟深度 1/2 位置。即便患者具有高风险的牙龈退缩，但该位距离龈沟底尚有足够距离。

3. 如果龈沟深度大于 2.0mm，尤其是唇面的龈沟深度大于 2.0mm，可考虑冠延长术，切除部分牙龈，使龈沟深度为 1.5mm，参照上述第一条，设计修复体边缘。

二、冠延长术

冠延长术是近年来普遍应用的一种修复前的牙周手术。冠延长术的目的就是重建生物学宽度，为牙体及牙周病的修复治疗创造条件，达到提高患牙的保存质量。一般认为牙槽嵴和修复体边缘间的距离应≥3mm，这个距离有助于冠延长术治疗计划的制订。

1. 适应证

（1）牙冠折断达龈下,影响牙体预备和取印模者(图 20-6)。

（2）存在龈下龋损或因大面积龋坏而致临床牙冠过短者。

（3）临床牙冠过短、伴有或不伴有美观问题者,如牙齿磨耗。

（4）因解剖牙冠暴露不全而致牙冠短小者。

（5）为获得对称的牙龈外形(尤其在美观区)。

（6）牙龈过度增生而使临床牙冠变短者。

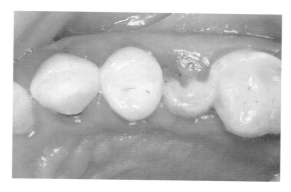

图 20-6 牙冠折断达龈下

2. 手术方法 牙冠延长术的基本方法就是切除部分牙龈,必要时利用根尖向复位瓣切除少量的牙槽骨,保证正常的生物学宽度和适当的牙本质肩领。术前经牙周基础治疗,使牙周炎症消除。

（1）局部麻醉。

（2）常规口内口外消毒。

（3）切龈:可采用手术刀、高频电刀(图 20-7)、激光切龈。后两者方法不易出血。切龈后,暴露出牙本质,形成牙本质肩领,有利于修复(图 20-8)。

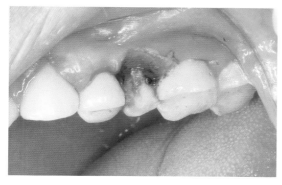

图 20-7 高频电刀切龈

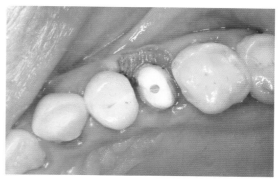

图 20-8 暴露出牙本质,利于修复

（4）设计内斜切口,翻开暴露黏骨膜瓣,暴露不理想时可做松弛切口,腭侧黏骨膜剥离时应注意剥离深度,能充分暴露牙槽嵴顶即可。

（5）暴露牙槽骨嵴顶后,可用高速涡轮牙钻去除部分牙槽骨,去骨后牙根断面与牙槽嵴顶之间应为 3~4mm 宽,以满足牙体修复时牙体预备的需要。也可使用 Wedelstadt 凿或 Sugarman 锉去除部分牙槽骨,去骨时应使骨切除部位与邻牙的牙槽骨嵴成自然形态,刮治平整根面,必须去除根面上残存的牙周膜纤维,以防形成再附着。

（6）修整龈瓣,以利愈合后形成正常牙龈生理外形。将龈瓣复位,间断缝合牙龈于新形成的牙槽嵴顶处。

知识拓展

牙龈乳头

（一）修复体邻接点与牙龈乳头

健康的牙龈乳头呈粉红色,天然牙或修复体邻接点下方的三角区为牙龈乳头的生存空间(图20-9)。修复体与天然牙及修复体之间邻接点恢复不正确,极易形成"黑三角"(图20-10)。当邻接点距离牙槽嵴顶为5mm或小于5mm时,牙龈乳头的恢复几乎达到100%;当距离牙槽嵴顶为6mm时,牙龈乳头的恢复可达到56%;当距离为7mm或大于7mm时,牙龈乳头的恢复仅能达到27%或更少。临床很容易观察到这一现象(图20-11,图20-12)。

（二）种植体间距、种植体与修复体间距与牙龈乳头

牙齿拔除后,牙龈乳头随即消失。当植入两个或两个以上种植体时,其间距必须大于3mm,而植体与修复体间距必须大于2mm,行牙龈乳头成形术后,方有可能恢复。

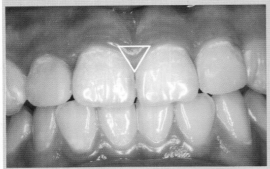

图 20-9　位于三角区的牙龈乳头

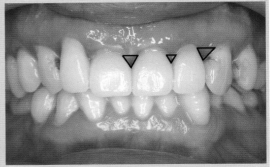

图 20-10　修复体邻接点的下方的"黑三角"

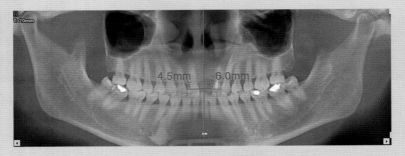

图 20-11　种植体植入前的 CT 片,天然牙的邻接点距离牙槽嵴顶为4.5mm,未来修复体与天然牙的邻接点距离牙槽嵴顶为6.0mm,由此推断牙龈乳头有56%恢复的可能性

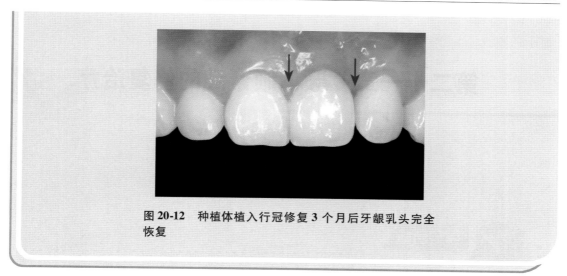

图 20-12　种植体植入行冠修复 3 个月后牙龈乳头完全恢复

小　结

　　牙周病修复治疗是牙周病综合治疗的一个重要组成部分。通过对患牙进行调𬌗,消除早接触点和咬合干扰,降低高陡牙尖及楔状牙尖,改善牙体外形,调磨不均匀的边缘嵴、过长牙、倾斜牙、移位牙,重新建立协调的咬合关系,恢复对牙周支持组织的生理性刺激,维持其健康。选择暂时性牙周夹板和恒久性牙周夹板将松动牙和健康牙连接固定在一起,使其成为一个新的咀嚼单位,从而起到分散𬌗力和减轻牙周支持组织负荷的作用,使患牙得到生理性休息,最终达到牙周组织的愈合修复和行使功能的目的。

（刘呈胜）

思　考　题

1. 牙周病修复治疗的原则有哪些?
2. 牙周病修复治疗中采用调𬌗的目的是什么,有什么要求?
3. 暂时性牙周夹板和永久性牙周夹板分别适用于哪些病例?

第二十一章 颞下颌紊乱的修复治疗

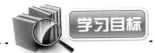 学习目标

口腔医学专业：
1. 掌握：颞下颌紊乱的修复治疗方法。
2. 熟悉：颞下颌紊乱的检查方法及临床表现。
3. 了解：颞下颌紊乱的病因。

口腔医学技术专业：
1. 掌握：颞下颌紊乱的临床表现及修复治疗方法。
2. 熟悉：颞下颌紊乱的检查方法。
3. 了解：颞下颌紊乱的病因。

第一节 概 述

颞下颌紊乱（temporomandibular disorders，TMDs），亦称颞下颌关节紊乱或颞下颌关节紊乱病，它是由关节囊内和神经肌肉疾病引起的疾病，是口颌系统疾病。人们对 TMDs 认识经历了一个从局限到较全面的过程，即能以系统的观念去看待 TMDs 及其相关问题。因此，TMDs 的诊治需要口腔修复科、口腔颌面外科、口腔正畸科等学科的医师共同完成。

颞下颌关节（temporomandibular joints，TMJs）与咀嚼肌群、韧带、颌骨及牙齿咬合关系较为密切，互相协调方能行使正常的生理功能。如果神经肌肉功能失调或关节结构发生改变，就有可能出现 TMDs 症状。

一、病因

常见的有关因素如下：

1. 咬合因素 牙尖过高、牙齿过度磨损和磨耗、磨牙缺失过多、不良修复体、颌间距离过低或过高等因素，可造成咬合关系紊乱，进而破坏关节内部结构与功能的平衡，颞下颌神经肌肉不调，从而促使本病的发生与发展。

2. 创伤因素 患者有局部创伤史,如外力撞击、咬硬物、张口过大(如打呵欠)等急性创伤;还有经常咀嚼硬食、夜间磨牙以及单侧咀嚼习惯等。这些因素可能引起神经咀嚼肌群功能失调和关节挫伤或劳损。

3. 全身及其他因素 神经精神因素与本病可有一定关系。风湿病、受寒、情绪急躁、精神紧张、容易激动等均可诱发本病。

二、临床表现

1. 颌面部疼痛 是主要临床表现,疼痛部位可在关节区或关节周围,并可伴有不同程度的压痛。

2. 关节杂音和开口型变化

(1)可复性盘移位(图21-1):由于翼外肌的牵拉,关节盘位于前内侧。常产生开闭口

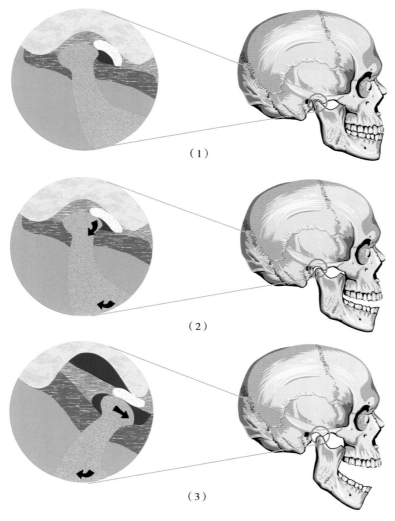

（1）

（2）

（3）

图 21-1 可复性盘移位示意图

(1)关节盘位于前内侧,髁突位于盘后 (2)开口初期,髁突旋转,髁突仍位于盘后 (3)大开口时,髁突复位于盘中,并发生弹响

往返弹响声。开口弹响发生于开口任何时期,为髁突恢复到关节盘时所产生的;闭口弹响发生于闭口末期,为关节盘重新移向前内侧时产生的。开口型异常,但下颌运动正常。

（2）不可复性盘移位（图 21-2）:关节盘完全位于髁突前内侧,髁突前移推压关节盘时,盘不能复位。可无弹响,但有弹响史。开口型偏向患侧,下颌向对侧运动受限。患侧有疼痛感,是由于髁突位于关节盘后方造成的。

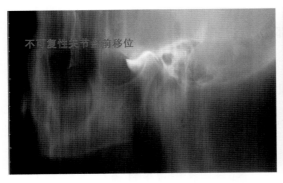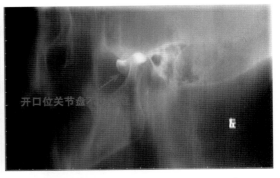

图 21-2　许氏位片关节造影显示左侧不可复性盘移位

（3）盘穿孔（图 21-3）:产生连续的破碎声。

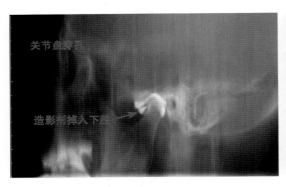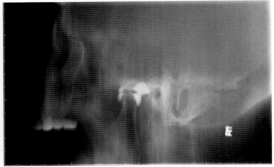

图 21-3　盘穿孔

3. 部分患者有头痛、耳鸣等症状。

第二节　临 床 检 查

一、一般检查

（一）问诊

听取患者主诉,询问病史（包括现病史、既往史等）。现病史应包括发病的时间、起因及过程。既往史包括一般病史（如神经系统疾病、内分泌系统疾病等）、口腔疾病治疗史（如口腔手术、修复、正畸等）、不良习惯（如夜磨牙、单侧咀嚼、咬硬物等）。

（二）视诊

1. 观察患者的精神状况是否正常,有无紧张、焦虑。

2. 观察患者的面部是否协调对称,有无发育畸形、外伤痕迹、术后瘢痕以及上下颌前后关系是否协调等。

3. 观察下颌运动是否正常,包括开口度、开口型、下颌前伸和侧方运动。

（三）听诊

听诊应包括开闭口运动时关节杂音和咬合音。

1. 检查关节有无弹响,有无杂音。用听诊器听诊,也可用多普勒声音探测传感器记录音频信号。

2. 让患者有节奏地叩齿,如叩齿声清脆则说明咬合稳定,如叩齿声模糊则说明咬合不稳定。

（四）触诊

1. 肌触诊　包括对颞肌、咬肌、翼内肌、翼外肌、二腹肌后腹及胸锁乳突肌的触诊。用手指对双侧肌对称部位轻轻按压(注意翼外肌只能单侧检查),检查有无压痛点。肌触诊内容包括:肌结构、协调性、体积、收缩程度及顺序。触诊时手指用力不仅要稳定而且还要柔和,不能用力过大。触诊时应沿肌纤维方向由起点到止点依次进行,并仔细体会肌的收缩特征。

2. 颞下颌关节触诊　嘱患者连续做开闭口及牙尖交错咬合,在耳屏前触压关节的外侧面,在外耳道触压关节的后面,检查弹响和触痛区域,然后再用手指触诊外耳道前壁,体会并比较两侧髁突的冲击强度以及活动度的一致性和对称性。如颞下颌关节外侧有触压痛,表示关节囊有炎症或损伤。如外耳道内关节囊后壁有压痛,表示关节后区有损伤。

3. 颈椎触诊　寰椎横突位于颞骨乳突之下,触之有无疼痛。

（五）口内检查

1. 有无牙缺失、错𬌗畸形、牙周病、龋病等。

2. 𬌗曲线、咬合早接触点、牙磨耗以及垂直距离。

3. 与咬合有关的颌位是否正常,以了解咬合、颞下颌关节和肌组织是否协调。

（1）牙位与肌位是否一致。

（2）上下牙列中线是否一致。

二、X线检查

1. 许氏位片　了解关节间隙和关节骨性结构的情况(图 21-4)。

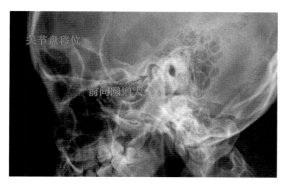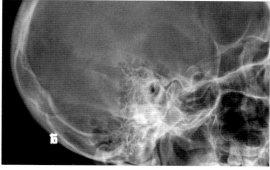

图 21-4　许氏位片显示关节盘前移,关节前间隙增大

2. CT　能清晰地显示出硬组织结构,可对其进行三维重建,从而更加直观地显示出关节结构及其与邻近硬组织的空间关系(图 21-5)。

3. 关节造影(图 21-6)。

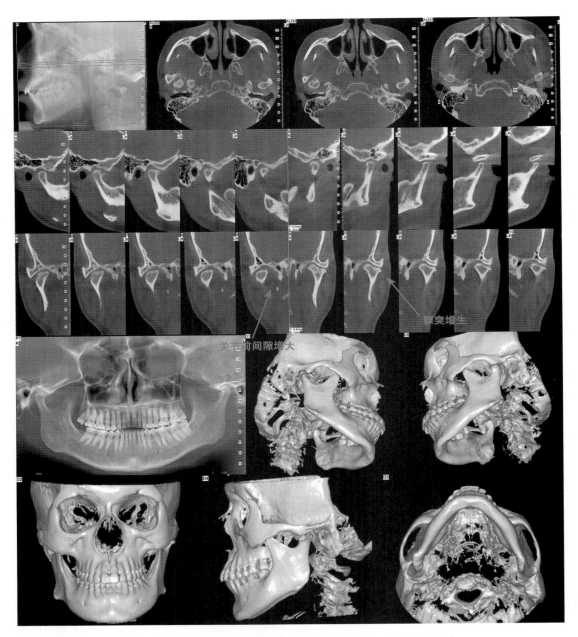

图 21-5　CT 片显示关节盘前移,关节前间隙增大,伴有髁突增生

三、模型检查

模型检查可以观察唇颊侧面的咬合情况,而且还能观察到舌侧面的咬合情况。

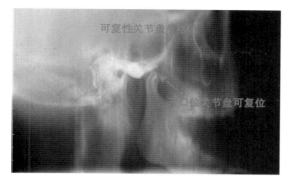 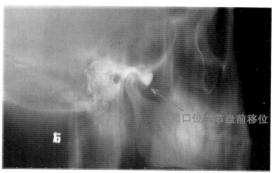

图 21-6　关节造影检查（许氏位片）显示可复性盘移位

四、功能检查

1. 下颌运动轨迹检查　采用下颌运动轨迹描记仪进行描记,不仅能描绘出下颌运动轨迹,而且还能精确地提供下颌运动的速度及加速度等信息。

2. 髁突运动轨迹检查　用激光摄像技术描记仪对髁突运动轨迹进行描记。

3. 肌电图检查　是检测肌功能较为有效的方法,它可了解各肌的功能状况和协调性。

五、其他检查

1. 磁共振成像（MRI）　可直接显示出关节盘和关节内软组织的形态结构,对关节盘移位和变形检查是目前最有效的手段之一。

2. 关节镜检查　可直接观察关节内组织结构的病理变化。

第三节　治　　疗

一、治疗目的与原则

1. 治疗目的　去除引起咀嚼肌、颞下颌关节和咬合三个口颌系统主要组成部分之间功能不协调的因素。

2. 治疗基本原则

（1）颞下颌紊乱的病因复杂,是多因素引起的,故治疗应采取综合治疗。

（2）采用对症治疗与消除或减弱致病因素相结合。

（3）改进患者的全身状况和精神状态,同时进行心理治疗。

（4）先用温和的、保守的、可逆性的治疗（如服药、咬合夹板、理疗、封闭等）,然后用不可逆的保守治疗（如调𬌗、正畸矫治等）,最后采用不可逆性治疗（如手术）。手术治疗是在保守治疗无效的情况下采用的。

二、治疗方法

（一）一般治疗

1. 精神心理治疗　首先要了解患者的性格特征以及心理状态,然后向患者解释疾病可能的原因与机制、治疗手段与过程、估计的疗效与预后,以消除患者的恐惧心理,减轻精神负担。同时还应向患者解释纠正不良习惯的原因,以取得配合。

2. 氯乙烷喷雾　可用于缓解由咀嚼肌紧张、痉挛引起的局部疼痛和张口受限。

3. 物理疗法　通过局部加热,促进微循环和新陈代谢,以缓解疼痛。常用方法有湿毛巾热敷、红外线照射、超短波电磁疗法、氦氖激光疗法、肌电生物反馈等。

4. 药物治疗　口服镇静等药物可起抗焦虑作用,消除紧张、恐惧等心理,同时也可改善患者失眠,但不能大剂量长期服用此类药物,以免成瘾。

5. 封闭治疗　局部注射麻醉药物不仅能即刻起到止痛作用,而且还能阻断中枢神经的反射机制。

6. 肌功能锻炼　肌功能锻炼是通过运动下颌来进行的,其目的不仅可以纠正下颌运动的异常状态,而且还可以恢复咀嚼肌正常功能。这种治疗必须向患者充分解释,以取得患者的理解及配合。肌功能锻炼方法如下:

(1) 消除开口受限的功能锻炼:若开口受限且伴有轻微疼痛,可用拇指顶住患者上颌中切牙切嵴,示指按下颌中切牙切嵴,加力使上下颌分离,反复练习,但注意练习应在不发生疼痛的范围内进行。

(2) 纠正下颌偏位的肌功能锻炼:在不发生疼痛的情况下,用手加力于偏位侧,使下颌在无偏位状态下反复做开闭口练习。

(3) 恢复肌功能的锻炼:先让患者有节律地进行 10 次开闭口运动,然后做 2~3 次大而慢的开口运动,以上动作反复做 5~6 次;用手掌对抗下颌,嘱患者用力开口,并保持 10 秒;用手加压于下颌切牙,嘱患者做对抗性闭口运动,反复数次。侧向和前伸运动的练习,与开闭口运动相似,做侧向运动时,在下颌的同侧加力;做前伸运动时,在下颌的颏部加力。

7. 传统医学治疗　用中医中药治疗,也可采用指压按摩等治疗方法。

(二) 𬌗治疗

应用咬合夹板、调𬌗等方法进行治疗。

1. 咬合夹板的应用　咬合夹板是一种有效的治疗颞下颌紊乱的方法,它主要是通过调节髁突在关节窝中的位置,使髁突与关节盘的位置关系得以协调,从而起减轻关节腔内的压力,抑制升颌肌群的收缩作用。咬合夹板不仅有治疗作用,而且也可用于诊断。如果戴用咬合夹板后,症状得到缓解,说明咬合是重要的致病因素;反之则说明咬合不一定是重要的致病因素,应寻找其他致病因素。咬合夹板不宜长期戴用。

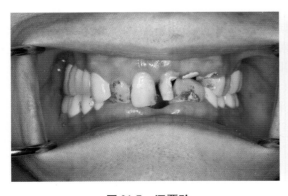

图 21-7　深覆𬌗

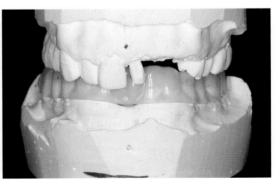

图 21-8　模型上制作咬合夹板

（1）咬合夹板治疗颞下颌紊乱的主要机制

1）调整髁突在关节窝内位置的作用：咬合夹板戴用后，下颌可位于肌位，髁突前移，关节后间隙增大，从而减轻髁突对关节后部软组织的压迫，以达到减轻疼痛的目的；戴用咬合夹板后，髁突稍下移，关节盘与髁突、关节窝的接触也略下移，接触也有所松弛，从而减轻了关节腔内的压力（图21-7～图21-12）。

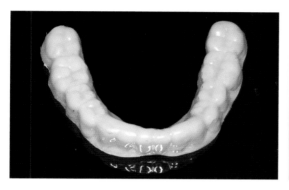

图 21-9　咬合夹板

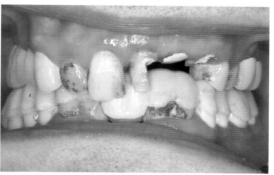

图 21-10　口内试戴咬合夹板

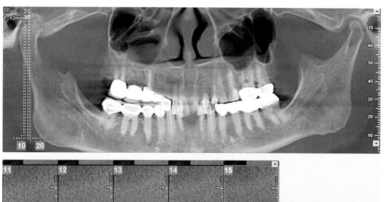

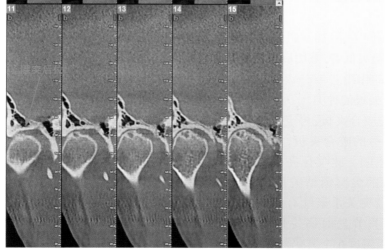

图 21-11　戴用咬合夹板前，髁突后位，对关节后部软组织产生压迫

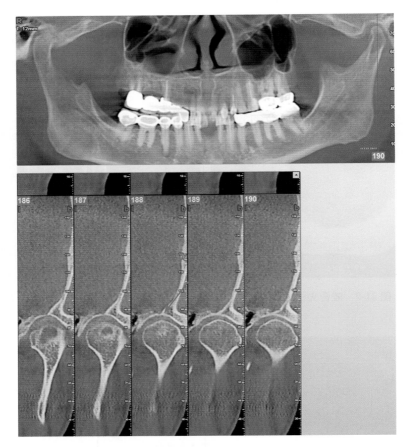

图 21-12　戴用咬合夹板后,髁突前、下移,缓解关节后部软组织压迫

2）恢复前牙切道:前牙开𬌗而失去切道的患者,可通过戴用咬合夹板使前牙恢复正确的切道。

3）调整颌间关系:如下颌偏向一侧者,戴用咬合夹板后可调整其颌位,使之居中和左右对称。如垂直距离低者,戴用后可恢复其垂直距离。如深覆𬌗者,可利用前牙咬合夹板起到调整后牙高度的作用。

（2）咬合夹板的种类

1）再定位咬合夹板:再定位咬合夹板为覆盖全牙弓的咬合夹板,多用于上颌,也可用于下颌。此咬合夹板要求与对颌牙有明显的尖窝锁结关系(图 21-13)。适用于盘突关系紊乱有弹响的患者(如可复性关节盘前移位伴有弹响者)。如果疗程超过 6 个月仍然无效,应停止使用该咬合夹板。

再定位咬合夹板的厚度为 3～4mm

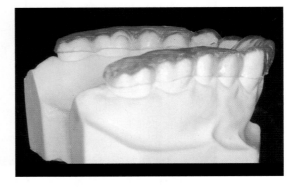

图 21-13　再定位咬合夹板

左右,以 CT 片和患者主观症状消失或减轻为依据,可适当调整厚度。当患者弹响消失后,逐渐降低殆面高度,调改天然牙。

如果颌位变化较大,调殆不能解决症状时,则要进行殆重建。可先去掉一侧咬合夹板,修复该侧咬合高度和颌位关系,再去掉另一侧咬合夹板,最后是前牙重建修复。

2）松弛咬合夹板:戴在上颌,由腭侧基托、卡环、前牙区平板构成(图 21-14)。主要治疗殆状态突然改变所造成的肌功能紊乱和颌位不稳定,张口受限、咀嚼肌痉挛、下颌偏位、髁突偏位、下颌后退和夜磨牙等情况,如伴有深覆殆者则更适用。

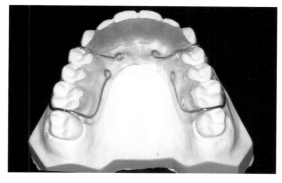
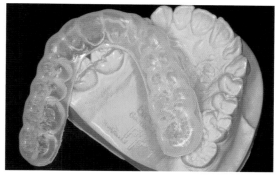

图 21-14　松弛咬合夹板　　　　　　　图 21-15　稳定性咬合夹板

3）稳定性咬合夹板:为覆盖全牙弓的咬合夹板,可用于上颌或下颌。殆面平滑,在正中咬合时,咬合夹板只与对颌牙的工作牙尖呈点状接触,无尖窝交错关系,这样便于调整下颌位置,有助于肌功能的恢复(图 21-15)。咬合夹板的厚度在第二磨牙中央窝处保持在 2mm 左右,以不超过息止殆间隙为准。此咬合夹板戴入后,患者原有的尖窝关系不复存在,原有的肌记忆型被抹去,有利于肌痉挛的解除。当患者症状消除后应逐渐降低殆面高度,直到殆垫磨穿,然后调改天然牙,以求得肌位与牙位的一致。适用于肌功能紊乱者。如果戴用 6 个月后仍然无效,应停止使用该咬合夹板。

4）枢轴咬合夹板:适用于不可复性关节盘移位造成关节绞锁的患者。

枢轴咬合夹板制作方法与稳定性咬合夹板制作方法相似,仅在第二磨牙区加高约 2mm,加高处与对颌牙有尖窝接触关系,其余牙与咬合夹板无接触。当后牙咬合时可用手推或头帽拉颏部向上,利用杠杆原理使髁突下降,关节间隙加宽,关节腔内的压力降低,有利于关节盘复位。戴用咬合夹板用餐可进半流质饮食,通常 1 周可见效。如有困难,则可改为夜间使用,但需连续使用 1 个月以上才见效。

5）殆调位性咬合夹板:适用于垂直距离过低而需升高咬合的患者。

殆调位性咬合夹板为覆盖全牙弓的咬合夹板,可用于上颌或下颌。先制作稳定性咬合夹板,患者戴用数周后使肌功能得到调整,再将咬合面改成类似义齿的咬合关系,经调改合适后患者再戴用约 3 个月,如患者感到舒适,则确定为最佳高度,最后将此高度和颌位作为恒久性咬合重建的依据。

6）软弹性咬合夹板:适用于有紧咬牙的患者。

软弹性咬合夹板为覆盖全牙弓的咬合夹板,患者戴用后,若咬合面有咬穿处,则可视为咬合早接触点所在处,能比较准确地作为调改咬合的标志。其缺点在于难以调磨或加高咬合面,遇热易变形,而且光洁度不佳,不易抛光和自洁,不易保持口腔卫生。

2. 调𬌗 又称选磨,是一种直接在口内对咬合进行选择性调磨的方法,也是恒久性地使咬合发生不可逆性改变的治疗方法之一。通过调𬌗,可以消除妨碍咬合关系的不协调牙尖、咬合面和沟窝关系,恢复良好的咬合功能,从而建立稳定的牙尖交错位,使肌疼痛和关节弹响等症状减轻,甚至消失。另外,还可纠正紊乱的牙周膜感觉传入接受器,使调改后咬合关系趋于正常,从而使下颌前伸、后退和侧向运动自如。

(1) 调𬌗的适应证

1) 个别牙或少数牙有咬合早接触者。

2) 咬合不平衡者。

3) 牙磨耗不均匀者。

(2) 调𬌗的原则

1) 应该分次进行,一次不宜调磨过多,且在疼痛得到缓解后方可以进行调𬌗。

2) 不能改变咬合垂直高度,保持工作牙尖高度。

3) 使𬌗力趋于轴向。

4) 侧向运动时,非工作侧无接触;而前伸运动时,后牙无接触。

5) 常规调磨的顺序为先调正中𬌗,再调侧向𬌗,最后调前伸𬌗。

(3) 调𬌗的方法及步骤(详见第二十章牙周病的修复治疗)。

知识拓展

𬌗重建

包括颌位的改正,适当地恢复垂直距离,重建正常的咬合关系等,从而使重建的𬌗关系与颞下颌关节、咀嚼肌相协调,以达到最终消除由于咬合异常而引起的口颌系统紊乱的目的。有的颞下颌紊乱病的患者在使用咬合夹板后症状消除,可依据已确定的咬合关系直接进行𬌗重建。𬌗重建可采用可摘和固定两种方法,但应尽量采用固定修复方法,如冠、嵌体等。𬌗重建的具体方法和步骤如下:

(1) 口腔准备:完成诸如牙周病、龋病的治疗,并明确重建范围及修复体类型。

(2) 暂时性修复体的制作:在牙体预备后,应进行暂时性修复体的制作,以防止牙移位、敏感不适和保持适当的咬合关系。

(3) 上𬌗架:在模型上制作蜡堤,然后确定垂直距离,记录正中𬌗关系,并将上下颌模型准确地转移到𬌗架上,同时对患者的颞下颌关节运动特点予以记录。

(4) 制作修复体:在模型上完成修复体蜡型,使咬合面形态与颞下颌关节运动、咬合运动及前牙覆𬌗、覆盖关系相协调。然后进行蜡型包埋和铸造完成修复体制作。

(5) 口内试戴修复体:将修复体在患者口内试戴调磨,并暂时固定。

(6) 粘接完成:修复体经过数周试戴合适后,即进行永久性粘接。

小　　结

颞下颌紊乱是口腔颌面部常见病之一。临床表现为局部酸胀或疼痛、弹响和运动障碍,部分患者还伴有颞部疼痛、头晕、耳鸣等症状。治疗方法先用保守的可逆性的治疗(如服药、咬合夹板、理疗、封闭等),改进患者的全身状况和精神状态,后用不可逆的保守治疗(如调拾、正畸矫治等),在保守治疗无效的情况下采用手术治疗。

颞下颌紊乱的修复治疗方法是用不同类型的咬合夹板调整髁突在关节窝内的位置,使髁突向前向下移,增大关节后间隙,从而减轻关节腔内压力,减轻髁突对关节后部软组织的压迫,达到减轻疼痛、缓解症状的目的。

(刘呈胜)

<h2 align="center">思　考　题</h2>

1. 简述颞下颌紊乱的主要病因及临床表现。
2. 颞下颌紊乱的治疗原则和治疗方法有哪些?
3. 咬合夹板治疗颞下颌紊乱的主要机制及咬合夹板的种类有哪些?

第二十二章 铸造技术

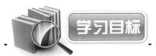

口腔医学专业：
  1. 掌握：铸造缺陷产生的原因。
  2. 熟悉：可摘代型模型的制作方法。
  3. 了解：嵌体、全冠、固定桥和支架熔模的制作方法，铸型形成的过程，铸件的冷却方式及清理方法。
口腔医学技术专业：
  1. 掌握：铸造缺陷产生的原因，嵌体、全冠、固定桥和支架熔模的制作方法。
  2. 熟悉：可摘代型模型的制作方法。
  3. 了解：铸型形成的过程，铸件的冷却方式及清理方法。

第一节 熔 模

熔模是用蜡、塑料等可熔性物质制成的修复体铸件雏形（图 22-1）。熔模制作的质量直接关系到最后铸件的修复效果。

一、冠熔模的制作

嵌体、冠熔模的制作方法有直接法和间接法，其中以间接法最为常用。

（一）直接法

此法是利用软化的蜡或自凝塑料在患者口内预备后的患牙（或基牙）上直接制作熔模的方法。该法仅适合于一些简单修复体的熔模制作。

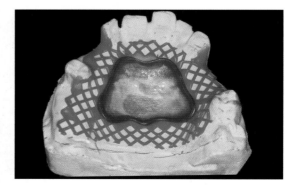

图 22-1 蜡熔模

（二）间接法

此法是先取印模，灌注模型，再将患牙或基牙的咬合、邻接关系，通过记录转移至口外，然后在模型（或代型）上制作熔模的方法，它是制作熔模的主要方法。间接法制作熔模的方法有数种，嵌体、冠及桥的熔模大都是在具有可摘代型的工作模型上进行制作。

1. 可摘代型模型的制作

（1）打孔法：见图22-2～图22-9。

（2）复模法：见图22-10～图22-19。

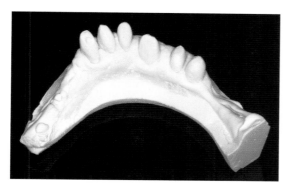

图22-2　修整石膏模型

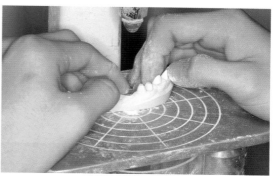

图22-3　将工作模型置于打孔机的平台上

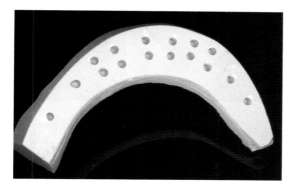

图22-4　形成复位钉孔

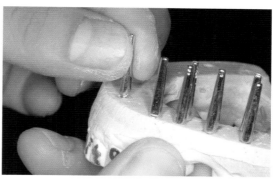

图22-5　粘接复位钉

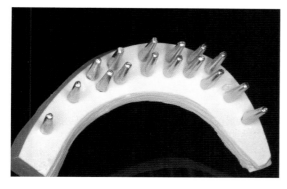

图22-6　选用双钉复位钉

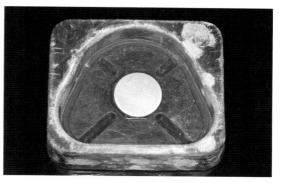

图22-7　形成模型底座部分

口腔修复学

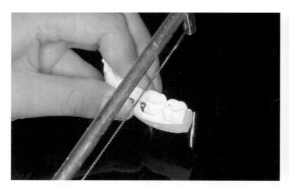

图 22-8　模型分段,从模型底座成型器中脱出模型,用分离锯分别沿基牙近远中邻面向龈方锯开

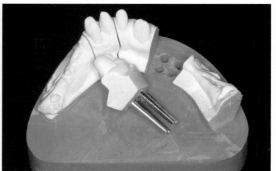

图 22-9　将分段部分连同复位钉从模型上分离下来

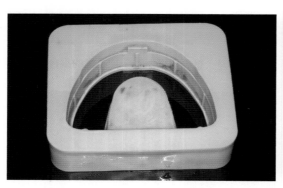

图 22-10　复模盒

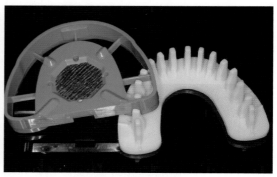

图 22-11　代型底座

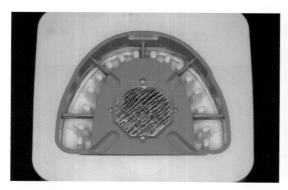

图 22-12　复位代型底座

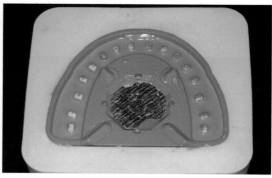

图 22-13　向底座中灌入石膏

302

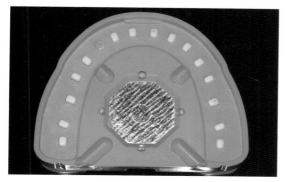

图 22-14 从底座中取出代型

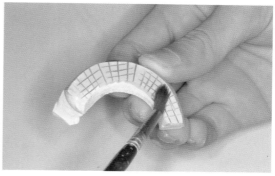

图 22-15 在石膏模型底部涂布粘接剂

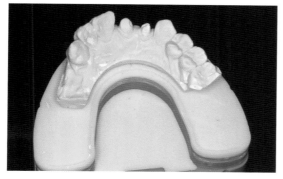

图 22-16 将石膏模型粘接在代型底座上

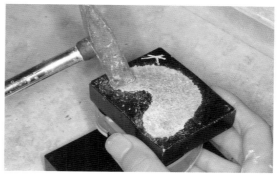

图 22-17 使用脱模工具分离石膏模型

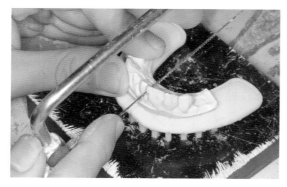

图 22-18 用石膏锯分割代型

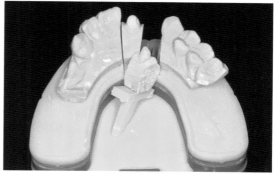

图 22-19 分割完成

2. 上𬌗架 将上下颌模型的咬合关系根据口内的蜡𬌗记录,转移到𬌗架上。

3. 制作熔模 以金属全冠熔模的制作为例,首先形成牙冠轴面形态。采用滴蜡法将铸造蜡加到代型牙冠的颊舌面,近远中轴面,雕刻出颊、舌面外形,并正确恢复轴面的突度和邻接关系。然后将蜡液滴加到代型的牙尖区域,根据𬌗面的咬合印迹雕刻出𬌗面形态。最后,将制作好的熔模连同可摘代型一起从工作模型上取下,同法在熔模的近远中邻面加蜡(图22-20 ~ 图22-23)。

4. 安插铸道 铸道是铸金流入铸型腔的通道。安插铸道是指熔模制作完成后在其上

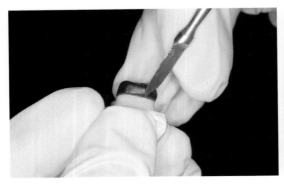

图 22-20　形成牙冠轴面形态

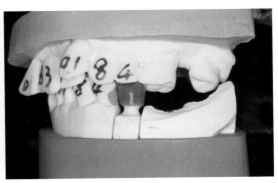

图 22-21　取𬌗面的咬合印迹

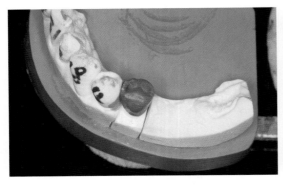

图 22-22　雕刻出𬌗面形态

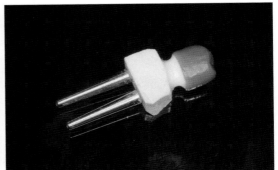

图 22-23　可卸代型上制作好的熔模

安插一根或数根蜡线,以形成液态合金注入铸型腔的通道。

二、支架熔模的制作

铸造支架系高熔合金铸造而成,具有以下优点:机械强度好、坚固不易折断;体积比塑料基托小巧,厚度较薄,异物感少,舒适美观;传导温度性能好,可给口腔黏膜适当的冷热刺激;不易变形,避免咀嚼时义齿活动给基牙造成的侧向压力,有利于基牙的保护,因此在临床上被广泛采用。下面介绍带模铸造法的熔模制作。

(一) 制作前的准备

1. 石膏模型的准备

(1) 处理及修整石膏模型

1) 修整前再次检查已完成设计的工作模型,检查填补倒凹及模型缓冲是否符合要求(图 22-24)。

2) 在模型上缺牙区牙槽嵴顶,均匀衬垫一层厚度在 0.5 ~ 1.0mm 的薄蜡片,预留出以后鞍基金属网状支架下方塑料部分的空间(图 22-25)。

3) 将模型放入水中浸透,在模型修整机上修整至大小、厚度与琼脂复模盒大小相适应的形状。

(2) 安放工作模型于琼脂复模盒内:将准备好的工作模型浸泡在石膏饱和液中 0.5 小时,使工作模型充分吸足水分。取出模型,将模型表面的水分吸干,再用油泥或粘蜡将工作

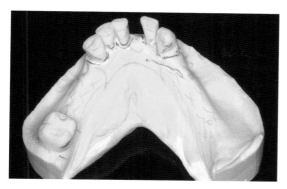

图 22-24 修整工作模型

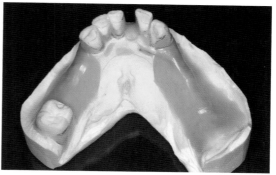

图 22-25 在模型上缺牙区牙槽嵴顶衬垫一层薄蜡片

模型粘固在琼脂复模盒的底部中央,以防止制取琼脂印模时模型发生移动。

2. 翻制耐火材料工作模型

(1)准备琼脂印模材料:溶解琼脂的方法可采用水浴锅、琼脂恒温机、微波炉溶解琼脂。琼脂完全熔化后,将容器从锅中取出,并进行搅拌,使琼脂温度逐渐降至 52～55℃ 的复模温度即可使用。

(2)复制琼脂印模:将琼脂液以不间断的小水流方式注满复制型盒,然后让其自然冷却。最后从水中取出复模盒,吸干水分,取下底盖,小心将工作模型从琼脂印模中取出。

(3)翻制耐高温模型:将称量好的磷酸盐料的粉与液放入真空搅拌机的容器内调拌均匀后,在振荡器的振荡下使包埋料由点到面灌注于琼脂印模内。40 分钟后,将已经完全凝固的耐高温模型从琼脂印模中取出(图 22-26)。最后,将耐高温模型置于低温(80～100℃)烘箱内烘烤 1～1.5 小时,使模型充分干燥(图 22-27)。

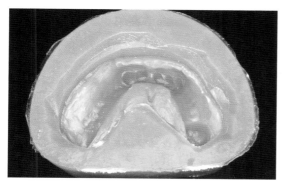

图 22-26 琼脂印模

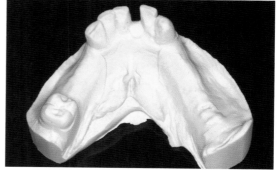

图 22-27 翻制的耐高温模型

(4)耐高温模型的表面处理:经干燥后的耐高温模型,其表面强度仍不够理想且粗糙,所以必须对其进行表面处理后,方可制作熔模。处理方法:将已干燥的耐高温模型浸入 120℃ 左右熔化的蜂蜡中,浸泡 15 秒。取出模型,再放入 95℃ 的烘箱中烘烤 10 分钟,使模型上的蜂蜡液均匀地被吸收。取出模型,室温自然冷却后备用。也可采用表面喷涂或浸泡模型强化剂来代替浸泡蜂蜡。

（5）模型上设计：按照石膏模型上的设计方案，在耐高温模型上复画出支架的框架图。即用有色铅笔将卡环、连接体、连接杆、金属网架等义齿支架的位置和形状准确画在相应的部位上。

（二）熔模制作

支架熔模的制作可采用成品蜡件组合法和滴蜡成形法或两种方法结合使用。成品蜡件组合法是将各种预成的金属基托蜡片、网状支架、蜡卡环、连接杆蜡条等软化后按设计要求，贴附在模型的相应位置上，并与耐高温模型贴合，组成一整体。滴蜡成形法则是用蜡刀将铸造专用蜡在酒精灯上熔化，按设滴在模型上，经修整后形成所需的支架形状。该方法常用于制作𬌗支托、形状较特殊的连接杆、蜡模边缘和需要加厚处。下面分别介绍支架熔模各部件的制作。

1. 支托熔模的制作　可选用蜡条放入温水中或在火焰上微热，待其变软后，一端置于耐高温模型的支托凹内，另一端与支架连接体熔模相连。

2. 卡环熔模的制作　选一与模型上的基牙相适应的成品预成卡环熔模，将其微热变软后，按照耐高温模型上所画的卡环线，将成品卡环熔模贴于卡环线处，并与卡环体和𬌗支托的连接体连成整体，再与支架其他部分连接（图 22-28）。

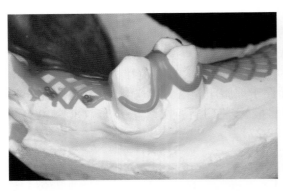

图 22-28　蜡卡环

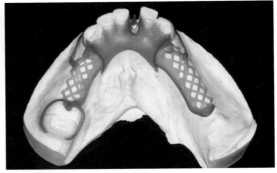

图 22-29　蜡基托和网状连接体

3. 连接杆熔模的制作　后腭杆：选用扁圆形成品蜡件，将其微热变软后，按模型上的设计线轻贴于其上，熔模中份厚度为 1.5～2mm，两端稍薄并适当加宽。前腭杆：选用宽约8mm、厚约1mm 的蜡件，将其微热变软后，按模型上的设计线轻贴于其上，两端与支架其他部分的连接杆相连成一整体。舌杆：选用宽5mm 的半梨形成品蜡条，将其微热变软后，按模型上的设计线轻贴于其上，要求舌杆熔模中份厚度为2mm，两端稍薄。

4. 网状连接体的制作　取大小合适的网状蜡压贴于缺牙区牙槽嵴顶处，按设计的范围修去多余的蜡片，然后滴蜡将舌腭侧靠近台阶处2mm 的蜡网眼填平，形成加强带（图 22-29）。

5. 连续卡环熔模的制作　取宽约 1.5mm 的蜡条，使其微热变软后，将其一端贴合于下颌尖牙的舌隆突上，再依次贴于切牙，直至另一侧尖牙的舌隆突上。连续卡环的熔模应进入舌外展隙，但应避免压入相邻牙的倒凹区内，否则以后铸件不能就位。最后，在双侧尖牙处向下加蜡条，形成连接体与舌杆相连。

6. 蜡基托的制作　可选择皱纹型和光面型蜡基托。取大小适宜的0.5～0.7mm 厚的铸造蜡片,待其微热稍软后,压贴于模型上,并用雕刀修去边缘多余的蜡片(图 22-30)。

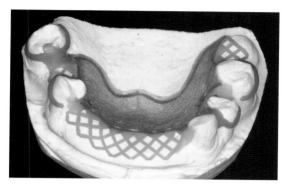

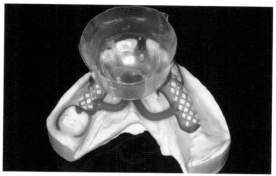

图 22-30　皱纹蜡基托　　　　　图 22-31　正插法,即将铸道设置在熔模的上方

(三) 设置铸道

由于支架熔模往往体积大、部件多而分散,在铸造时可能发生铸造缺陷。所以,铸道的设置正确与否与铸件铸造是否成功有直接的关系。铸道的设置方法如下:

1. 正插法　即将铸道口设置在熔模的上方,依靠多个辅铸道连接熔模的各主要部分,主铸道与浇注口相连(图 22-31)。

2. 反插法　即铸道口设置在熔模下方所在的模型底部,由此形成主铸道或数根辅铸道。复模时未形成铸道口者,此时应将带有熔模的耐高温模型底部磨薄,在模型的中央处(上颌顶或下颌模型口底中心)用小刀凿或直接用砂石磨一直径 20mm 的圆孔,安放主铸道。

第二节　铸　　　型

铸型的制作就是利用包埋材料对熔模进行包埋,再经过烘烤去蜡焙烧到一定的温度,形成可供铸造的铸型腔的过程。铸型制作是熔模铸造的重要环节之一,它的准确性与否将直接关系到铸件的质量。由于熔模变形较快,所以在熔模制作完成后应立即包埋。

一、包埋前的准备

1. 清洗熔模　用柔软的毛笔蘸肥皂水轻轻擦洗熔模表面,再用室温清水冲洗干净,最后用气枪轻轻吹干水分,干燥后即可进行包埋。也可使用熔模表面除张剂对熔模进行喷雾,亦可达到脱脂和清洗的目的。

2. 选择包埋材料　中熔合金一般采用石膏类包埋材料;高熔合金采用磷酸盐包埋材料或硅胶包埋材料;若修复体为钛或钛合金,则应使用专用的铸钛包埋材料。

3. 选择铸圈　铸圈是在铸型外围使包埋材料成型的工具。多为不锈钢制成,为上下等粗的圆柱形金属圈,有大、中、小三种不同型号。

二、包埋方法

首先选择与该铸造合金熔点、收缩率相匹配的包埋材料,根据正确的粉液比例称量出所

需包埋材料的粉和液体,然后用一次包埋法或二次包埋法完成熔模的包埋。

(一) 中熔合金包埋料的包埋法

1. 二次包埋法 分内层、外层两次调和包埋材料,两次包埋。

(1) 内层包埋:按比例取适量内层包埋材料的粉和水进行调拌。调匀后,振荡橡皮碗底部或将橡皮碗置于振荡器上振荡,以排除包埋材料中的气泡。也可使用真空搅拌器进行调拌,目的是使包埋材料无气泡、混合更加均匀。用毛笔尖蘸少许调拌好的包埋材料涂布于熔模的表面,涂抹方法应由点逐渐到面,注意熔模的组织面不能有气泡,特别是各个点、线、角处。内包埋层覆盖熔模表面的厚度应在 2~3mm。最后,在内包埋材料的表面撒一层干的内包埋粉,以利于吸取水分,加速凝固,并增加内包埋层的表面强度。

(2) 外层包埋:待内包埋料凝固后,将已完成内包埋的熔模放于铸圈中的合适位置,浸湿铸圈及内包埋层。调和适量的外层包埋料(可采用 120 目粗石英砂和超硬石膏按 9:1 的重量比,用水调和),沿铸圈侧壁缓缓倒入,同时开启振荡器,或轻敲铸圈外壁,以排出气泡,直至注满为止。

2. 一次包埋法 根据选好的铸圈大小,同法调拌内层包埋材料,用毛笔尖先在熔模表面涂布一层调拌好的包埋材料,随即套上选好的铸圈,将剩余的包埋材料由铸圈顶端注满整个铸圈。也可采用倒插的方法完成,即将铸圈置于玻璃板上,注满调拌好的包埋材料,然后手持成型座使熔模向下,边抖动边倒插入铸圈内,直至成型座与铸圈上端接触为止,待包埋材料凝固后再除去成型座。

(二) 硅酸乙酯包埋材料包埋法

1. 内包埋 将硅酸乙酯包埋材料的粉液按 2:1 或 3:1 的比例调和成糊状,通过涂抹、浇淋和浸入的方法进行内层包埋。内包埋材料完全凝固后,将铸型放置于通风处,使氨气散净,准备外包埋。

2. 外包埋 将已完成内包埋的熔模或模型放于铸圈中的合适位置,浸湿铸圈、模型及内包埋层。用粗石英砂和石膏按 4:1 的重量比例混合成外包埋材料,加水调拌,沿铸圈侧壁缓缓倒入,同时振荡,或轻敲铸圈外壁,以排出气泡,直至注满为止。

(三) 磷酸盐包埋材料一次包埋法

即用磷酸盐包埋材料对熔模进行包埋。无圈铸型的制作步骤是根据熔模的大小,选取直径适宜的铸型成形器及铸型底座,将采用正插法铸道的熔模连同模型用蜡固定于铸型底座上,使铸道口位于铸型中心部位,然后罩上铸型成形器。用真空调拌机调拌适量的磷酸盐包埋材料,在振荡器的振动下,注入铸型成形器内,直至注满为止。待包埋材料初步凝固并开始产热后,取下铸型底座及铸型成形器,即形成无圈铸型。

三、烘烤及焙烧

烘烤及焙烧的目的是去尽铸型中的水分和蜡质;使包埋材料获得一定量的温度膨胀,以补偿铸金的凝固收缩;提高铸型的温度,减少铸造时铸型与合金液之间的温度差;经过烧结包埋材料形成一整体,提高了铸型的抗冲击能力。

1. 烘烤及焙烧的方法 铸造前必须经过低温烘烤及高温焙烧。一般宜在能自动控制温度的电烤箱中进行。每种包埋材料的生产厂家都会提供烘烤焙烧的温度、时间等指标,使用前应仔细阅读说明书,严格按照规定要求操作。

2. 烘烤及焙烧的注意事项

（1）铸圈升温不能过快,以免铸圈内水分蒸发过急,造成包埋材料的爆裂。

（2）如果铸道内有金属丝,在开始烘烤15分钟后,将铸圈取出,用技工钳把铸道针轻轻取出后放回电烤箱中,此时铸道口仍向下。

（3）铸圈应尽量摆放在烤箱的内侧中间,因为该处的温度最接近电烤箱显示器上的温度。铸造时,应先铸造靠内侧中间的铸圈,并把烤箱门附近的铸圈逐渐内移。

（4）铸圈与铸圈之间应留有适当的空隙,以利于热空气的对流,使铸型能均匀受热。

（5）烘烤焙烧后应及时铸造,避免反复长时间的焙烧,以防铸型皲裂,影响铸造效果。

第三节　铸　　造

铸造是通过加热使金属熔化,再施加外力将液态合金注入铸型腔内,形成所需铸件的过程,也称熔铸。

一、铸造方法

1. 离心铸造　其工作原理是利用发条的弹力或电动机的牵引,通过中心轴带动水平旋转臂或垂直旋转臂的转动产生离心力,将熔化的合金注入铸型腔内。铸造机旋转臂的一端为熔金坩埚和铸圈,另一端为平衡砣。铸造前应先放松水平旋转臂上的中心螺丝,根据铸型的大小,调整平衡砣,使旋转臂的两端处于平衡状态,再拧紧中心螺丝。然后根据铸型的大小确定旋转发条的圈数,旋转旋转臂,使之具有足够的旋转力。用固定栓固定旋转臂,当合金熔化达到要求后,立即去掉固定栓或按动旋转电钮,离心机旋转,液态合金借助离心力被注入到铸型腔内。离心铸造既适用于高熔合金铸造,也可用于中、低熔合金的铸造。

2. 真空充压铸造　也是利用真空负压作用,将熔化的金属吸入铸型腔内,随即注入惰性气体加压,利用这种压力使熔化的合金液注满整个铸型腔,铸成高度致密的铸件。真空充压铸造机的铸造成功率极高,但应注意加压的强度,若压力过大,可造成少量的气体混入熔化的合金之中,导致铸造缺陷。

二、熔解合金时应注意的问题

1. 合金的投入量应略大于实际所需量　目的是既可保证有足够的合金使铸件完整,而又不过多浪费金属。

2. 合金的摆放形式应正确　特别是在使用高频感应式熔金时,要求合金块之间应紧密接触。使用块状合金时可采用叠放法;使用柱状合金而合金用量较大时,可采用垂直摆放的方法。

3. 熔解合金之前应对坩埚进行预热　目的是缩短合金的熔解时间,减少合金氧化,提高坩埚使用寿命。

4. 铸造温度应略高于合金的熔点　目的是使金属完全熔解,并具有良好的流动性。但不能过度熔解,过熔会造成合金中的低熔成分被烧损,金属的物理性能下降,成孔性增加,产生铸造缺陷。

第四节　铸件的清理与磨光

一、铸件的冷却与清理

浇注完成后,铸件的冷却方式和速度对保持和提高铸件的性能有密切的关系。如处理不当,可使铸件产生变形。在实际工作中,中熔合金铸件,多采取在室温下冷却至300℃后投入冷水中,包埋材料在水中爆裂并与铸件分离;钴铬合金、镍铬不锈钢等高熔合金,一般采用在室温中自然冷却较好;钛及钛合金,则多采取速冷方式,即将铸造后的铸型投入冷水中激冷,以缩短铸造后的金属在高温状态下与包埋材料的反应时间,保证铸件的质量。

二、铸件的清理

铸件的清理是指将铸件从铸型中脱出后,去除其表面粘附的包埋材料、氧化层和污染层的过程。

1. 喷砂清理　喷砂是利用压缩空气的压力使金刚砂从喷枪的喷嘴中高速喷射到铸件的表面,以去除铸件表面残留的包埋材料、粘附物和氧化膜,可大大提高铸件研磨的效率和质量。金刚砂的粒度通常为80目左右,从喷嘴中喷出的初速度为50～70m/s。喷砂时压缩空气的压力应视铸件的厚度而定,如铸件的厚度为0.5～1.5mm时,工作压力为0.15MPa;铸件的厚度为1.5～4.0mm时,工作压力为0.25～0.35MPa。在喷砂时应注意不断转动铸件,使各个部位冲刷均匀,防止局部冲刷过多而变薄;掌握好喷砂嘴的压力,对于铸件边缘金属较薄的地方,压力可小些,以免损坏铸件边缘而导致铸件不密合。

2. 化学清理　对非贵金属高熔合金铸件,在无喷砂机的情况下,也可采用化学清理的方法处理铸件的表面。化学清理的方法是将铸件放入20%的氢氧化钠水溶液中煮沸,使氢氧化钠与铸件表面的二氧化硅发生化学反应,生成硅酸盐而从铸件上脱落下来。或将铸件放入45%的氢氧化钾水溶液中煮沸,同样也可取得满意的效果。最后,用热水冲洗干净铸件。

第五节　铸造缺陷及原因

在熔模和铸型的制作、熔铸、凝固以及冷却的过程中,由于操作技术以及金属、包埋料等材料性能的原因,常导致铸造缺陷甚至失败。了解缺陷产生的原因,采取合理的预防措施,获得一个无铸造缺陷、精度高的铸件,是降低生产成本、提高工作效率的重要环节。

一、铸造不全

在铸造过程中,熔金未能充满整个铸型腔而导致铸件出现某些部位的缺损和不完整。铸造不全常发生在铸件的远端和薄弱处。其主要原因有:

1. 铸造压力不足　铸造压力持续时间短,液体合金在凝固前铸造压力消失等都会导致铸造不全。

2. 铸道安插不当　铸道的方向、直径、长度和铸道口的锥度设计不合理。

3. 合金熔化不全　合金未全部熔融,只有一部分合金熔化就进行铸造,导致铸造不全。

4. 烘烤焙烧不当　铸圈烘烤焙烧的温度低或时间短,一方面熔模可能未完全熔化、外流、挥发干净;另一方面由于铸型腔内的温度低,加速了铸金的凝固。

5. 熔模过薄包埋料透气性差　铸造冠的殆面、边缘过薄,卡环臂的末端过细,加之包埋料的透气性差,在过薄、过细的部位,往往会铸造不全。

6. 熔模位于铸圈的热力中心处,凝固时收缩的金属得不到液态合金的补偿。

7. 铸金量不够。

二、铸件变形

铸件试戴时,发现铸件不能就位,或经过调磨后仍不能就位,或有翘动、摆动、旋转等现象,多系铸件变形所致。其主要原因有:

1. 熔模变形,为铸件变形最常见的原因。

2. 合金收缩过大,特别是较大或形态不规则的铸件所产生的不均匀变形。

3. 包埋材料的热膨胀不足,造成补偿不足。

4. 研磨时引起的机械变形。

三、铸件表面缺陷

铸件表面缺陷中最常见的是表面粗糙、粘砂、缩孔和砂眼等现象。

1. 表面粗糙　指铸件表面有较多微小突起、毛刺、小凹和麻点等现象。粗糙的表面给研磨带来困难。造成表面粗糙的主要原因有:

(1) 粘砂。

(2) 熔模表面光洁度差;包埋前熔模未进行脱脂处理或脱脂处理未达到要求。

(3) 内包埋材料过稀、颗粒过粗、涂挂性差。

(4) 铸圈烘烤焙烧时间短,温度不足。

2. 粘砂　是指铸造完成后,部分包埋料与铸件表面牢固地结合在一起的现象。粘砂一般不会使铸件报废,但常使铸件表面清理困难,而且造成铸件表面粗糙,增加磨光难度。粘砂的主要原因有:

(1) 化学粘砂:石英在高温下与合金中的碱性氧化物(氧化铁、氧化铬等)发生化学反应引起的粘砂。

(2) 热力粘砂:因合金铸造时温度过高、包埋材料的耐火度差,在热力作用下包埋料被烧结到铸件表面。

3. 缩孔　合金凝固后,由于体积收缩而在铸件表面或内部留下孔穴的现象。多见于铸件最厚处、转角处、铸件和铸道连接处。原因多系合金收缩未得到充分的补偿。

4. 砂眼　因砂粒在铸件表面和内部造成的孔穴,称为砂眼。造成砂眼的常见的原因是铸型腔脱砂,其次可能是异物进入铸型腔中。

小　结

　　熔模技术和铸造技术是传统的金瓷修复体的工艺基础,本章节详细介绍了冠熔模、支架熔模、铸造技术的制作流程,并详细分析了熔模铸造过程中产生问题的原因及解决方案。

（钟林涛）

思　考　题

1. 铸造缺陷产生的原因有哪些?
2. 可摘代型模型的制作方法有哪些?

第二十三章 磨光抛光技术

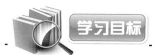 学习目标

口腔医学专业：

1. 掌握：义齿磨光、抛光的原理及生理意义；义齿抛光的方法；磨光、抛光的工具使用方法。

2. 熟悉：影响磨光、抛光的因素；磨光、抛光的常见问题。

3. 了解：电解抛光的方法。

口腔医学技术专业：

1. 掌握：磨光、抛光的工具使用方法。

2. 熟悉：义齿磨光、抛光的原理及生理意义；影响磨光、抛光的因素；磨光、抛光的常见问题。

3. 了解：电解抛光的方法。

义齿的磨光、抛光技术是指通过机械加工和电解等方法使义齿、义齿铸件表面达到高度光洁的技术。义齿制作完成后,经过磨光与抛光,表面平滑、光亮,可减少义齿对口腔组织的刺激,同时提高义齿本身的耐腐蚀性及色泽稳定性。

一、基本原理与意义

磨光包括切削和研磨两个步骤。切削是指用刀状或粒度较粗的磨具磨切物体表面,以修整物体的外形,减小物体体积的过程。研磨是指用粒度较细的磨具对物体表面进行平整,以减小其表面粗糙度的过程。研磨的原理与切削相似,都是磨切的过程。磨具的粒度越小,物体表面的光滑度越好。

抛光是在高度磨光的基础上,对物体表面进行光亮化处理,完成对义齿的最后精加工的过程。抛光包括机械抛光和电解抛光。任何一件修复体都必须经过磨光、抛光的精细加工。修复体表面粗糙不平、边缘锐利,不仅会增加异物感,影响口腔器官的正常功能,还会直接刺激甚至损伤口腔组织,导致软组织炎症及多种黏膜疾患,甚至诱发癌症;未经良好磨光、抛光的义齿,还易引起食物残渣的沉积,影响口腔卫生,同时加速义齿的老化。

二、磨光抛光的工具

（一）常用器械

包括微型电机、涡轮机、打磨机、喷砂机、超声波清洗机、高压喷射清洗机、电解抛光机等。

（二）钻头

主要用于切削，是以碳素钢制成的不锈钢钻，一般是在 W、Ti、Ta 等的碳化物粉末中加入 Co，经高温烧结而成。

（三）磨头

主要用于研磨，是以粘接剂将碳化硅、金刚砂、氧化铝粘接固定在一起所制成的各种形状的磨头。

1. 碳化硅磨头　主要用于金属和塑料的粗磨（图 23-1）。
2. 金刚砂磨头　用于金属的磨切（图 23-2）。
3. 氧化铝磨头　用于打磨瓷牙（图 23-3）。

（四）抛光工具及材料

1. 碳化硅、氧化铝的粉末以及金刚砂结合到橡胶里制成各种形态的橡胶磨头，分别用于树脂、陶瓷、金属的抛光（图 23-4）。

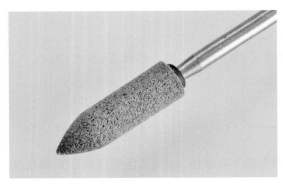

图 23-1　碳化硅磨头

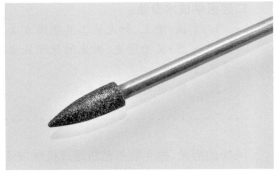

图 23-2　金刚砂磨头

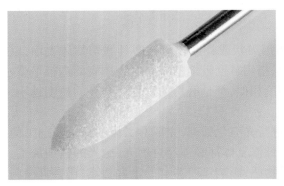

图 23-3　氧化铝磨头

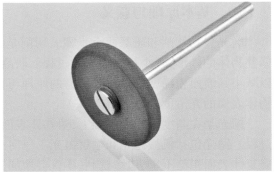

图 23-4　橡胶磨头

2. 用毛刷、布轮、绒锥加浮石粉和水的混合物来抛光塑料和树脂(图 23-5,图 23-6)。

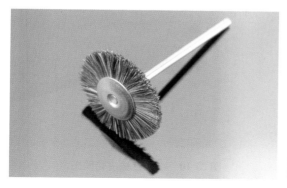

图 23-5 毛刷

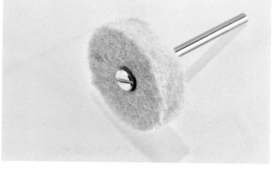

图 23-6 布轮

三、磨光抛光的方法

义齿的磨光、抛光都必须遵循由粗到细、先平后光的原则。其基本操作程序是:粗磨、修整外形→细磨、平整表面→抛光。不同的材料其操作程序略有不同。

(一) 金属的磨光、抛光

1. 钴铬、镍铬合金 由于钴铬、镍铬合金的硬度较高,磨光时应选用高速马达和高速手机等机械设备。

(1) 粗磨:金属铸件经过喷砂处理,去净包埋料,切除铸道后,用粒度较粗的金刚砂(80~100目)或钨钢磨头打磨铸件,要求磨除金属铸件表面的小瘤、边缘毛刺、铸道切痕等,并调整铸件的厚薄及外形,去除氧化层,达到表面平整(图 23-7)。

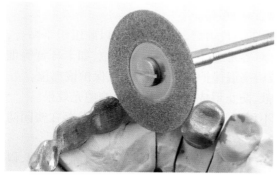

图 23-7 用粒度较粗的金刚砂磨头打磨铸件

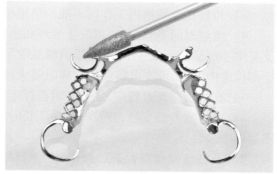

图 23-8 用粒度较细的金刚砂磨头打磨铸件

(2) 细磨:选用粒度较细的金属磨头(约 120~200目),反复平整金属的表面,使其逐渐平滑,同时以各种不同形状的磨头精修铸件的外形(图 23-8)。

(3) 抛光:冠桥修复体的抛光直接用中粒度和细粒度(200~300目)的橡皮轮进行抛光,要求消除所有磨痕,直至修复体表面出现均匀的光泽(图 23-9)。然后用布轮蘸抛光膏做最后抛光,使其表面光亮如镜(图 23-10)。金属支架的抛光分三步:先电解抛光,再用粗细不同的橡皮轮抛光,最后用布轮加抛光膏抛光。

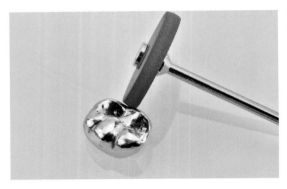

图 23-9　中粒度橡皮轮抛光

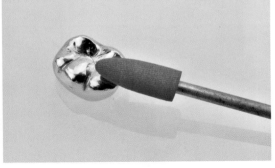

图 23-10　细粒度橡皮轮抛光

电解抛光的方法:

1）将铸件用肥皂水彻底清洗去脂,然后用清水洗净肥皂液。

2）将电解液加温预热至 60 ~ 70℃,倒入电解槽内(也可利用电解抛光机进行加热)。将铸件连接在正极上,并完全浸泡在电解液中。正负两极之间相距 3 ~ 5cm。

3）接通电源,视铸件大小调整电流强度。小铸件 100 ~ 150mA/cm^2;中铸件 150 ~ 250mA/cm^2;大铸件 250 ~ 350mA/cm^2。电解时间为 2 ~ 5 分钟。

4）电解完成后,关闭电源。取出铸件,用热水冲洗干净,放入 10% 氢氧化钠溶液内 10 分钟,以中和残留在铸件表面上的电解液。最后,流水冲洗、干燥。若电解效果不好,可重复电解抛光程序。

电解抛光的注意事项:

1）电解抛光前,应先彻底的磨平,才能取得满意的效果。

2）不同金属使用不同的电解液,不能混用。

3）铸件在电解槽内工作时不能与负极接触,以防短路。

4）电解时间不宜过长,以防止卡环和组织面的过度溶解,导致铸件与口腔组织不贴合、支架细小部位变薄或变小,从而影响修复效果。对容易过度溶解的特殊部位,如卡环臂等细小部位的内外侧,可在电解前用电解阻隔涂料或耐高温保护蜡进行涂布,以保护该部位。

5）在电解抛光过程中,注意随时搅拌电解液,防止形成气体绝缘层影响抛光效果。

6）电解液若已变色,应及时更换。长时间不用时,应从电解槽中倒出,并保存在密闭防腐容器中。

7）严格按操作规程进行操作,注意个人安全和防护。废弃的电解液不得随意乱倒,以防污染环境或引起意外伤害。

(4) 清洗:用超声波清洗机、高压喷射清洗机去除铸件表面的附着物。

2. 钛合金　钛合金的导热性能差,在磨光的过程中,具有散热慢、易氧化的特点,采用常规方法磨光、抛光,金属表面易出现研磨性硬化现象。因此钛合金的磨光抛光要避免金属表面温度过高,防止表面金属结晶变形,出现硬化现象。其操作要点是:

(1) 选用适合于钛合金磨光的金属磨头或产热少、不产热的氧化铝砂石磨头。

(2) 研磨面积要小,压力要轻,转速要高,使铸件不产生研磨性硬化现象,同时防止磨头的砂石嵌入铸件的表面。

（3）磨光的手法是间歇性、顺时针方向、由点到面的磨改。

（4）抛光时必须清除铸件表面污染层，使用专用抛光膏。

（5）抛光后的钛合金铸件不能立即水洗，一定要使表面氧化膜完全形成后方可进行水洗，以防表面变暗。

（二）塑料的磨光、抛光

义齿塑料的磨光特点是磨光量大，工序复杂。磨光设备使用中速的抛光马达。

1. 粗磨　用碳化硅、钨钢磨头或砂轮磨除塑料菲边、小瘤，磨除基托过长、过厚的部分，使基托的大小、长短、厚薄合适，并使基托的边缘呈圆钝状（图23-11）。用球钻或裂钻去除包绕在义齿支托、卡环上的塑料。用小砂石将卡环末端修整圆钝。

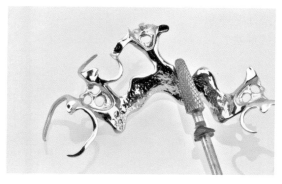

图23-11　用钨钢磨头磨除基托过长、过厚的部分

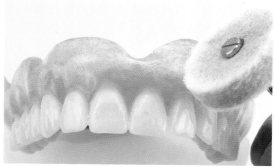

图23-12　用布轮抛光塑料

2. 细磨　用砂纸卷或细的碳化硅磨头仔细打磨，消除磨痕，并使塑料表面更加平整细腻，手感光滑。

3. 抛光　用黑毛刷、布轮、白毛刷等蘸浮石粉、铝微粉或氧化锌糊剂抛光塑料（图23-12）。要求在抛光过程中始终保持湿润，以防塑料因反复摩擦产热而焦化。抛光后的义齿塑料表面应光亮，无磨痕。

（三）陶瓷的磨光、抛光

瓷修复体表面的光泽最终是通过上釉后高温烧结而成的。正常情况下，光泽的好与差，取决于上釉前表面的磨光程度。陶瓷的磨光要求使用振动较小的中速手机。

1. 粗磨　用中粒度的金刚砂或氧化铝磨头修整修复体外形，使粗糙面平滑。

2. 细磨　用细粒度的氧化铝磨头、钻针平整修复体表面的粗糙面，消除所有磨痕。

3. 抛光　用粗细两种碳化硅橡皮轮蘸取抛光膏依次抛光修复体表面，使瓷修复体表面初具光泽。

4. 上釉　抛光后的陶瓷修复体经过超声清洗或高压喷射蒸汽清洗后上釉烧结，可得到光亮的表面（图23-13）。

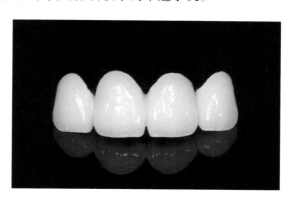

图23-13　抛光上釉后的陶瓷修复体

小　结

义齿制作完成后,经过磨光与抛光等一系列处理,使义齿表面光滑圆钝、高度光洁,可减少患者口腔中的异物感,提高口腔组织对义齿的适合性;还可有效防止食物残渣和异物等在义齿表面的沉积,便于保持义齿及患者口腔环境的清洁卫生;还可提高义齿的耐腐蚀性及色泽稳定性,提升美学效果。

（钟林涛）

思　考　题

1. 切削和研磨的定义是什么? 两者有什么不同?
2. 钛合金在进行磨光和抛光的过程中有哪些注意事项?
3. 在实际操作过程中会出现哪些问题? 如何解决?

第二十四章 计算机辅助设计和制作义齿

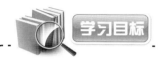

口腔医学专业:
1. 掌握:CAD/CAM 的修复过程。
2. 熟悉:CAD/CAM 的系统组成。
3. 了解:CAD/CAM 的基本原理。
口腔医学技术专业:
1. 掌握:CAD/CAM 的基本原理。
2. 熟悉:CAD/CAM 的系统组成。
3. 了解:CAD/CAM 的修复过程。

第一节 概 述

一、CAD/CAM 系统发展史

计算机辅助设计(computer aided design,CAD)和计算机辅助制作(computer aided manufacturing,CAM)简称 CAD/CAM,是 20 世纪 70 年代开始广泛应用于工业自动化和航空航天领域的高科技技术,它的出现极大地提高了生产效率。口腔 CAD/CAM 是集光电子技术、微机信息处理及自控机械加工技术的一门口腔修复新工艺。它具有很多明显的优势,避免了传统义齿制作的繁琐过程,患者仅一次就诊就能完成义齿制作的全过程。目前已开发出几十种系统,可以制作嵌体、高嵌体、贴面、全冠、瓷基底冠、陶瓷桥、金属桥体支架、个性化基台和种植导板等,而制作可摘局部义齿、全口义齿及附着体等修复方式仍然处于研究阶段。

二、CAD/CAM 系统的展望

CAD/CAM 技术已经能够满足冠、桥、嵌体、贴面等固定修复体数字化设计制作的常规要求,同时,可摘局部义齿、种植义齿、全口义齿、赝复体 CAD/CAM 技术也正在进入临床验证阶段,这大大推动传统口腔修复学向定量化、科学化发展。数字化、智能化、自动化的临床诊疗过程的标准化,是口腔修复技术发展的必由之路。CAD/CAM 技术有望与 CT 或比色仪联合使用,将有助于种植义齿的设计、加工和比色一次性完成。

第二节　CAD/CAM 系统基本原理

一、CAD 基本原理

(一) 数据获取

数据获取亦称牙颌三维形状测量及计算机图像化。相当于传统方法中的制取印模和模型制备。目前,测量方式和方法很多,分述如下:

1. 测量方式

(1) 从口腔内直接摄取三维信息,取代传统的取印模和灌模型的方法。

(2) 从石膏模型上间接测得牙齿的信息,作为实验手段而被普遍采用。

2. 测量方法　分为非接触式测量(光学测量)和接触式测量两大类。还可细分为:激光扫描、摩尔云纹测量法、云纹相移法、数字散斑相关法、投影光栅变形条纹直接分析法、立体摄影法、机械探针触探模型法等。

(1) 激光扫描法的本质是运用相似三角形原理,在光源到照相机镜头的距离、光源的投射角、照相机本身的焦距、照相机像平面已知参量的情况下,通过逐点扫描,求得被计测牙齿表面各点的三维坐标(图24-1)。激光扫描技术的特点是:扫描精度高,细节表现力好。主流口腔修复的 CAD/CAM 系统中,应用较多该技术。

(2) 摩尔云纹测量法、云纹相移法、数字散斑相关法、投影光栅直接分析法等的基本原

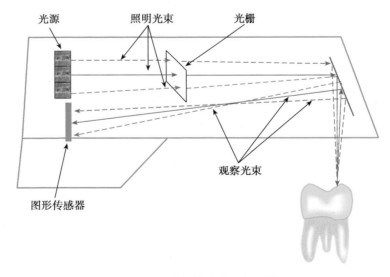

图 24-1　激光扫描法的三角形原理

理相似。将光栅（或散斑图）投影到牙齿表面，光栅（或散斑图）的条纹会随着牙体表面的高度起伏而发生弯曲、变形，弯曲变形的程度代表了牙体高度的信息，因此，经牙齿表面反射产生的弯曲或变形光栅条纹、数字散斑图像包含牙体的三维表面信息。通过对变形光栅或数字散斑图的分析，就可获得牙齿表面形状的三维信息。

（3）立体摄影测量法是运用双目视觉的原理，即双眼将观察到的物体稍有不同的两影像送入大脑，通过综合，形成有深度、长度和宽度的立体像。同理，通过解析几何的方法，在立体观察镜下，将二张位置稍有不同的图像并列，使在眼所见的左片与右眼所见的右片形成适当的关系，利用立体测图仪进行记录并由计算机进行运算和处理，即可得出被测物的三维信息。

（4）机械探针触探法为接触式测量。利用机械探针探触石膏模型，选取牙齿模型表面关键点及相应数量的参考点，进行点测量后，再拟合成三维牙齿表面的形态。经三维形状测量，一般可以得到 X、Y、Z 轴的三维坐标信息，把这些坐标数值输入计算机进行图像处理，即可完成牙颌的三维重建，重现其立体像，产生 CAD 的"视频模型"，相当于经过牙体预备的石膏模型。

（二）计算机辅助设计（CAD）

所谓计算机辅助设计，就是在"视频模型"上完成修复体的"计算机蜡型"，所有操作皆是通过人机对话，在计算机上完成的。在设计之前，需要在计算机内预装牙冠数据库和专家系统。牙冠数据库也称"预成牙冠"，是进行固定修复中选择冠、桥的"理想牙"，类似于传统修复方法中的选牙。预成牙冠数据库的形成是通过机械探针触探标准牙齿模型而获得的。

二、CAM 基本原理

（一）铣削成型

CAM 可通过铣削（减法）陶瓷、合金和塑料等，加工出嵌体、贴面、全冠、固定桥、金属基底冠、个性化基台等（图 24-2）。CAM 将"计算机蜡型"转换成修复体，替代了包埋铸造、装盒、充填、热处理等工序。其实现是由具有 3 ~ 5 个自由度的精密数控铣床完成的。

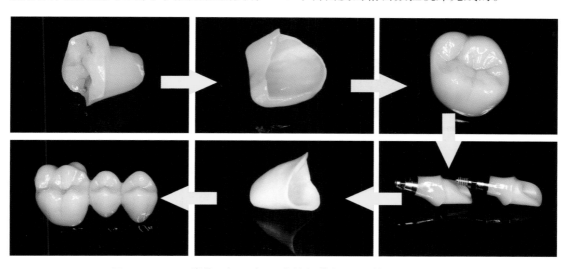

图 24-2　CAM 嵌体、贴面、全冠、个性化基台、金属基底冠和固定桥

（二） 激光 3D 打印成型

CAM 也可通过 3D 打印激光成型机堆砌（加法）修复体或修复模型（图 24-3），尤其是在制作全口义齿，它可一边堆砌，一边分层固化光敏复合树脂，最后完成全口义齿的制作。

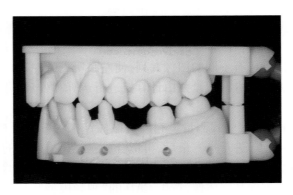

图 24-3　激光 3D 打印模型

第三节　CAD/CAM 系统组成

CAD/CAM 主要由三部分构成：数据采集、CAD、CAM。

一、数据采集

数据采集依据测量方法的不同分为光学反射技术和机械式采集技术。

1. 光学反射技术　由光源、光电耦合器（即 CCD 摄像机）及图像卡等组成，光源为半导体激光器或卤钨灯。CCD 像机有线阵列和面阵列之分。光照到牙齿表面反射后，经 CCD 相机接收，经过计算机（内置图像卡）计算，得以恢复牙齿三维表面形态。计算机内设有编好的三维计算、三维显示等软件，和其支持的光学测量传感器一道来完成"光学印模"的获取，储存及显示（图 24-4，图 24-5）。

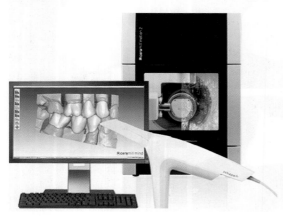

图 24-4　口内扫描获得牙齿三维表面形态

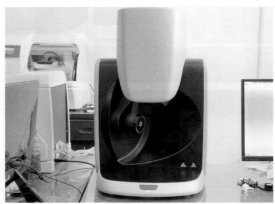

图 24-5　口外扫描仪

2. 机械式采集技术　为接触式测量,通过传感头沿超硬石膏代型表面移动,选取牙齿石膏表面关键点及相应数量的参考点获得接触点的三维坐标。通过有限的数字化点推知非数字化的点,从而获得整个代型的三维图像。

二、CAD 组成

计算机辅助设计部分　内设生物重建"理想牙"表面形态数据库(图 24-6)、修复设计的智能专家系统(图 24-7)、虚拟𬌗架(图 24-8)、微笑设计软件(图 24-9),依据光学印模,采取人机对话的形式完成修复体设计。

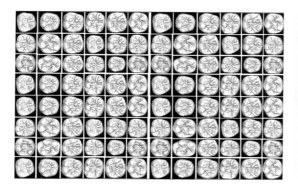

图 24-6　生物重建"理想牙"表面形态数据库

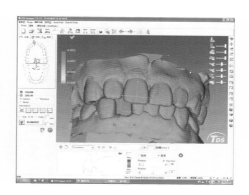

图 24-7　修复设计的智能专家系统

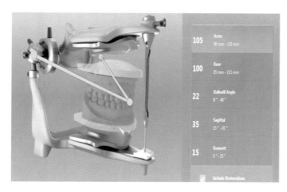
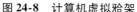

图 24-8　计算机虚拟𬌗架

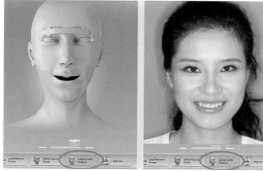
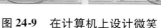

图 24-9　在计算机上设计微笑

CAD 在恢复缺失牙表面形态的功能中,采用先获取大量的天然牙表面形态数据,在此基础之上生物重建庞大的"理想牙"表面形态数据库,一颗缺失牙的表面形态可多达 5000～10 000 种,不同厂家的不同机型,可产生出不同的生物重建缺失牙的表面形态,包括咬合面、颊唇舌面、邻接面的表面形态。

知识拓展

虚拟𬌗架

为了使修复体达到理想的咬合功能,许多 CAD/CAM 系统的软件都设置有虚拟𬌗架。虚拟𬌗架的建立使得修复体在行使功能时,能够取得最佳𬌗状态,它的作用于物理𬌗架相同。个性化的𬌗状态,需要先通过物理𬌗架获取个性化𬌗架参数,如 Bennett 角、髁突间距、Bonwill 三角与平均𬌗平面夹角等。获取个性化的𬌗架参数,比较繁琐,临床上通常采用平均值𬌗架参数设置虚拟𬌗架,如设置,髁导斜度 30°~35°,Bennett 角 10°~15°,侧移 0~0.5mm,Bonwill 三角与平均𬌗平面夹角 25°等。平均值虚拟𬌗架的上法见图 24-10~图 24-15)

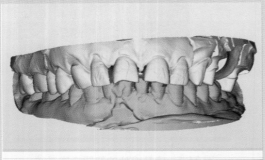

图 24-10 扫描获得数字化模型

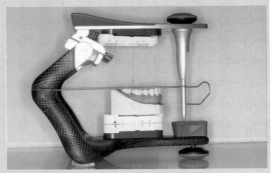

图 24-11 物理平均值𬌗架的上法:下颌中切牙近中与两侧第二磨牙远中颊尖连线形成的平面与皮筋平行

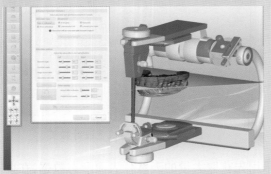

图 24-12 计算机虚拟平均值𬌗架的上法与物理平均值𬌗架的上法相同

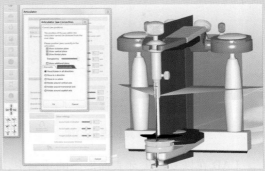

图 24-13 在虚拟平均值𬌗架上设置参数

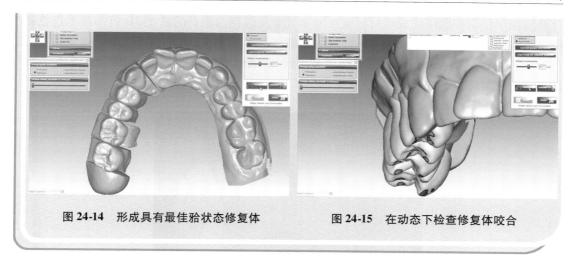

图 24-14　形成具有最佳𬌗状态修复体　　　　图 24-15　在动态下检查修复体咬合

三、CAM 组成

（一）CAM 切削技术

CAM 由精密数控铣床等硬件及计算机驱动程序等组成。铣床上配有切削陶瓷或合金的专用刀具及夹轴（图 24-16），刀具和夹轴构成 3 ~ 5 个自由度的相对运动，以加工出具有复杂曲面的人造冠或固定桥（图 24-17）。CAM 切削技术是一种用数字信息控制坯料和刀具移动的机械加工方法。数控机床的主轴运动和辅助动作都由计算机数控系统控制。现有的商品化口腔科数控加工设备，根据其数控系统可控制的运动轴数量，可分为三轴、四轴、五轴、七轴等设备。其中的"轴"可理解为机床切削系统可实现的自由度数，自由度越多，灵活性越好，可加工模型的复杂程度就越高。现有 CAM 切削技术可加工的口腔科材料包括口腔科金属（贵金属、非贵金属、纯钛）、陶瓷和复合树脂材料。

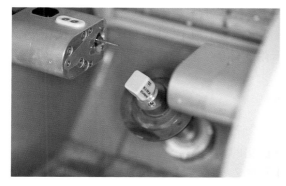

图 24-16　精密数控铣床的专用刀具及夹轴

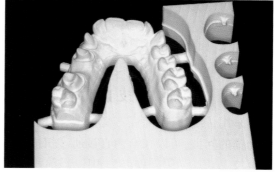

图 24-17　由 CAM 技术制作的复杂的固定桥模型

（二）激光 3D 打印技术

激光 3D 打印成型机主要由两部分组成，材料喷出装置和激光发生器。在一平台上，由材料喷枪堆砌修复体的外形，同时激光发生器发射的激光将材料聚合成形（图 24-18）。激光 3D 打印技术原理是通过离散化过程将三维数字模型转变为二维片层模型的连续叠加，再由计算机程序控制按顺序将成型材料层层堆积成型的过程。现有的激光 3D 打印技术包括：光敏树脂激光 3D 打印技术、钛粉 3D 打印激光烧结技术和激光 3D 打印蜡技术等。现有的激光 3D 打印技术可制作修复体包括：金属基底冠、基底冠和桥蜡型、种植导板、牙周夹板、可摘局部义齿支架、赝复体等。

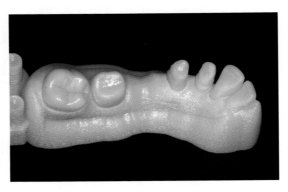

图 24-18　激光 3D 打印树脂模型

第四节　CAD/CAM 流程

伴随着医师和患者对义齿加工时间和质量要求的提高，越来越多的 CAD/CAM 设计和加工设备出现，使得 CAD/CAM 加工流程不断地得到优化。目前，临床和技工的 CAD/CAM 流程有三种：①传统印模与技工 CAD/CAM 流程；②口内扫描与技工 CAD/CAM 加工流程；③口内扫描与临床 CAD/CAM 流程。

一、传统印模与技工 CAD/CAM 流程

采用传统印模，扫描模型或阴模，获得数值化模型，经过技工 CAD/CAM 设计与加工，最终制作出修复体。与传统义齿加工方法相比，该流程缩短了加工时间；也可以加工比较复杂的修复体，如长锆桥、种植导板、金属支架和杆卡附着体等。传统印模与技工 CAD/CAM 流程如下（图 24-19）：

二、口内扫描与技工 CAD/CAM 流程

采用传统印模，灌注石膏模型，运输模型至技工所，耗费了大量的人力和物力。随着口内扫描的问世，可以在口内直接通过扫描获得数值化的 3D 模型，进而通过互联网将数据传输至技工处。与第一种方法相比，该流程缩短了一些义齿加工时间，但却延长了临床操作时间。如果与患者需要进行广泛和深入交流时，可采用该流程。此外，加工比较复杂的修复体，也可以采用该流程。口内扫描与技工 CAD/CAM 流程如下（图 24-20）：

三、口内扫描与临床 CAD/CAM 流程

口内直接通过扫描获得数值化的 3D 模型，临床上直接用 CAD/CAM 技术加工义齿，该流程直观地再现了医师用 CAD/CAM 义齿的全过程，极大地促进了医患交流，并大大缩短了

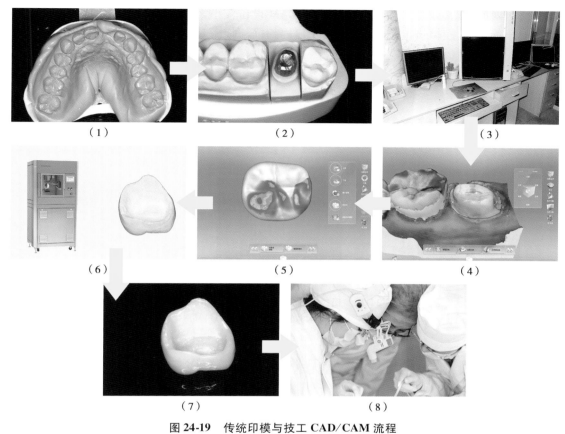

图 24-19 传统印模与技工 CAD/CAM 流程
（1）印模 （2）翻制模型 （3）技工扫描 （4）数字模型 （5）技工 CAD （6）技工 CAM
（7）技工修饰 （8）戴牙

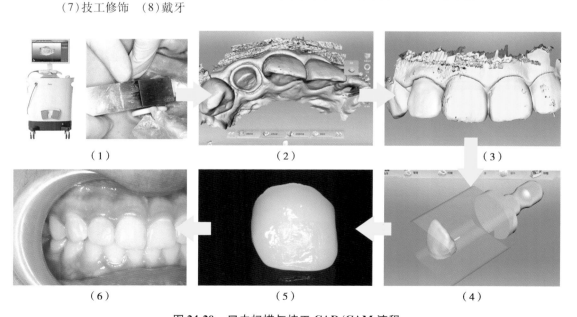

图 24-20 口内扫描与技工 CAD/CAM 流程
（1）口内扫描 （2）数字模型 （3）技工 CAD （4）技工 CAM （5）技工修饰 （6）戴牙

制作义齿时间,提高了生产效率。由于临床 CAM 设备较小,无法加工较复杂的修复体,但该流程对于简单修复体的加工还是有益的。口内扫描与临床 CAD/CAM 流程如下(图 24-21):

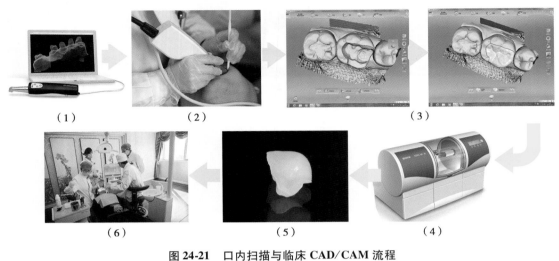

图 24-21　口内扫描与临床 CAD/CAM 流程

(1)口内扫描　(2)数字模型　(3)临床 CAD　(4)临床 CAM　(5)技工修饰　(6)戴牙

第五节　常见 CAD/CAM 修复体

一、CAD/CAM 瓷嵌体

嵌体的 CAD 技术关键在于如何让修复体边缘与剩余牙体组织自然过渡,目前 CAD 软

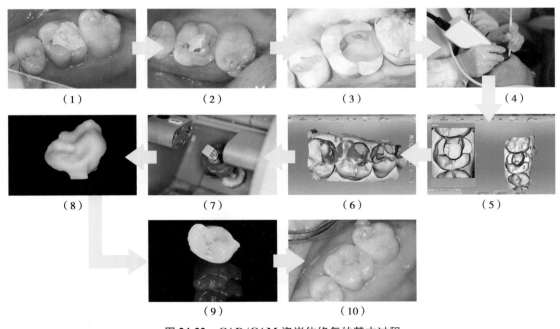

图 24-22　CAD/CAM 瓷嵌体修复的基本过程

件根据剩余牙体组织的信息,通过"生物重建"技术,直接从数据库中挑选出匹配嵌体咬合面形态。CAD/CAM 瓷嵌体的基本过程见图 24-22。

二、CAD/CAM 瓷贴面

瓷贴面主要用于前牙的美学修复,因此,其唇面形态恢复至关重要。采用 CAD/CAM 瓷贴面修复,构建唇面形态的方法有三种:通过计算机"生物重建"数据库自动挑选唇面形态;牙体预备前,先扫描该牙唇面形态,形成数字化模型;扫描对侧同名牙,形成牙唇面形态数值化

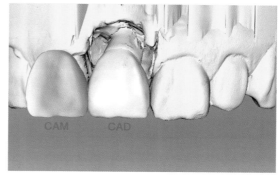

图 24-23 镜像复制

模型,又称镜像复制(图 24-23)。从"生物重建"数据库中自动挑选的唇面形态,会因不同 CAD/CAM 系统而生成不同的唇面形态(图 24-24)。CAD/CAM 贴面修复的基本过程(图 24-25)。

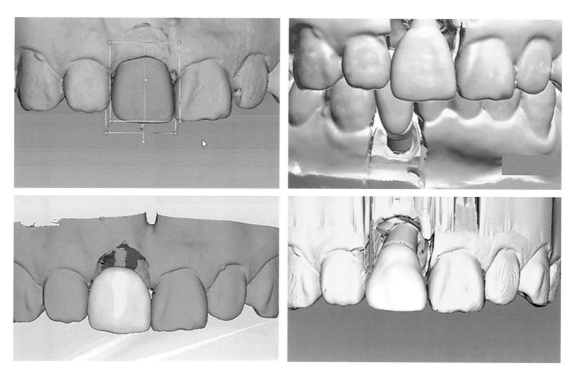

图 24-24 不同 CAD/CAM 系统生成不同的唇面形态

三、CAD/CAM 瓷冠桥

CAD/CAM 瓷冠桥主要用于前牙美学和后牙咬合重建修复,其技术的关键点在于标准冠数据库的建立。不同 CAD/CAM 系统生成不同的咬合面形态(图 24-26),因两侧同名牙的磨

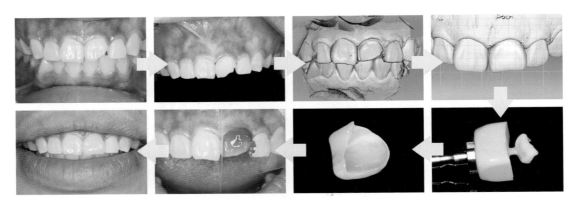

图 24-25　CAD/CAM 贴面修复的基本过程

损和磨耗有可能完全不同,因此采用镜像复制的方法不可取,只能采取"生物重建"数据库中的咬合面形态,重建咬合关系。标准冠数据库包括:咬合面形态、邻接点位置、轴面凸度、牙位、桥体形态、连接体、颈部边缘等,上述内容均应在 CAD 中完成。图 24-26 为 CAD/CAM 全锆冠加工过程。

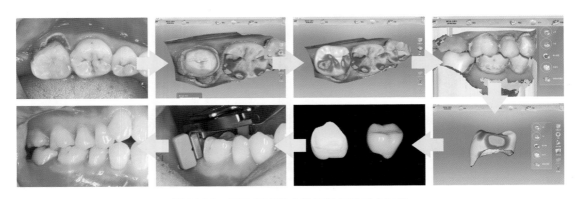

图 24-26　CAD/CAM 全锆冠修复的基本过程

小　结

　　口腔科 CAD/CAM 系统应用现代计算机技术取代了近百年来传统的口腔修复体的手工制作过程,其发展迅速,核心技术是加工工艺和材料本身。本章介绍了 CAD/CAM 的原理和工作流程以及临床修复过程,希望通过本章学习,指导数字化技术在临床中的应用。

(陶　娴)

思　考　题

1. 口腔科 CAD/CAM 的原理是什么?
2. CAD/CAM 瓷嵌体操作流程是什么?

参 考 文 献

1. 姚江武.口腔修复学.第2版.北京:人民卫生出版社,2009.

2. 赵铱民.口腔修复学.第7版.北京:人民卫生出版社,2012.

3. 巢永烈,陈吉华,朱智敏.口腔修复学.北京:人民卫生出版社,2011.

4. 宿玉成.现代口腔种植学.北京:人民卫生出版社,2004.

5. 周磊.口腔种植学临床实践.西安:世界图书出版公司,2003.

6. 刘宝林.口腔种植学.北京:人民卫生出版社,2011.

7. 塞西(英).实用口腔种植学治疗程序与临床技巧.耿威,译.北京:人民军医出版社,2009.

8. 王美青.口腔解剖生理学.第7版.北京:人民卫生出版社,2012.

9. 孟焕新.牙周病学.第4版.北京:人民卫生出版社,2012.

10. 张志愿.口腔颌面外科学.第7版.北京:人民卫生出版社,2012.

11. 黄翠,程祥荣,张智星,等.人深层牙本质粘结时牙髓反应的短期评价.口腔医学研究, 2004,20(5):504-507.

12. 姜婷.实用口腔粘接修复技术.北京:人民军医出版社,2008.

13. 王嘉德,高学军.牙体牙髓病学.北京:北京大学医学出版社,2006.

14. 于海洋.口腔活动修复工艺学.北京:人民卫生出版社,2014.

15. 张富强.可摘局部义齿修复学.上海:世界图书出版公司,2009.

16. 姚江武.冠内冠外精密附着体.北京:人民卫生出版社,2001.

17. 冯海兰.附着体在牙列缺损修复中的应用.北京口腔医学,2005,13(4):502-802.

18. 张新春,凌学民,米乃元,等.按扣式附着体在活动修复中的应用及探讨.现代口腔医学 杂志,2001,15(2):133-135.

19. 张富强.附着体义齿修复Ⅰ:附着体义齿修复的特点和附着体类型.中华口腔医学杂志, 2006,41(7):440-442.

20. Feinberg,Edward. Precision Attachment Case Restoration With Implant Abutments:A Review With Case Reports. J Oral Implant,2011,37(4):489-498.

21. Ceruti Paola, Bryant Ross, Lee Jun-Ho, et al. Magnet-Retained Implant-Supported Overdentures:Review and 1-Year Clinical Report. J Can Dent Assoc,2010.

22. Gillings BR,Samant A. Overdenture with magnetic attachments. Dent Clin North Am,1990,34 (4):683-709.

23. 姚江武,许德文.插销式附着体的临床应用.临床口腔医学杂志,2001,02:113-114.

24. 赵铱民. 颌面赝复学. 西安:世界图书出版西安公司,2004,5:2.

25. 洪凌斐,孙健,张保卫. 单侧上颌骨缺损义颌修复治疗现状及进展. 口腔颌面修复学杂志,2006,7(7):229-231.

26. 赵铱民,高元. 上颌修复体的分类设计. 实用口腔医学杂志,1996,12(1):36-29.

27. 孙坚,李军,张志愿,等. 上颌骨人型缺损的个体化三维闭合式功能性重建. 中国口腔颌面外科杂志,2003,1(1):3.

28. Murat S,Gurbuz A,Isayev A,et al. Enhanced retention of a maxillofacial prosthetic obturator using precision attachments:Two case reports. Eur J Dent,2012,6(2):212-217.

29. Bidra AS,Jacob RF,Taylor TD. Classification of maxillectomy defects: a systematic rebiew and criteria necessary for auniversal description. J Prosthet Dent,2012,107(4):261-270.

30. Goiato MC,Pesqueira AA,Silva CR,et al. Patient satisfaction. with maxillofacial prosthesis. Literature review. J Plast Reconstr Aesthet Surg,2009,62(2):175-180.

31. Cordeiro PG,Chen CM. A 15-year review of midface reconstruction after total and subtotal maxillectomy part Ⅱ:Technical modifications to maximize aesthetic and functional outcomes. Plast Reconstr Surg,2012,129(1):139-147.

32. Ettinger RL,Fang Qian. Abutment tooth loss in patients withoverdentures. J Am Dent Assoc,2006,135(6):739-746.